理论与现实——过度劳动研究论文集

（第二辑）

LILUN YU XIANSHI
GUODU LAODONG YANJIU LUNWENJI

杨河清 主编 | 王欣 副主编

首都经济贸易大学出版社
Capital University of Economics and Business Press
·北 京·

图书在版编目(CIP)数据

理论与现实:过度劳动研究论文集.第二辑/杨河清主编. --北京:首都经济贸易大学出版社,2019.12

ISBN 978-7-5638-2626-1

Ⅰ.①理… Ⅱ.①杨… Ⅲ.①劳动卫生—文集 Ⅳ.①R13-53

中国版本图书馆 CIP 数据核字(2019)第 131844 号

理论与现实——过度劳动研究论文集(第二辑)

杨河清 主 编　　王 欣 副主编

责　　编	洪　敏
封面设计	风得信·阿东 FondesyDesign
出版发行	首都经济贸易大学出版社
地　　址	北京市朝阳区红庙 (邮编 100026)
电　　话	(010)65976483　65065761　65071505(传真)
网　　址	http://www.sjmcb.com
E - mail	publish@ cueb.edu.cn
经　　销	全国新华书店
照　　排	北京砚祥志远激光照排技术有限公司
印　　刷	北京建宏印刷有限公司
开　　本	787 毫米×1092 毫米　1/16
字　　数	298 千字
印　　张	16
版　　次	2019 年 12 月第 1 版　2019 年 12 月第 1 次印刷
书　　号	ISBN 978-7-5638-2626-1
定　　价	58.00 元

前　　言

2012年10月，20余位志同道合者在中国人力资源开发研究会和首都经济贸易大学劳动经济学院的支持下，于北京的竹园宾馆聚集一堂，创立了中国人力资源开发研究会适度劳动研究中心，并召开了第一届适度劳动问题学术研讨会。2013年10月，在北京物资学院劳法学院的支持下，中国人力资源开发研究会适度劳动研究中心在北京金龙建国温泉酒店举办了第二届全国适度劳动问题学术研讨会，参会的专家、学者大幅度增加，适度劳动、特别是过度问题受到了更多、更强烈的关注。在第二届全国适度劳动问题学术研讨会上，中国人力资源开发研究会适度劳动研究分会正式成立。由该学会主办，于2014年3月（海口），2015年5月（烟台），2016年6月（赣州）、2017年4月（博鳌）、2018年10月（武汉），分别由海南医学院，山东工商学院、赣南医学院、海南医学院、武汉科技大学承办了第三届至第七届全国适度劳动问题学术研讨会，参会的专家、学者不断增加，一些著名大学的有影响力的教授也现身其中，到2018年的学术研讨会时，参会的专家、学者已经达到了200名左右，特别是医学、心理学专家的参会，使研讨会突破了既有的经济学、法学、社会学、管理学的研究与设题视野，实现了我国适度劳动研究社会科学与自然科学综合体系的初步建立。

《理论与现实——中国过度劳动研究论文集》是继2016年出版的我国第一部研究过度劳动问题的论文集《理论与实践——中国适度劳动研究论文集》之后，相隔三年，仍由首都经济贸易大学出版社出版的第二部论文集，本论文集所选用的论文，是第四届至第六届学术研讨会中围绕适度劳动，特别是过度劳动展开议论的文章，这些论文基本上反映了我国近几年过劳问题研究的状况。我们期望这部论文集的出版与第一部论文集的作用相同：第一，可总结我国近年来在过劳问题研究上的选题、论点、观点、方法，长处、短处、优势、缺陷等；第二，可以引起人们对过劳问题更多的关注，更多的思考，聚集更多的、不同学科背景的专家、学者加入研究中，推进我国相关学术研究的发展；第三，可以对改善我国部分劳动者严重的过劳状况起到一定的促进作用；第四，是本论文集能够成为我国过劳问题研究的一个时期的代表性集成，成为未来发展的历史见证。

我为日本大阪过劳死防止协会前会长森冈孝二教授的著作《过劳的时代》中译本做了一个序，其中反映了一些对我国过劳问题及对过劳问题研究的思考，下面谨以此《序》作为抛砖引玉的材料，开篇我们的第二部过劳问题研究论集。

中国人力资源开发研究会副会长、适度劳动分会会长
杨河清
2019年6月9日

序

森冈孝二教授的著作《过劳的时代》中译本即将问世。据我所知,这是第一部外国关于过度劳动问题研究的著作在我国翻译出版,是件很有意义的事。

对知情人来说,这中间还藏有惋惜与唏嘘。

我与森冈教授几年前通过过劳研究的学术成果相知,但是,谋面只有两次。一次是2017年5月,在东京,是一位日本朋友——爱媛大学的长井伟训教授安排的,我们初见如故,做了深入的学术交谈,达成了中日两个相关学会建立工作关系的共识。另一次是2018年6月初,在北海道札幌,受森冈先生担任会长的大阪过劳死防止协会的邀请,参加中日韩过劳死防止学术研讨会期间。与森冈先生的交往,给我留下了深刻的印象,特别是他不顾身患比较严重的心脏病,每日仍然勤奋工作,我多次看到他深夜两三点发的邮件。

两天前,也就是8月26日,新经典出版社琥珀工作室主编杨晓燕女士联系到我,邀我为《过劳的时代》中译本写个序言,此时,我才知道森冈先生的遗作马上在中国问世,才看到他自己写的前言,并惊诧地发现前言落款时间是2018年7月。我知道,8月1日,这位长期进行过劳研究,著述颇丰的日本关西大学的著名教授,却因严重过劳,心脏病发作离世。这就是说,他是在前言写就后不久逝世的。噩耗传来,我实在感到悲痛,本想和他好好合作,把双方的交流深入搞下去,他却突然不在了。看到朝日新闻等日本的全国性及地方性媒体对森冈教授逝去的报道,我就有了一个难以名状的愿望,期待能够为森冈先生做些什么,为他撒手的事业做点什么。

恰逢新经典出版社的邀约,我当然应允,于是放下手头的其他事情,赶写此稿。

森冈教授的遗作《过劳的时代》是日本久负盛名的岩波书店出版的丛书《岩波新书》中的一部,2005年问世,迄今已经再印20余次。之所以受到读者持续而广泛的瞩目,缘于该书论说的话题是日本广大工薪阶层和社会研究者十分关注的严重的过劳问题。作者用易于理解的通俗描述手法,从全球化、信息社会、规制缓和、消费所改变的雇用劳动、股价至上的经营、劳动时间、劳动基准等视角着眼,用大量的案例、数据,以及其他证据,细致地讨论了日本社会严重过劳的各种现象,以尖锐的观点,严厉批判了日本深陷其中的社会性灾难——过劳及过劳死。作者客观分析了的过劳成因,并从劳动者、工会、企业、法律制度几个方面提出了一系列缩短劳动时间、消除过重劳动的具体对策。

值得注意的是,作者的视野不仅停留于日本,他在第一章以严肃的笔触讨论了美国、英国、德国、法国等国家的过劳问题,借助翔实的数据,指出时代正从劳动时间缩短向过劳转换,过度劳动正在全世界蔓延。

《过劳的时代》的主要内容虽然揭示的是日本社会的劳动问题,然而对于中国读者来说,不啻是一面镜子,具有特别的阅读价值。

我大学本科在北京经济学院研读劳动经济,毕业留校任教,后在日本留学攻读硕士、博士学位,其间,目睹了日本企业员工的工作敬业与长时间工作的疲惫。20年前回国继续在母校任教,在科学研究方面主要关注就业、收入分配、人才发展等方面。2006年,韩国媒体的一则中国每年60万人过劳死的报道,令我吃惊,我内心质疑,从没听说业界有人做过中国过劳死问题的调查,另外,中国并没有过劳死的医学的、法律的判定标准,韩国媒体怎么知道中国每年60万人过劳死的? 虽然有强烈质疑,但是,我认识到中国的过劳问题已不容忽视,这样,我开始涉足过劳问题的研究。

很快,我和我的博士生、硕士生研究团队惊异地发现中国的过劳问题十分严重,而相关研究又是如此的薄弱。

这些年,我们的调查研究从对象来说基本上属于人才范畴,主要着眼于知识工作者,有教师、医生,还有包括企业高管在内的各类知识员工,另外,我们还做了大量的文献研究,从迄今为止的研究结果看,我认为,我们从劳动的角度对人才健康保护问题还没有给予足够的重视,或者说远没有像培养人才、发现人才、选拔人才、使用人才那样重视。部分人才的严重过劳状况已经到了必须引起高度重视的时候了。

先看看一项调查结果。2012年8月底至9月初,《小康》杂志社联合清华大学媒介调查实验室,在全国范围内开展"中国休闲小康指数"调查。该调查结果显示,2011—2012年度69.4%的受访者存在着不同程度的超时工作问题,其中42.4%的受访者每周工作40~50小时,18.5%的受访者每周工作51~60小时,5.5%的受访者每周工作61~70小时,1.8%的受访者每周工作71~80小时,1.3%的受访者每周工作80个小时以上。

再看看我们的几项调查研究结果。2007年,课题组对北京地区的政府机关、科研院所、学校、医院、新闻等单位,国有企业、外资企业(含港、澳、台资企业)、私营企业和其他(针对灵活就业人员)等六类单位的白领雇员,2009年对北京市高校教师,2010年对北京市中关村和CBD企业知识员工(北京哲社重点课题)和2015年对全国高校教师进行了调研,各项调查结果均表明:每周工作超过50个小时的人超过调查对象的30%,超过60个小时的近10%。

2010年对北京市中关村和CBD企业知识员工的过劳调研,我们选用了日本过劳死预防协会提出的过劳死的十大危险信号来判断调查对象过劳的严重程度。按照这个评判标准:10项症状出现2项及以下为过劳死"黄灯"警告期;3~6项为过劳死"红灯"预报期,说明已经有了过劳死的征兆;6项以上为"红灯"危险期,可定为疲劳综合征,已进入随时可能过劳死的状态。调研结果表明,处于红灯危险区的人员为26.7%。情况十分严重。

从媒体以"过度劳累""过度劳动"等原因报道的人才猝死个案频发看,也印证了部分人才过劳情况的严重性。人才的过劳而逝,特别是有特殊贡献的人才过劳而逝,不仅给其家庭,也给国家和社会带来了极大的损失。例如,2012年殉职的,年仅51岁的歼-15飞机研制现场总指挥、沈飞集团董事长、总经理罗阳,2017年1月离去的58岁的国际知名地球物理学家黄大年等。

虽然我国还没有过劳死的医学的、法律的判定标准，但是客观上过劳死是存在的，严重的过劳有可能导致过劳死（包括过劳自杀）。严重过劳还会带来很多不良后果。仅从经济上看，严重过度劳动会极大地损失效率、易引起各种生产事故、交通事故，造成直接经济损失。过度劳动还会造成包括因健康损害消费萎缩效应、人力资本回报收益下降效应，还有就业排斥、挤出效应等多种间接经济损失。我们的初步研究表明，我国因严重过劳造成的经济损失是巨大的，损失十分惊人。

多年来，我国关于过劳问题的研究状况与严重过劳状况和过劳带来的一系列问题相比，实在是太令人沮丧了。迄今，我国严重的过劳问题没有得到相关理论界、学术界、研究机构的重视，虽然，与10年前相比有了很大的进展。可以肯定，对问题的研究严重滞后是人们忽视劳动过程中过劳对健康损害的重要原因。

从国内“过劳”问题研究的演进看，1990年可以认为是该领域研究的元年。那年，我国出现了第一篇关于“过劳”的论文，不过此后的10年，总计只有21篇相关论文发表，其中多是介绍国外情况的文章。直到2005年以后这个领域才开始受到关注，参与研究的学者以及研究的成果逐渐增多。

国外学者对于过劳问题进行了系统、专业的研究，例如，医学方面的研究已有近百年的历史，进而可以看到一些学者在这个领域研究的持续时间很长，如几位美国的学者Herbison，Jaweed，Ditunno；从研究领域看，发达国家对该问题的研究基本上经历了医学长期独领风骚到以后多学科参与的过程，以经济学、法学视角开展研究的学者在20世纪90年代才逐渐增多，如川人博、森冈孝二、井泽慎次、冈村亲宜等日本的学者；从刊文期刊的情况看，发达国家关注过劳问题的期刊数量较多，分布的期刊学科类别比较丰富。

从研究人员看，国内学者一年之中发表数篇“过劳”研究文章，而后再不见成果的现象较为突出。在发文期刊方面，我国关注“过劳”问题的期刊很少，比较重要的只有主要刊载经济管理类文章的核心期刊《中国人力资源开发》和CSSCI期刊《人口与经济》两种。与发达国家“过劳”问题研究的学科结构相比较，我国的“过劳”问题研究在学科分布和演进路径上呈现出完全不同的发展，迄今，国内的研究更偏重于经济学和法学，其他相关的重要学科，例如，医学、心理学鲜有研究成果。

经济学视角的研究首先发展起来，这与改革开放后我国经济快速发展，经济学迅速提升与活跃，经济学的重要分支——劳动经济学的研究视角不断扩展不无关系。在劳动力市场、就业、收入分配、劳动保障、人力资源开发等方面的研究继续受到深耕的同时，近年在劳动关系、人力资本领域的研究呈现出不断升温的态势。情况很严重，研究基本属于空白的“过劳”问题也在这样的背景下，开始受到劳动经济学者的关注，这既反映了中国劳动经济研究发展路径的某种偶然，也投射出中国“过劳”问题研究学科结构独具特色的一种必然。在这方面，我国虽然不必照行发达国家的路径，但是，医学、心理学、社会学等的缺位，对我国“过劳”问题研究的全面、系统、深入的综合发展是极为不利的。

党的十九大明确指出“实施健康中国战略”。2017年中共中央、国务院印发了《“健康中国2030”规划纲要》。在这样的大背景下，我们的研究方向更加明确了，有了更强的研究动力。结合人才健康保护的过劳问题研究，我认为，未来一段时期，包括医学、生理学、工程学、心理学、经济学、法学、管理学、社会学等自然科学与社会科学在内的多学科基础理论研究和应用研究应该并举，研究的主要方向应包括六个方面：第一，各类人群过劳现状的研究；第二，“过劳”程度的测量工具与技术方面，特别应重视加强量表本土化的研究；第三，“过劳”成因方面的研究，特别要通过量化研究计算出不同成因的影响力的大小，从而针对主要影响因素提出针对性强的对策建议；第四，“过劳”造成的后果方面的研究，“过劳”给个人带来的危害，给用人单位、给全社会带来的经济损失和社会性损失，比较准确地估算出“过劳”给国家带来的经济损失；第五，推动相关法律、法规建设方面的研究以及个人、用人单位、社会等层面的对策研究，推动减缓过劳、即时测量过劳种类、程度的工程技术类研究；第六，开展国外情况与国际经验研究。

森冈先生在《过劳的时代》的前言中提到的中国适度劳动研究会是中国人力资源开发研究会所属的二级学会，于2012年成立。该学会到2018年为止已举办了六届年会，多次举办了理论交流会。会员从最初20多名学者，增至目前的150多名。近年，中国发表的有关过劳问题研究论文多数出自该学会会员，已获批的关于过劳问题研究的10项国家社科基金项目的主持人均为该学会会员。国内出版的仅有的4部过劳研究著作的作者以及因过劳问题研究获得博士学位的4位博士都是该学会会员。

该学会致力于组织、集聚全国适度劳动特别是过度劳动相关问题研究的学者，展开包括国际合作与交流的各项活动。2017年5月，学会在海南博鳌召开年会暨学术研讨会，邀请日本和韩国的学者参会，森冈先生因心脏病遵医嘱未能光临，但派了他的代表参会并做了发言。2018年6月，森冈先生以大阪过劳死防止协会会长的名义邀请学会成员到日本北海道参加“中日韩过劳死防止学术研讨会”，会议研讨深入，大家获益颇丰。会后，双方商定今后密切合作，加强交流。我在与森冈先生告别时，向他发出了参加2018年9月在武汉科技大学举办的中国人力资源开发研究会适度劳动学会第7届年会暨学术研讨会的邀请，他答应如果身体状况允许，一定参会。没想到他的突然辞世竟使得那次分别成为我们最后的诀别，使得我们共同期待的新的交流戛然中止，令人扼腕。

所幸，森冈先生的遗作将在中国出版，将令我们能够继续受益，也应该是森冈先生的遗愿吧。

谨作此序追思为消除过劳的事业而奋斗病逝的日本著名学者森冈孝二先生。

中国劳动学会副会长
中国人才研究会副会长
中国人力资源开发研究会副会长、适度劳动学会会长
首都经济贸易大学教授
杨河清
2018年8月28日

目 录

第一编 理论探索

过度劳动:历史因素和制度因素 …… 樊 明/3
适度劳动与劳动关系的民主化问题研究 …… 张立富 王兴化/13
基于马克思劳动论的过度劳动评价模型与解释 …… 刘仁宝/19
员工应对组织隐性强制过度劳动的行动策略研究 …… 刘贝妮 杨河清/27
工作场所出勤主义生产率减损测量研究的述评 …… 侯文静 詹 婧 李晓曼/35

第二编 长时间劳动

低水平工资下的长时间劳动:自愿还是被迫
———基于富士康的考察 …… 张智勇/47
长时工作对员工健康的影响:恢复体验的中介机制 …… 卿 涛 纪义予/59
构建和谐劳动关系背景下农民工超时工作问题分析 …… 刘璐宁 孟续铎/67
中国流动人口工作时间及影响因素研究
———基于 2013 年流动人口动态监测数据的经验分析 …… 罗俊峰 童玉芬/78
劳动力价值实现程度对工作时间的影响研究 …… 王素娟 雷婷婷/89
缩减工时还是维持原状:迈向高收入国家进程中的
最优工时选择 …… 朱志胜/102

第三编 不同职业的过度劳动

绩效工资制度对知识型员工过度劳动的影响研究 …… 潘小庆 黄宏伟/119
高校青年教师过度劳动现状及成因研究 …… 孙 蛟/129

北京市外卖送餐员过劳现状及影响因素分析
——基于1 226名外卖送餐员的调查 …… 林 原 李广义/143
农民工持续过度劳动的影响因素分析 …… 郭凤鸣 王春婷/156
煤矿企业一线员工过度劳动的影响因素与形成机理 …… 张亚军 张同全/168
基于CFSI的制造业员工蓄积性疲劳研究
——以无锡某制药企业为例 …… 黄 河 薛 茹/174

第四编　过度劳动的后果及法律规制

過労死防止法の成立事情と長時間労働の実態 …… 森岡孝二/185
《过劳死防止法》的确立及长时间劳动状况 …… 森岡孝二 王 欣 译/193
日本における「過労死」問題の研究動向 …… 長井偉訓/195
韩国长时间劳动的现状及成因 …… 万 利/205
韩国的产业灾害研究
——从过度劳动的研究视角 …… 何 勤 金明圭/212
我国过度劳动的法律规制研究 …… 章 群 邓 旭/219
过度劳动相关案件的法律分析
——以中国裁判文书网相关案例为对象 …… 宋 敏/231
经济新常态下中国过度劳动的后果及法律规制 …… 杨河清 王 欣/239

第一编　理论探索

过度劳动:历史因素和制度因素

樊　明

(河南财经政法大学环境学院)

摘　要:本文分析在不同历史条件下导致过度劳动的历史因素和制度因素。人类有史以来的绝大多数时间,历史因素始终发挥着基础作用,直到近几十年仅在少数发达国家日渐式微。制度因素是导致过度劳动的重要原因,尤其当劳动以集体方式进行时。反过度劳动政策只有针对过度劳动的制度因素才可能有效,而针对历史因素的反过度劳动政策则既无必要也难以取得效果。

关键词:过度劳动;历史因素;制度因素

过度劳动对人们的身体健康造成危害,严重的甚至导致死亡。近年来,对过度劳动的研究在中国学术界方兴未艾。不少学者对过度劳动及所导致的过劳现象进行了调查和研究,提出了各种反过度劳动的政策建议,如杨河清[1]、孟续铎[2]、樊明[3]等。但有些政策建议的操作性值得思考。如果过度劳动是人类在一定的历史条件下不得不做出的选择,或在个体层面是自愿选择的结果,则反过度劳动政策就难以发挥作用,甚至是否需要这样的政策都是问题。相反,如果过度劳动更多的是制度安排的产物,则制定相关的政策来调整制度安排,就有可能取得较为理想的效果。为此,本文提出导致过度劳动的历史因素和制度因素的概念,在此基础上分析在不同历史条件下过度劳动发生的机制,为制定有效的反过度劳动政策提供参考。

一、过度劳动的历史因素和制度因素

(一)过度劳动的历史因素

人类历史上绝大多数时期劳动生产率低下,人们为获得必要的生活资料不得不进行长时间的劳动,由此形成过度劳动。笔者把受制于历史条件的劳动生产率低下,称为过度劳动的历史因素。人类自诞生以来,一直面临着生活资料不足的问题,因而过度劳动的历史因素一直在发挥作用,直到近几十年少数发达国家由于劳动生产率的大幅提高,过度劳动的历史因素才逐渐式微;而在世界绝大多数国家(包括中国),历史因素仍然是导致过度劳动的基础因素。

为了更好地分析导致过度劳动的历史因素,笔者建立了一个简单的生产—消费平衡模型。马克思在《〈政治经济学批判〉导言》中提出生产和消费的统一性,强调生产和消费互相依存,互为前提[4]。在西方经济学中,经济循环模型包含着生产与消费相平衡的关系。图1主要基于曼昆所编《经济学原理》中的"循环流向图"绘制[5]。家户通过要素市场向厂商提供劳动、土地和资本,并相应地获得工资、租金和利润作为收入。厂商利用所获得的劳动、土地和资本生产出产品并在产品市场出售,而家户利用其收入购买。社会生产要正常循环运行,要求家户用其收入正好购买完厂商所生产出的产品。如此,产品市场和要素市场同时出清,其背后就是生产和消费均衡的实现,即产出正好等于消费。

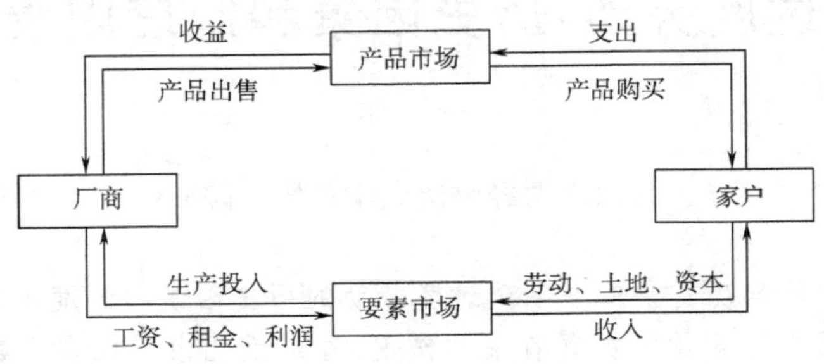

图1　经济循环模型

当劳动生产率低下时,厂商生产的产品难以满足家户消费的需要,厂商组织工人长时间劳动,由此导致社会普遍出现过度劳动。随着科学技术的进步,劳动生产率不断提高,产出不断增加,而由于边际消费倾向递减规律的作用,人们消费需求的增加慢于产出的增加,导致劳动时间逐渐减少,由此过度劳动减轻。当劳动生产率充分高时,人们无须长时间地劳动就可充分满足其消费需求,过度劳动将不再成为普遍现象。

(二)过度劳动的制度因素

人类的劳动是以一定的社会组织形式进行的。人类劳动的组织形式一直面临是以个体(家庭)方式进行,还是以集体方式进行的困扰。以个体方式进行生产,可最大限度调动劳动者的劳动积极性。但个体劳动也存在一定的问题,主要表现在劳动的分工协作难以进行,生产的规模经济也难以实现,由此导致生产效率低下。

集体劳动可较好地实行专业分工和协作,实现生产的规模经济,由此提高生产效率。集体劳动主要有三种形式:一是基于平等合作的集体劳动;二是强制集体劳动;三是雇佣方式的集体劳动。基于平等合作的集体劳动会导致“搭便车”的问题,即指望别人多干而自己少干由此获利,最终导致劳动积极性普遍下降。强制集体劳动主要指在奴隶制下带有显著强制性质的集体劳动,导致奴隶的劳动积极性低甚至抗拒劳动,而奴隶主的管理成本也很高,尤其在劳动遭到严重抗拒时。基于雇佣方式的集体劳动存在代理成本和管理成本。代理成本是指,当生产劳动的管理者非资本拥有者时,管理者追求自身利益而非委托者利益最大化所导致的效率损失。管理成本是指,支付给脱离生产劳动的管理者的成本,以及因管理难以尽善不能消除劳动者的消极怠工而导致的效率损失。

总的来说,在现代社会,个体劳动是农业生产的主要劳动形式,而现代工商业则以基于雇佣方式的集体劳动为主。当劳动是以基于雇佣方式的集体劳动形式进行时,就需要建立相关的制度来规范集体劳动过程,由此就可能成为导致过度劳动的原因。笔者把导致过度劳动的制度安排称为过度劳动的制度因素。分析导致过度劳动的制度因素,可为反过度劳动提供政策依据。

在不同的历史条件下,导致过度劳动的历史因素和制度因素的作用机制和作用强度并不相同。以下就不同历史条件下历史因素和制度因素对过度劳动的影响进行分析。

二、原始社会过度劳动的历史因素和制度因素

人类的过度劳动可以追溯到人类的形成时期。恩格斯在《劳动在从猿到人的转变过程中的作用》中提出："劳动创造了人本身。"[6]笔者认为，人类劳动从一开始就带有过度劳动的特征，而且过度劳动的历史因素发挥着主导作用。

类人猿最早出现在非洲。当时气候温润，植被茂密，生活在树上的类人猿食物丰富，寻找食物的活动一般不会导致其过度疲劳。东非大裂谷形成以后，以东地区由于地壳变动，降雨减少，原来的林地转化为稀树草原。可以设想，在稀树草原上采集果实必然不如曾经的茂密森林，在草原上狩猎可能劳而无功，这是因为人类一直以攀援为主，不擅奔跑，也无锋利的爪牙，尤其在弓箭没有发明以前[7]。原始人类为了解决生存问题，必然要通过长时间劳作，从而就有了今天意义上的过度劳动。人类自形成后，一直伴随着食物短缺。面对食物短缺，人类只能通过长时间劳动来弥补，尤其在食物严重匮乏时。这时的过度劳动是由当时劳动生产率过于低下所决定的，因此历史因素发挥着基础作用。

在原始社会，无论是狩猎还是采集，一般都是集体劳动，必须有统一的作息时间。这时除了群体的劳动时间可能比较长外，还存在个体不适应集体作息时间而过度劳动，也就是说，如果不受集体作息时间的制约，个体会选择休息。因此，集体劳动制度的制度因素对当时的过度劳动也发挥了一定的作用。

三、农业社会的过度劳动

进入文明社会后，农业社会劳动的组织形式主要有三种：自耕农个体(家庭)劳动、租佃体制下的个体(家庭)劳动、奴隶制下的集体劳动。此外，中国式的人民公社是存续较短的一种独特的集体劳动组织形式。

(一)无赋税条件下自耕农个体劳动

自耕农的个体劳动完全由自己安排，没有集体劳动制度对劳动时间的制约。但在农业现代化之前，传统农业的劳动生产率低下，需长时间劳动才能获得足够的农产品并用以交换其他产品。如果劳动时间超过过度劳动的时间临界点，则过度劳动就会发生。笔者把劳动者自愿选择的过度劳动称为自愿型过度劳动。

我们可以采用经典的劳动—休闲模型加以分析(见图2)。横轴 L 为休闲时间，T 为全部可用时间，T_hT 为过度劳动的时间临界点。纵轴 G 为产出。TA 为传统农业条件下的生产函数，TB 为农业现代化条件下的生产函数，置于 TA 之下反映了传统农业劳动生产率较为低下。在传统农业阶段，E_1 为无差异曲线 U_1 与生产函数 TA 的切点，所决定个人劳动时间为 $T_1T > T_hT$，于是过度劳动发生。E_2 为无差异曲线 U_2 与 TB 的切点，所决定个人劳动时间为 $T_2T < T_hT$，则过度劳动不会发生。因此，在传统农业

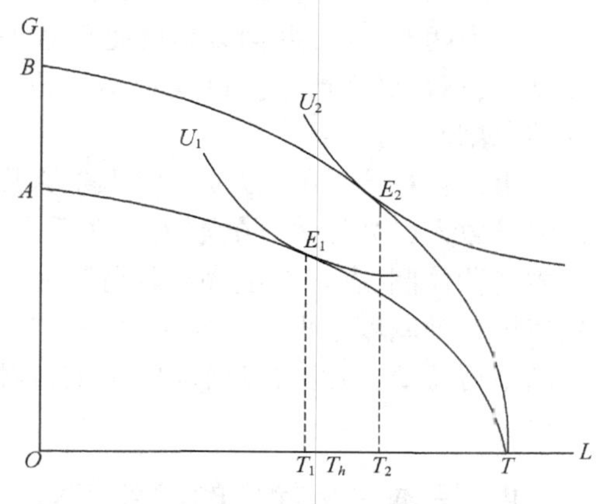

图2　过度劳动形成

社会,劳动生产率低下的历史因素是导致过度劳动的基础因素,而农业现代化为农民普遍摆脱过度劳动提供了基础条件。

(二)支付赋税或租金条件下自耕农个体劳动

然而,现实中的自耕农通常需支付一定的赋税,由此就可能成为导致过度劳动的原因。我们仍借用图2加以分析,假设 TB 为生产函数,TA 为扣除了赋税后的实际所得,假设征收的是比例税。T_2T 为无赋税条件下的劳动时间,如果 $T_2T < T_hT$,则过度劳动不会发生。但在缴纳赋税的条件下,T_1T 为劳动时间。如果 $T_1T > T_hT$,则过度劳动发生。这里,税收制度是导致过度劳动的制度因素,且税率越高,越容易导致过度劳动。这时,降低赋税可作为有效的反过度劳动的政策。当然一个社会的税赋水平是由多种因素决定的。在赋税水平稳定的情况下,自耕农只能通过过度劳动来缴纳赋税和获得足够的消费资料。

租佃体制下的自耕农还需缴纳租金,其对过度劳动的影响相仿于赋税对过度劳动的影响,只要把赋税替换成租金即可,分析同前。一般来说,在支付赋税或租金的租佃体制下,历史因素和制度因素的共同作用导致了过度劳动。

(三)奴隶制下的集体劳动

在奴隶制下,奴隶通常在奴隶主的驱赶下集体劳动。奴隶主通常只把奴隶看成一种生产工具,其组织奴隶进行生产劳动的目的在于实现其自身效用的最大化。为了获得更多的生活资料,奴隶主通常要强迫奴隶从事长时间劳动。这时奴隶的过度劳动就带有明显的制度因素,即在奴隶制下奴隶主迫使奴隶过度劳动。但奴隶社会通常出现在劳动生产率低下的时期。即便没有奴隶主迫使奴隶过度劳动,奴隶被解放成为自耕农,通常也会因劳动生产率低下而选择过度劳动,当然程度肯定会下降。因此,奴隶社会的过度劳动也有着不可忽视的历史因素在发挥作用。

(四)人民公社体制下的集体劳动

从1958年起中国农村普遍建立了人民公社体制,下设大队和小队,以小队为基本生产单位。人民公社建立的初衷是为了实行共产主义建设,但由于当时落后的生产力,导致在实际过程中,人民公社制有回归原始社会公社制度的意味,追求原始公社的共同劳动平均分配,但人民公社的分配制度实行的是收入差别有限的按劳分配。人民公社时期是中国农产品严重短缺的时期,为此人民公社的社员普遍长时间劳动。为多生产粮食,一些北方地区把一茬改为两茬,而一些南方地区把两茬改为三茬,农闲也组织各种劳动。因此,在人民公社体制下,存在极为严重的过度劳动问题。历史因素和制度因素都是人民公社体制下过度劳动的深刻原因。

由于存在严重的“搭便车”问题,人民公社体制下的劳动效率普遍低下,农民生活困苦,最终导致人民公社体制的取消。在后人民公社时期,实行在土地集体所有制基础上的农户自主经营体制,农户自主决定其劳动时间,劳动时间明显减少。这是因为,一方面人民公社的集体劳动制度不再发挥作用;另一方面,随着农业机械化的发展,劳动生产率大幅提高,农产品不再短缺,由此过度劳动的历史因素日渐式微。总体来看,当下农村过度劳动问题并不算严重。

四、资本主义社会的过度劳动

18世纪60年代后,随着工业革命的深入和扩展,资本主义生产方式正式确立,造就了两大对立阶级——资产阶级和无产阶级。大机器工业代替手工业,机器工厂代替手工工场,资本雇佣工人集体劳动。相伴随的是资产阶级民主的建立。笔者把工业革命以来西方民主制度的发展简单地划分为两大阶段:资产阶级民主时期和普选制民主时期。这两个时期,劳动生产率和制度安排有着明显差异,由此过度劳动的形成有着不同的机制和强度。

(一)资产阶级民主时期

现代西方民主制度有一个发展过程。工业革命前,贵族是西方民主的核心。工业革命后随着资本主义生产方式的发展,资产阶级的经济力量迅速强大,其政治力量也随之迅速强大,迫使旧贵族退出历史舞台,西方民主演变成资产阶级民主。通过对选民财产条件的审核和限制,即有一定财产的公民才能获得选举权和被选举权,从而将广大工人阶级排除在民主进程之外,使工人阶级普遍无选举权,更无被选举权。

在资产阶级民主时期,发展资本主义生产所需资本非常稀缺,而劳动则相对剩余,尤其是体力劳动,这是因为农业和破产的手工业释放出大量劳动力。于是,掌握稀缺资源的资产阶级获得了经济上的强势地位,而工人阶级则处于经济上的弱势地位。在资产阶级民主时期,资产阶级可以通过选票直接制约政府,因而政治上也处于强势地位。相反,工人阶级尚未加入社会民主进程,无选举权,组织化程度也较低,政治上必然处于弱势地位。政府发展经济,需要资本和劳动。当资本稀缺而劳动严重剩余时,政府必然会更多地依赖于资产阶级,而对广大无选举权的工人阶级采取较为漠视的态度,由此政府由贵族政府演变成资产阶级政府。

图3勾画出资产阶级民主时期的政治结构。图中的箭头线表示出发的一方对指向的一方有制约作用。实线表示强制约,虚线则为弱制约。资产阶级用选票和通过投资发展经济强制约政府(实线),用就业机会强制约工人阶级(实线)。而工人阶级因组织化程度低而难以通过集体谈判制约资产阶级(虚线),因缺少选举权对政府的制约也较弱(虚线)。如此,政府就资产阶级化,不能通过制定足够的保护劳工法律限制资产阶级迫使工人长时间劳动(虚线),相反制定了诸多限制劳工的法律和政策(实线)。

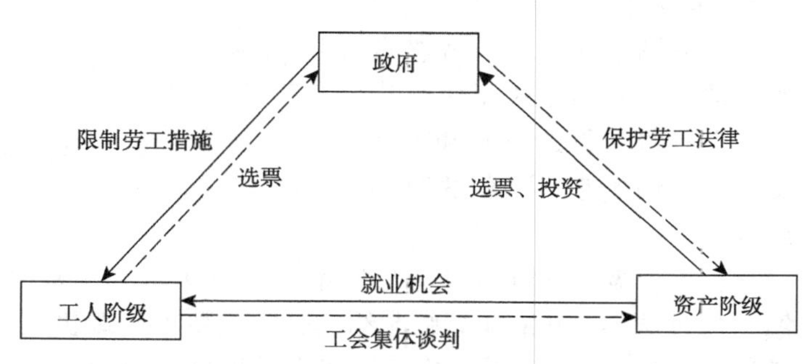

图3 资产阶级民主时期的政治结构

这一时期政治结构的基本特征概括起来就是,资产阶级在经济上和政治上取得双重强势地位,而工人阶级则处于经济上和政治上双重弱势地位,由此把政府塑造成资产阶级的政府,更多地为资产阶级服务。

当劳动以个体方式进行时,过度劳动的收益有限,因为过度劳动效率降低,忍受越来越严重的生理痛苦,对健康产生危害。但资本主义的工厂劳动是雇佣劳动,工人的过度劳动可给资本家带来巨大利益。于是,居于强势地位的资产阶级就有着强烈的延长工人劳动时间的利益冲动,从而导致工人阶级普遍过度劳动,给工人阶级造成深重苦难。

马克思的《资本论》收集了大量的过度劳动材料,对过度劳动的形成进行了独特的分析,可视为对过度劳动的早期调查和研究。这些过度劳动的材料集中出现在《资本论》第一卷第八章(工作日)。

比如,1863年6月下旬,伦敦所有的日报都用《一个人活活累死》报道了一位20岁的女时装工,平均每天劳动16.5小时,在忙季,往往要连续工作30小时,结果死亡。这就是今天我们所说的“过劳死”。又如,一个司炉工的过度劳动:上星期一,干了14小时50分钟才下工。他还没有来得及喝口茶,就又被叫去做工了。就这样他一连做工29小时15分钟。这一周工作88小时30分钟[8]。类似的例子在“工作日”中还有很多,包括当时童工的过度劳动。从这些案例可以看出,在马克思所处的工业革命时代,过度劳动相当普遍且程度非常严重。

(二)普选制民主时期

工人阶级被排除在社会民主进程之外,必然要反抗从而争取其民主权利。这一过程在西方主要国家工业革命前后陆续展开。1837年,英国工人阶级掀起了群众性的宪章运动,其核心内容是成年男性的普选权。1870年,美国通过宪法第15修正案,规定不得因种族、肤色或曾经为奴隶而拒绝或剥夺投票权。1793年,法国取消了积极公民和消极公民的区分,实现了男性的普选权。西方主要国家逐渐实行了一定程度的普选制,至少在男性公民中,其核心就是取消了对选举人和被选举人的财产限制,从而使得广大工人阶级获得选举权和被选举权,由此改变了社会的政治结构(见图4)。

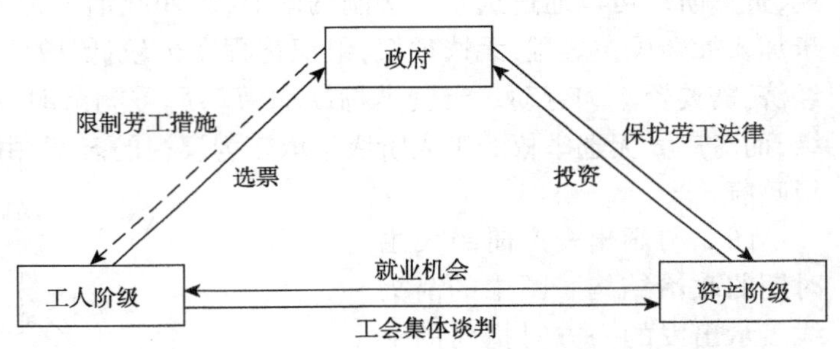

图4　普选制民主时期的政治结构

工人阶级通过组织工会与资本家进行集体谈判甚至罢工对资产阶级实施强制约(实线),通过选票对政府实施强制约(实线)。资产阶级仍然可通过投资对政府实施强制约,但通过选票对政府的制约其实已经转为弱制约,原因在于相对于人数众多的工人阶级来说,资产阶级人数较少,通过选票对政府的制约作用明显下降。总的来说,资产阶级对政府仍保持强制约(实线)。这时把经济力量和政治力量综合起来,工人阶级和资产阶级从某种意义上说处于势均力敌的地位:资产阶级在经济上仍处于强势地位,而工人阶级在政治上或至少在选票上处于强势地位。如此,导致政府从资产阶级政府转型为较为平衡的政府,在对立的劳资之间更多地采取中立的立场,通过制定各种保护劳工的法律来限制资产阶级对工人阶级的侵害,而少有限制劳工的法律政策,相反出台维护劳工权益的法律政策,包括缩短工作时间、实行8小时工作制,为减少工人阶级的劳动时间、克服过度劳动提供了良好的制度环境。在这一过程中,整个社会的劳动生产率迅速提高,为减少工人阶级的劳动时间提供了良好的历史条件。

因此,在普选制民主时期,历史因素和制度因素共同发挥作用,导致劳动时间不断减少。图5反映了1950年到2014年部分国家和地区年工作时间的演变,可见年工作时间均有程度不同的下降趋势,其中德国最为明显。劳动时间的减少,必然有助于过度劳动程度的降低。黄河认为,工作时间是导致过劳的重要原因,因此缩短工作时间有利于防止过劳[9]。

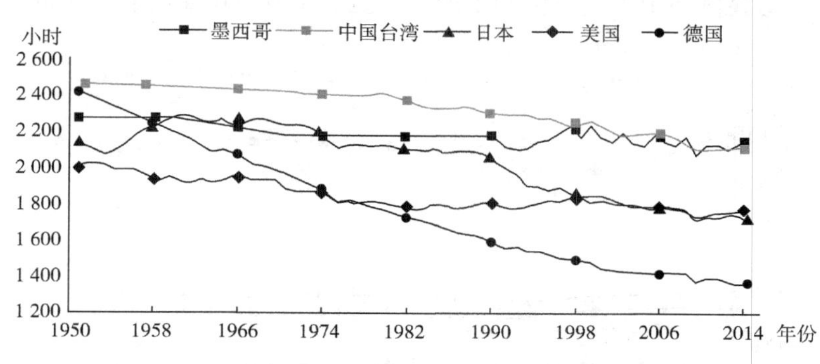

图 5 部分国家和地区的年工作时间

资料来源:Federal Reserve Economic Data (https://fred.stlouisfed.org).

五、中国的过度劳动

目前,关于中国的过度劳动,已有诸多调查。总的来说,中国当下的过度劳动是比较严重的问题,对此本文采用历史因素与制度因素的概念加以分析。

改革开放初,中国面临的核心问题就是如何尽快发展生产,改善人民的生活,所以强调以经济建设为中心。于是,各级政府开始大力发展经济,对地方政府官员进行考核的最重要指标就变成 GDP。与资本主义社会相似,当时的中国资本匮乏,而劳动力相对过剩,尤其是大量涌入城镇的农民工。于是,政府首先开始引进外资,并借此引进先进的科技和管理。随着个体经营得到鼓励,民营资本开始出现,民营经济得以发展。虽然民营经济的发展有悖于政府发展国有经济的意识形态偏好,但民营经济的发展对促进经济增长和扩大就业效果显著,最终政府暂时放下其意识形态的偏好,选择了鼓励民营经济的发展,民营资本迅速增加。为了获得更多资本发展地方经济,地方政府几乎毫无例外地加入招商引资的竞争。最终,资本不仅成为一种强势的经济力量,也迅速发展成一种强势的政治力量。

20 世纪 90 年代,民营经济的发展使得国有企业效率低下、竞争力不足的问题得以显现,结果国有企业大量倒闭,大量职工下岗。此外,大量农民工加入城镇工人阶级的队伍,更加剧了城镇的就业压力。如此,工人阶级在经济上成为弱势群体。如此,中国就形成了有些类似于西方资产阶级民主时期的政治结构:民营资本家在经济上和政治上居于双重强势地位,而广大劳工在经济上和政治上居于双重弱势地位,由此导致地方政府客观上更多地近资本而远劳工。面对劳资冲突,地方政府会有意或无意地更多地维护资本的利益,而忽视广大劳工的权益。这样的政治结构就为劳动时间的延长提供了制度基础。

这里需要说明一点,地方政府近资本而远劳工,主要不是道德问题,而是制度使然。如果地方政府不近资本就难免不在严酷的地方政府招商引资的竞争中失败,地方经济就因缺少投资而难以发展,地方政府官员轻则难以得到重用提拔,重则下台。

改革开放之初,中国经济严重落后,劳动生产率低下,人均收入与发达国家相比相差甚远。这就为劳动时间过长从而导致过度劳动提供了历史条件。综合以上分析,中国具备了长时间工作的历史条件和制度条件。这一点可以从中国人的工作时间与发达国家工作时间的比较中得到部分支持。图6显示,中国人的年工作时间显著高于所选的世界主要发达国家,尤其是德国,这显然与中国当下劳动生产率明显低于发达国家有着直接的关系。

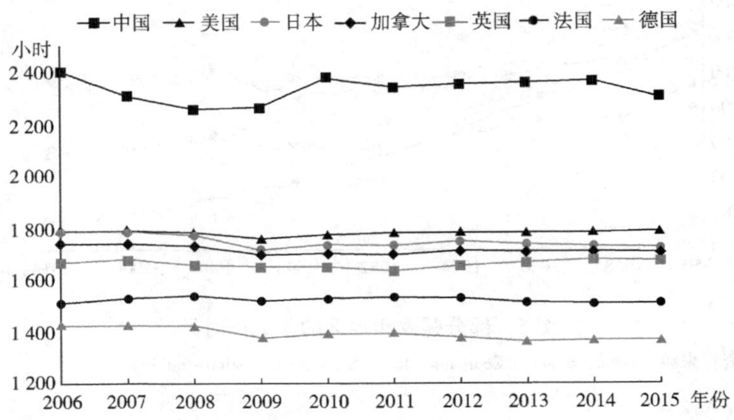

图6 中国与发达国家年工作时间比较

资料来源:除中国外的数据来自 OECD Data (https://stats.oecd.org/viewhtml.aspx? datasetcode=ANHRS&lang=en);中国数据根据《中国劳动统计年鉴2010》与《中国劳动统计年鉴2016》中"城镇就业人员周平均工作时间"计算所得。年工作时间计算方法为:当年的全年天数减去国家法定节假日(2008年以前为10天,2008年开始为11天),除以7再乘以周平均工作时间。

中国长时间劳动的制度因素可从城镇居民和农民工工作时间的对比中得到一定的说明。根据笔者2014年组织的问卷调查,农民工每周工作时间为60.12小时,而城镇居民每周工作时间为49.30小时,二者相差10.82小时[10]。制度因素可在一定程度上解释农民工与城镇居民工作时间的差距,因为所面对的历史条件是一致的,而农民工在城镇受到严重的制度歧视,尤其是户籍制度。

六、展望

劳动生产率是决定社会劳动时间的历史因素。图7显示,1996年到2015年中国的劳动生产率迅速提高。但值得关注的是,2006年到2015年中国工作时间下降缓慢且并不稳定(见图6)。根据本文分析,如果中国的劳动生产率持续提高,在不远的将来应具备降低工作时间的历史条件,从而为逐渐消除过度劳动打下基础。

我们还必须关注一点,今天整个世界正处在一个历史巨变的前夜,从生产到消费,智能化正迅速向前推进,最直观的表现就是机器人的广泛使用。这就意味着,随着以机器人为代表的生产过程自动化程度不断提高,以及人力成本不断趋于昂贵,智能机器代替人力正在全球范围内广泛展开[11]。牛津大学的学者认为,十年之内,人工智能(AI)将变得足够聪明,并消灭40%以上的职业[12]。在这个过程中,首先是劳动者的工作时间减少,之后大量劳动者将从被人工智能取代的行业中脱离出来,于是,人们普遍获得了越来越多的休闲时间,从而导致过度劳动将逐渐走进历史。

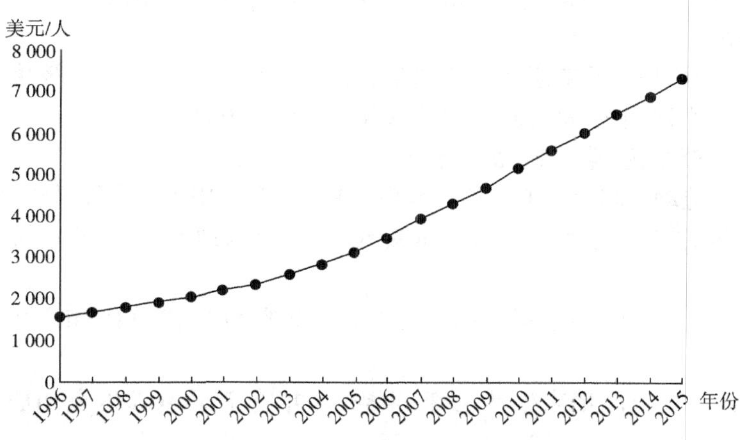

图 7　中国劳动生产率变化趋势(1996—2015 年)

资料来源:国际劳工组织,采用 2005 年不变价。

但是并非所有人都能摆脱过度劳动。对此,笔者曾做过分析,认为未来的产业竞争可能更多地发生在设计和管理人工智能等领域,因为这是产业竞争的焦点,从而导致过度劳动更多地出现在这些领域,但涉及的劳动者数量并不会很多。此外,未来将有越来越多的人从事知识的生产,加入越来越严酷的知识发现权的竞争,由此导致过度劳动。这种过度劳动很可能是未来过度劳动形成的重要形式,而且这种过度劳动更多地带有自愿的性质,反过度劳动政策不容易干预。

当然,全社会的劳动时间减少,还必须有制度的变革作为支持。随着中国经济的发展和劳动生产率的提高,中产阶级将不断壮大,并在推动工作时间减少的制度变革中发挥重要的作用。随着中产阶级收入水平的不断提高,必然对休闲提出更多的要求,从而对工作时间的制度安排提出改革要求。近年来对工作时间、休假制度的讨论,可以理解为是改革的需求的反映。当然,作为代表人民利益的政府,中国政府也会积极主动地回应民众获得更多休闲的需求,推动旨在减少工作时间的制度改革。

虽然如此,学术界对过度劳动的关注不能停息,调查和研究不能停息,要为未来反过度劳动政策的科学制定提供必要的智力支持。但所提的反过度劳动政策建议必须是针对导致过度劳动的制度因素,而不应是历史因素。针对历史因素的反过度劳动政策,既无必要,也难以取得效果。如果过度劳动的发生主要是因历史因素所导致,保持关注而不加干预是明智的选择,把因历史因素导致的过度劳动留给时间来解决,相信时间应不会久远。

参考文献

[1]杨河清,王欣. 过劳问题研究的动向与路径[J].经济学动态,2015(8).

[2]孟续铎. 劳动者过度劳动的成因研究:一般原理与中国经验[D].首都经济贸易大学,2013.

[3]樊明,周文婷. 导致过度劳动因素的贡献估计——基于因变量方差分解法[J].中国劳动关系学院学报,2018(2).

[4]马克思,恩格斯. 马克思恩格斯选集:第二卷[M].北京:人民出版社,1995.

[5][美]曼昆．经济学原理[M].梁小民,译．北京:生活·读书·新知三联书店,北京大学出版社,1999.

[6]马克思,恩格斯．马克思恩格斯选集:第三卷[M].北京:人民出版社,1975.

[7]赵长明．中国通史[M].吉林:吉林摄影出版社,2002.

[8]马克思．资本论:第一卷[M].北京:人民出版社,1975.

[9]黄河．从劳动时间论员工“过劳”现象及其防止[J].中国人力资源开发,2010(9).

[10]樊明,等．工业化、城镇化和农业现代化:行为与政策[M].北京:社会科学文献出版社,2014.

[11]贾凯强．大失业时代,联合国称 2/3 工人将被 AI 取代[EB/OL].中关村在线,2016-11-21.

[12]佚名．人工智能带来生活巨变,未来 10 年将消灭 40%以上的职业![EB/OL].http://www.sohu.com/a/ 168753209_ 533056,2017-09-01.

适度劳动与劳动关系的民主化问题研究

张立富[1]　王兴化[2]

（1. 南开大学商学院；2. 天津财经大学经济学院）

摘　要：本文对传统企业组织和现代企业组织中有关适度劳动的问题进行了对比分析，发现适度劳动与过度劳动的产生机制及表现特征存在较大差别。传统的过度劳动具有被迫性质。而现代组织中的过度劳动则在很大程度上具有自愿性或自我选择性质。现代企业组织中的适度劳动难以通过法律法规等公共政策及集体谈判机制所形成的契约加以规定，通常难以观测和有效控制。因此，通过劳动关系的民主化实现适度劳动是必然选择。

关键词：适度劳动；劳动关系；民主化

一、传统企业组织中适度劳动的基本特征

传统的适度劳动通常是指符合劳动法规所规定的劳动量和劳动标准，是雇主、雇员及政府等公共部门所共同认可的与劳动量和劳动强度等有关的劳动标准。这些传统的组织不仅在20世纪80年代之前普遍存在，在当前全球化的经济中仍然大量存在，主要是那些大规模雇用雇员并进行大规模生产制造或服务的产业，这些产业内雇员的劳动通常是统一的，做着同样的工作，工作的差异性较小。传统企业组织中适度劳动的基本特征主要有两方面。

（一）雇员单位时间内劳动量和劳动强度的形成机制

雇员单位时间内劳动量和劳动强度的形成机制较为完善。

1. 运用公共政策强制性规定

运用法律法规等公共政策加以强制性规定，如劳动法及劳动合同法等。法律法规等公共政策对劳动量和劳动强度的规定经历了较长的历史演进过程，总的说，劳动时间趋向于缩短，过度劳动问题缓解。例如，在19世纪的英国，标准的法律工作时间为每天16小时，通过无数次的工人运动，劳动时间逐渐缩短。1883年，英国工厂法规定的标准工作日为15小时。工厂的普通工作日应从早晨五点半开始，到晚上八点半结束。在15小时的界限内，白天的任何时间使用少年（从13岁到18岁）做工都是合法的[1]。英国当时的劳动法，主要意图是规定工人劳动时间不得低于多少小时，而不是后来的不得高于多少小时，法律法规等公共政策是维护资本家利益的，而不是维护工人利益的。正常工作日的规定，是几个世纪以来资本家和工人之间斗争的结果。我们对照一下英国现行的工厂立法和14—18世纪中叶的劳工法。现代的工厂法强制缩短工作日，而当时的劳工法力图强制地延长工作日[2]。1889年7月14日，在巴黎召开的，由各国马克思主义者召集的社会主义者代表大会上，法国代表拉文提议将1886年5月1日美国工人争取八小时工作制的斗争日，定为国际无产阶级的共同节日。与会代表一致同意，通过了这项具有历史意义的决议。

对于传统企业组织内的雇员而言，在符合法律法规所规定标准的情况下，基本能够实现

适度劳动,除非非法延长劳动时间和提高劳动强度。在产业中,法律法规等公共政策能够较容易对劳动量及劳动强度进行明确规定,执行与监督也较为简单,容易操作。

通过法律法规等公共政策对劳动量及劳动时间进行规定,各国的标准能够相互参照,法律法规的界定方式也能够相互借鉴。目前,在同一行业中,各国在劳动量及劳动强度等方面的劳动标准基本接近,随着全球化的深入,各国之间有关劳动量与劳动强度的法律标准会越来越接近。

2. 通过集体谈判机制形成劳动标准

在西方国家,行业内及企业组织内部更为细化的劳动量和劳动强度标准通常是通过集体谈判或集体协商形成的,是雇主与工会之间的劳动契约,工会的代表权具有重要地位。公共政策对劳动量及劳动强度的规定通常较为粗糙,是大体上的规定,不可能细化到某一特定的行业、企业、工种等,集体谈判能够对此进行有效的补充。通过集体谈判机制在劳动量和劳动强度标准方面形成的契约,实质上是雇主和工会之间博弈和谈判的结果,是劳资之间相互制衡和相互妥协的结果。在工会力量较为强大的国家和地区,工会会员的劳动量和劳动强度通常较低,更接近于适度劳动。而在雇主力量较为强大的国家和地区,通常难以实现适度劳动。总的说来,非工会会员的劳动量和劳动强度普遍偏高,且报酬偏低,是普遍存在过劳现象的群体。

(二)传统企业组织中能够观测和监督适度劳动

传统企业组织中能够较容易对适度劳动进行观测和监督,雇员在适度劳动与过劳之间缺少选择的余地,同时处于被动的过劳状态,甚至是“合法的”过劳。

由于公共政策及集体谈判协议明确了劳动者的劳动量和劳动强度,对于是否实现了适度劳动,雇主、雇员、工会及政府组织有着共同的可参照依据,能够较为容易地对是否实现了适度劳动进行有效的观测和监督,也易于纠正过劳问题。法律法规及集体契约对于加班及劳动强度超出标准的问题进行了明确的责任划分,并规定了相应的补偿方式,如各国的劳动法都明确规定了加班费的标准。

马克思对于适度劳动有着深刻的论述,他看到了闲暇和自由时间对于劳动者的重要意义。他认为,自由时间(free time)有两层含义:一是指可能性意义上的可以自由支配的时间,即对某一主体而言,这段时间是空闲的,可以被劳动者自由支配;二是指现实性意义上的处于自由状态的时间,在这段时间劳动者的活动是自由的,且过程是无拘无束的、内在的感受与结果均是自由和谐的。他认为,自由时间都是供自由发展的时间[3],是工人用于娱乐和休息的时间,是他们精神发展和培养才能所必需的空间。“社会的自由时间的产生是靠非自由时间的产生,是靠工人超出维持他们本身的生存所需要的劳动时间而延长的劳动时间的产生”[4]。资本家是窃取了工人为社会创造的自由时间,即窃取了文明[5]。马克思对上述问题做了更为深入的分析,他认为,在劳动强度和劳动生产力已定的情况下,劳动在一切有劳动能力的社会成员之间分配得越平均,个人从事自由活动、脑力活动和社会活动的时间部分就越大[6]。

二、现代企业组织中的适度劳动问题

现代企业组织不仅指20世纪80年代后广泛采用人力资源管理技术的组织,更为确切地说,是指企业中采用人力资源管理技术的岗位及工作类型,因为这些企业也存在规模不等的制造与服务环节。这些制造与服务工作可以被视为传统的工作类型,能够通过标准的劳动法规和集体谈判等对工作量和工作时间进行统一的规定。

在现代企业组织中,由于与业绩挂钩和个人目标有关的劳动难以用劳动法规衡量,适度劳动是一个难以用传统方式进行规定的范畴,个人对于适度劳动和过劳具有很强的自主选择性,隐蔽性更强。该特点使得雇主、管理者、公共部门及雇员个人,对于适度劳动的理解与界定难以形成统一的共识,而对于是否实现了适度劳动,通常需要凭借雇员个人的感觉来评价,相关研究主要通过调查问卷方式进行,而且雇员的体验和感觉也存在较大差异。

(一)工作量与工作强度的形成机制发生了改变

1. 运用人力资源管理方式确定工作量和工作强度

广泛运用人力资源管理方式在企业组织内部确定工作量与工作强度。

20 世纪 80 年代后,随着集体谈判机制的衰落,雇主或管理层的权力越来越大,越来越多地运用人力资源管理技术确定企业组织内部各类雇员的工作量和工作强度。与公共政策和集体谈判机制所制定规定不同,通过人力资源技术对工作量和工作强度的规定,通常与组织及个人的经济绩效挂钩,甚至有些工作量和工作强度是不明确的,工作量和工作强度与雇员的业绩关系密切,即便是在同一组织内部,雇员之间的工作量与工作强度也存在巨大的差异。

2. 公共政策细化

法律法规等公共政策的规定越发细化,对集体谈判机制形成了必要的补充。20 世纪 80 年代以来,各国越发重视通过劳动立法对劳动时间进行规定,政府在认可企业自主权扩大的同时,加强对于工作时间界限的立法,减少了劳资纠纷。在加拿大、英国、新西兰和澳大利亚等国家,通过对工作标准的规定规范劳动关系,而且这些规定较为相似,即所谓的新英美模式[7]。

(二)雇员的工作量和工作强度更加复杂和难以观测

1. 工作量和工作强度不断变化

随着集体谈判的分散化和工会力量的减弱,很多工作规则的形成已经从治理层面下降到了工作场所层面。直线经理对于工作规则的控制权越来越大,在工作量和工作强度的确定上拥有更大的权力。在工作场所层面,由直线经理和项目经理带领的以项目为中心的团队,通常能够根据项目的具体目标及要求自行决定工作量和工作强度。

同一组织内雇员的工作量和工作强度也存在较大差异,不同岗位之间差异明显。业绩优良的雇员的工作量和工作强度通常较大,过劳问题较为普遍。如果不过度追求业绩,通常不会超负荷工作,工作量适度。

不同国家之间雇员的平均工作量也存在较大差异。在所有欧盟国家中,荷兰工作时间最少,平均每周 33 小时。经合组织发布的一项研究显示,荷兰每年平均工作时间为 1 379 小时,为经合组织中最少的国家。经合组织国家每年平均工作时间为 1 776 小时,其中希腊年平均工作时间达 2 032 小时,西班牙为 1 690 小时[8]。

2. 弹性工作安排使雇员的工作量和工作强度出现两极发展的趋势

弹性工作安排有使工作时间和工作量减少的趋势。例如,荷兰人近一半的工作是兼职,非工作时间或自由支配时间超过了 80%。欧盟统计局的数据显示,荷兰人兼职的比例最高,占全国就业人口的 46%,比排名第二的德国高 21%。这与其灵活的上班机制有着密切关系。20 世纪 80 年代以来,荷兰失业问题日益严重,为了解决民众就业问题,政府推出了灵活的上班机制,人们可选择一周工作 5 天,也可根据自身需要调整工作时间,薪水则根据工作时间的多少进行支付。2012 年 9 月统计数据显示,荷兰失业率为 5.3%,是欧洲第二低。分析人士认为,这也许和荷兰灵活的工作机制有着很大关系[9]。

弹性工作安排极易产生普遍的过劳问题。个人为了获得更多的报酬而选择增加工作量和工作时间的情况较为普遍,甚至同时做几份工作。由于工作时间和工作方式可自由安排,雇员的过劳问题被隐藏起来,难以被关注。虽然弹性工作可以使工作时间缩短,但工作强度却增大了。

3. 职场竞争使过劳具有自愿性

在现代企业组织中,适度劳动通常被过于激烈的职场竞争所破坏,过劳更多地具有自愿性质。在现代企业组织中,普通雇员的工作类型可以分为两类:一类是工作量和工作时间可以通过固定的标准加以衡量的工作类型,尤其是实行标准工作日的工作类型;另一类是难以通过固定的标准加以衡量的工作类型,这种工作通常与雇员个人的业绩挂钩,工作量、工作时间及工作强度由个人掌握和控制,这是现代组织采用绩效管理的结果,如各行业内的营销人员等。

在现代企业组织中,过度劳动普遍存在于各级管理者及核心雇员之中,对于更高业绩和更高职位的追求使他们难以实现适度劳动。来源于个人目标与工作方式的过劳更多地具有自愿性质,与传统产业及普通雇员的过劳有着很大的不同。从表面上看,个人对于业绩和职位竞争的看法,通常来源于个人的目标与态度,个人对于自己的工作目标具有选择权,因而个人在过劳与适度劳动之间也具有选择权。但从本质上看,个人的目标与态度受职场竞争环境的影响,难以脱离职场环境。

在现实中,高管及核心雇员的过劳问题尤为突出。在这类人群中,有的劳动量更加难以界定,即创新型人才的工作量。他们的工作不仅是为了业绩指标,而是追求成功所带来的成就感,超负荷工作常常是由兴趣而引发。这类人员的过度劳动问题具有更明显的私人性质,不仅公共政策难以控制,甚至组织也无法控制。

由个人目标和业绩所造成的过劳,目前没有有效的办法加以控制,通常是通过舆论、劝说及心理疏导等方式,引导个人改变工作目标及工作方式,以此实现适度劳动,但个人是否采纳这些建议完全取决于个人的观念与态度,没有强制性的约束机制。公共政策和集体谈判等方式难以对管理者及核心雇员的工作量、工作时间及工作强度等进行有效的规定,他们的工作具有较大的弹性和创新性质,通常在业内形成了不成文的契约,与个人的工作岗位、工作方式及阶段性目标关系密切,甚至与上级管理者的领导风格及工作方式有关。

三、现代企业组织中通过劳动关系的民主化实现适度劳动

(一)现代企业组织中适度劳动的含义

在现代企业组织中,适度劳动的含义已经发生了巨大的变化,适度劳动的焦点不再局限于一种非疲劳状态或非过劳状态,更不再局限于工作时间的长短及工作强度的大小等问题,应该赋予适度劳动以全新的含义与特点,主要表现在四个方面。

(1)在现代企业组织中,适度劳动已经不再是一个能够用工作时间进行界定的范畴,难以通过公共政策及集体谈判等进行统一规定。劳动者也不再仅关心工作时间的长短和工作强度的大小等表面问题。雇员的适度劳动和过度劳动更多地依赖于个人的主观评价和感受,是难以观测和监督的,隐蔽性更强。

(2)适度劳动与过度劳动都具有很强的私人选择性。既是由于劳动者的自主权和自我控制权扩大了,对于劳动量或工作量有着较大程度的选择权,也与企业组织广泛应用人力资源管理技术及组织和个人对于绩效的追求有关。

(3)雇员对组织的依赖性降低,包括对企业组织和工会组织的依赖。这是由于随着个性化工作逐渐增多,个人独立于组织的工作能力逐渐提高,尤其对于创新型劳动和创新型人才而言,这一特点尤为明显。在创新能力代表竞争能力的现代经济中,企业组织对人才的需求和依赖越来越大,而人才却不那么需要和依赖组织。

(4)工作方式发生了巨大变化,适度劳动不仅仅意味着非疲劳感和适度的休闲状态,更意味着个人在工作过程中获得了愉快的心情和健康的心理,具有更愉快的工作体验及实现工作目标所带来的成就感。随着灵活工作方式的普及,工作与个人的生活娱乐常融合在一起,在家庭或个人度假旅游或各种聚会中完成工作的情况越来越多。

(二)通过劳动关系的民主化实现新型适度劳动

从适度劳动的特点看,通过劳动关系的民主化实现适度劳动是必然选择。通过劳动关系的民主化实现适度劳动,实质就是给予雇员越来越多的参与权和提供更灵活的劳资合作方式,提高雇员在工作量、工作时间、工作强度及工作方式等方面的自我控制权,设计更为人性化、更为愉快、更适合本人特点的工作方式和劳动关系氛围。

劳动关系的民主化与劳动关系运行质量关系密切,充满民主的劳动关系氛围通常能够实现更高的劳动关系运行质量,有利于获得更高的经济绩效和组织绩效。雇员参与有助于在组织层面和工作场所层面与管理者进行直接的沟通和交流,进而改善劳动关系,提高组织绩效和个人绩效[10]。绩效的提高不仅能够为雇员提供更优厚的薪酬和劳资协议,组织也有条件为雇员提供更为人性化的工作方式和更和谐的劳动关系氛围。

劳动关系的民主化对劳动者的精神与心理等也会产生重大影响,愉快的心情与健康的心理状态是新型适度劳动极其重要的特征,有利于劳动者身心的全面发展,提高劳动者素质。劳动关系的民主化既是一种制度安排,也是一种环境与氛围。民主的原则影响人的心智和情感,深刻地塑造了现代人的生活方式[11]。

(三)实现劳动关系民主化的关键问题

各种类型的雇员参与模式及劳资合作方式都要解决一个关键问题,即雇员的参与权问题。民主意味着劳动关系内部权力与角色的重构,权力能否获得重新分配及分配的效果如何是劳动关系能否实现民主化的核心问题。组织内部各角色的权力问题是民主的关键,劳动关系的多元论者将权力视为提升民主水平的重要因素[12]。雇员权力的扩大,公共部门和管理层的意愿极其重要。公共部门可以运用法律与政策进行强制性推行,如德国的共决制就是在治理层面推行高参与的例子。但在现代企业组织中,工作场所层面的参与权越来越重要,与雇员的工作方式关系密切,公共政策的强制约束力减弱了,但仍然可以通过各种方式加以引导和鼓励。相比之下,雇主及管理层的控制权扩大了,他们掌握着工作场所层面雇员的参与权及具体工作方式的选择问题。

当前,劳动关系民主方式的全球扩散效应异常快速,全球化带来了劳动关系运行机制的“溢出”,雇员参与和劳资合作的具体模式及实践程序被各国诸多企业所接受,并被视为企业民主管理的重要内容。跨国企业的国际化经营携带着含有母国文化价值的经营管理模式[13]。在全球化的环境中,中国企业能够借鉴和模仿更多的民主管理方式,通过民主的途径让各类劳动者实现适度劳动。

在未来的企业组织中,雇员参与成功的可能性提高,主要是由于雇员的素质及工作能力都已提高,新一代雇员比老一代雇员对于工作有着更高的目标和精神追求,而不仅限于薪水及物质生活的改善。新劳动力由学历更高和更富裕的男女员工构成,他们希望通过对工作过程的参与获得更高的工作满意度,如同他们想获得更高的薪水一样,这是他们与老员工工作理念的根本不同。

在全球化背景下,现代企业组织更重视在全球金融市场的运行规则下获得的金融特权与利益,对生产、劳动关系及人力资源管理的重视程度减轻,尤其会忽视雇员的参与问题。有研究认为,金融资本主义时代使企业内部的权力从负责生产、人力资源和劳动关系的执行转移到了金融方面。金融吸引了更多的优质人力资源,高管的收入快速增长,是由他们的股权收入及与股价相关的激励收入的快速增长带来的。相比之下,如果与创新有关的劳动收入的增长过慢,会削弱雇员参与的积极性。金融资本主义使得高层经理更重视金融市场的运作,忽视劳动关系及雇员参与问题,常使企业劳动关系恶化,雇员参与流于形式。因此,从宏观政策上引导和鼓励企业,重视雇员参与及各种形式的民主管理是政府的重要责任。

参考文献

[1]马克思,恩格斯. 马克思恩格斯全集:第23卷[M].北京:人民出版社,2006:309.

[2]马克思,恩格斯. 马克思恩格斯全集:第23卷[M].北京:人民出版社,2006:300.

[3]马克思,恩格斯. 马克思恩格斯全集:第46卷下[M].北京:人民出版社,2006:139.

[4]马克思,恩格斯. 马克思恩格斯全集:第47卷[M].北京:人民出版社,2006:257.

[5]马克思,恩格斯. 马克思恩格斯全集:第46卷下[M].北京:人民出版社,2006:139.

[6]马克思. 资本论:第1卷[M].北京:人民出版社,2004:579.

[7] Colvin A J S, Darbishre C O. Convergence in industrial relations institutions: the emerging anglo-american model? [J] . ILR Review, 2013,66(5):1048-1077.

[8]Ejaz R, Khalid F. Employees' participation in decision making (actual vs perceived) :a study of the telecom sector of pakistan[J].Interdisciplinary Journal of Contemporary Research in Business,2011,3(3):1551-1558.

[9]马南. 民主的本性——托克维尔的政治哲学[M].北京:华夏出版社,2011:37.

[10]Poole M, et al. A comparative analysis of developments in industrial democracy[J]. Industrial Relations,2001,40(3):490-525.

[11]Rolfsen M. Transfer of labor-management partnership in multinational companies[J]. Industrial Relations Journal,2013,44 (3): 316-331.

[12]Goulet J C. The role of labor-management cooperation in economic development[J]. Labor Law Journal,1988:538-542.

[13]Kochan T A. The american jobs crisis[J].ILR Review,2013, 66(2):292-314.

基于马克思劳动论的过度劳动评价模型与解释

刘仁宝

（山东工商学院公共管理学院）

摘　要：关于过度劳动，目前还没有统一的含义，不同学者从不同角度做了很多不同的描述，使得研究结果有很大差异。本文在梳理了国内外关于过度劳动含义界定现状的基础上，运用马克思劳动论，以过度劳动的本质——“劳动强度”为根本，建立了评价模型，并对过度劳动的含义进行了解释与界定。

关键词：过度劳动；马克思劳动论；评价模型

过度劳动，与之相对应的概念有过度劳累、过度疲劳、过度工作、劳动过度、劳累过度、工作过度、适度劳动等。近年来，随着社会经济的发展，尤其是科技进步推动下工业经济的快速发展，过劳问题已成为中外学者研究的热点问题，特别是在日本，关于过度劳动问题的研究已 30 多年。总体来说，目前世界各国关于适度劳动问题的研究领域主要包括：管理学、经济学、医学、心理学、法学等，并取得了部分有重要价值的研究成果。然而，关于过度劳动的含义，目前学界还没有形成共识，不同学者从不同角度做了不同的描述，使得研究结果有很大差异。同时，国内各学科学者的研究也多以问卷调查、访谈等为主，从主观感觉和判断获取数据，指标设计各有差异，缺乏衡量过度劳动的一致标准，难以从根本上探究过度劳动问题产生的缘由及解决对策。因此，明确过度劳动的本质，对过度劳动的含义和衡量标准进行一致的界定，就显得尤为必要。

一、国外对过度劳动含义的界定

马克思在《1844 年经济学哲学手稿》中提出了“过度劳动”，他认为，工资的提高是引致工人过度劳动的一个重要因素①。之后，马克思在《资本论》中也多次使用了“过度劳动”一词，如《资本论》第一卷提到工人为过度劳动的折磨而愤愤不平时，资本家却回答这能增加他们的利润，他们何必为此苦恼呢②！

在世界各国中，过度劳动问题最严重且受影响最大的是日本。从 20 世纪五六十年代开始，日本就出现局部的过度劳动问题。到七八十年代，“过劳死”现象在日本集中爆发。日本很多学者从维持人体健康状态的生理机能体系的均衡等医学指标的角度，认为过度劳动的本质是维持生物体并谋求与环境和谐的身体机能崩溃的状态，这里的过度劳动，主要是指人生理机能上的感受。例如，日本学者（1982）对“过劳死”做了较为明确的定义，认为过劳死是由于长时间的疲劳累积和沉重的劳动负担等引起的循环系统疾病的恶化，而造成的劳动

① 马克思．1844 年经济学哲学手稿［M］．北京：人民出版社，2008：9.

② 马克思．资本论：第一卷［M］．北京：人民出版社，2004：311-312.

能力丧失或死亡现象。上畑铁之丞(1989)认为,"过劳死"是由于过重的劳动,导致劳动者急性发病,永久性丧失劳动能力,最终导致死亡的现象。齐藤良夫(2008)认为,过度劳动是由于劳动活动产生的疲劳不能通过包含睡眠在内的休息得到恢复的状态①。

在西方一些国家和日本,更多的学者从劳动时间的角度研究雇员长时间工作的问题,其对过度劳动的界定也主要集中在超时工作上,如比特曼等(Michael Bittman,James Mahmud Rice,2002)对澳大利亚工人工作时间历史进行了梳理,发现澳大利亚工人出现了显见的工作时间增多、闲暇减少、娱乐时间压缩等趋势,这种趋势在不断影响着工人的生活质量和心理感受。斯托默(Flora Stormer,2008)认为,无论是标准雇佣还是非标准雇佣,过度劳动的现象一般表现为雇员每周工作的时间超过40小时。戈尔登(Lonnie Golden,2009)在回顾历史上美国工人工时变化的基础上,重塑了劳动时间供给模型,将劳动时间的供给确定为"期望的工作小时数",反映一个人从内心感知的社会角色,并考察了工作内在价值促进雇员的长时间工作等对过度劳动的影响。岩崎等(Iwasaki,2006)分析了日本2000—2004年的就业环境特征,发现在日本每年有超过600万人每周的工作时间都在60小时以上,这种超长的工作时间对劳动者的生产率、健康、安全和生活质量产生了严重的影响。卡纳伊(Kanai,2009)也认同这种观点,并认为超长工作时间并不是劳动者的个人偏好,而是劳动者为了适应就业环境的无奈之举。戈尔登(Golden,2014)则进一步对过度劳动、工作狂(即自愿延长工作时间的劳动者)和工作时间投资加以区分,在此基础上对被迫劳动和自愿劳动的差异进行分析,认为过度劳动是劳动者为了获取更多的物质或精神报酬而必须延长工作时间所导致的一种疲劳工作状态。

二、国内关于过度劳动含义的界定

国内许多学者从不同角度对过度劳动的含义做了不同的解释,主要包括:过度劳累、过度疲劳、过度劳动、过度工作、适度劳动等。从总体上看,目前国内关于过度劳动含义的理解可以归纳为两种:一种认为是过度疲劳;另一种认为是过度劳动。

(一)关于过度疲劳的界定

部分学者把过度劳动定义为过度疲劳,反映身体的疲劳程度。吴日明(2001)认为,"过度劳动"就是"疲劳累积"。唐和平(2001)、唐啸天(2006)、黄河(2010)等认为,过度劳动是过度劳累,相当于把过度劳动解释为过度疲劳。一些学者从亚健康的角度对过度疲劳进行解释,认为过度劳动导致劳动者在身体和精神方面产生过度疲劳,体现的是身体的疲劳程度,如薄萌(2008)认为,过劳是由于劳动者劳动时间过长、劳动强度过量、心理压力过大,并最终形成的感到筋疲力尽的一种亚健康状态。也有学者把过劳看作是一种内在心理体验,即由于长期得不到感情要求的满足,而对身体、心理、情绪等方面产生的疲惫的体验,如陈瑞(2010)认为,过劳是因为不能及时休息和恢复下的一般性疲劳,是长期累积的结果,这种状态在短期内很难消除。

(二)关于过度劳动的界定

更多学者的研究集中于对过度劳动的界定,认为,过劳即过度劳动,是一种劳动行为或

① 福地保馬.労働者の疲労・過労と健康[M].京都:かもがわ出版,2008:48.

状态。王艾青(2006)认为,过度劳动是指在较长时期内过度使用人力资源,也就是在较长时期内劳动者都处在一种超出社会平均劳动时间和劳动强度的工作状态。张舒(2006)认为,过度劳动是指劳动者在一定的总人力资本存量的情况下,在短时间内通过快速消耗的方式获得最大的产出。这种劳动方式的结果可能导致损害劳动者的身心健康,甚至可能发生"过劳死"。王丹(2010)认为,过度劳动是与适度劳动相对应的概念,是指在较长时期的劳动过程中,劳动者的肌体或精神虽然已经出现疲劳状况,而且已经对劳动者的身体健康或工作生活质量产生严重影响,但由于各种原因,仍然要继续进行超时、超强度的劳动行为状态。孟续铎(2012)提出,过度劳动是行为与状态的统一体,既包含超时、超强度的劳动行为,也包含劳动者感到疲劳积蓄的身心状态,并且劳动行为与疲劳状态存在直接的因果关系,这三个条件必须同时满足。

三、现有研究的不足

通过以上分析,不难发现过度劳动是一个容易从主观方面进行感觉,而不容易从理性方面进行抽象的概念。总的说,现有研究主要从两个方面解释过度劳动,并存在一定的不足。

(一)劳动者的主观感觉

通常而言,如果劳动者在劳动过程中感觉紧张、疲劳和痛苦的程度越强,那么其劳动强度也就越大。但是,由于主观感觉往往容易受到各种内外因素的制约,有很大的不稳定性和不确定性,主观感觉并不一定能真实反映客观事实本身。因此,不能将主观感觉到的劳动强度作为衡量劳动强度的标准,劳动强度的衡量应该基于客观事实。

(二)劳动者的工作量密度

单位时间内完成的工作量即工作量密度。如果单纯用工作量密度衡量劳动强度,将劳动强度与劳动密度等同,并不准确,因为一方面可以通过提高劳动强度来提高劳动密度;另一方面可以通过提高劳动复杂度的途径实现。另外,也不能将劳动量与工作量等同,二者的关系如图 1 所示①。

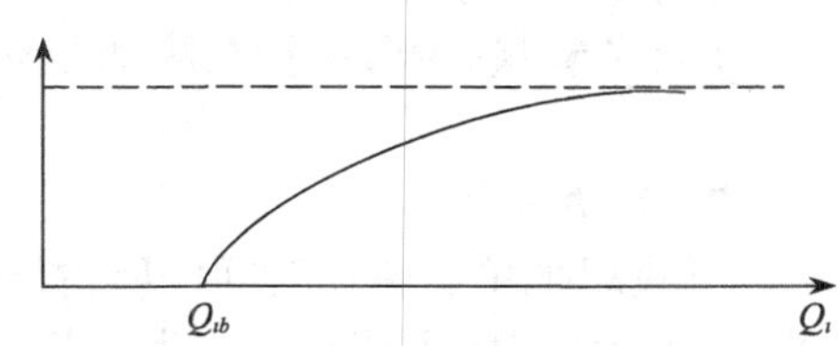

图 1　劳动量与工作量的关系

四、基于马克思劳动论的过度劳动评价模型与含义解释

马克思在《资本论》中对劳动价值与劳动时间、劳动强度、劳动熟练度、劳动复杂度等的关系进行了系统的论述。马克思认为,劳动价值是劳动者在生产商品过程中所付出的一般劳动量,凝聚在商品中的劳动价值量是由社会必要劳动量决定的。随着社会经济的不断发展,社会事物日益复杂化,用定量方法分析劳动价值,研究劳动强度和过劳的关系,也日益显得必要。

(一)马克思关于劳动强度与过度劳动的概念

马克思将劳动分为劳动的内含量(或劳动的强度)和劳动的外延量,即劳动者单位时间内完成一定的工作量需要付出的劳动称为劳动的内含量或劳动的强度,劳动的持续时间称

① 仇德辉. 统一价值论.第二版[M].北京:中国科学技术出版社,2008:398.

为劳动的外延量①。

马克思认为,在其他有关劳动条件不变的情况下,缩短工作日,提高劳动的紧张程度,更大程度地填满劳动时间间隙,增加劳动的规则性、规范性、有序性、连续性和效率,提高机器的速度,扩大同一个劳动者看管的机器数量,都可以提高劳动强度②。

马克思认为,过度劳动是"使劳动的强度达到损害工人健康,从而破坏劳动力本身的地步"③。

(二)劳动强度的评价

仇德辉对劳动强度进行了数学分析,并构建了评价模型,认为劳动强度是主劳动密度与附加劳动密度的比值,而且在劳动过程中附加劳动密度是始终保持不变的,劳动强度增加实际上提高了主劳动密度。本文认为,附加劳动密度在劳动强度达到一定程度前可以通过一定方式及时予以补偿,维持不变,但当劳动强度超过一定程度时,则无法在短时间内进行调节或补偿,而是出现减少状态。基于此,本文借鉴仇德辉的劳动强度评价模型并重新进行了分析与建模,以对劳动强度与过度劳动的含义及其评价进行解释。

1. 劳动量

机器生产可以认为需要两个环节:一是驱动机器运行的环节;二是机器运行后进行产品生产的环节。与机器生产一样,人类的劳动过程也可分为两部分:一是直接作用于劳动对象或劳动工具的劳动,称为主劳动;二是为实现主劳动而间接付出的形成和维持机体内环境的劳动,称为附加劳动。

(1)主劳动量,是指主劳动过程中所消耗的劳动量,用 Q_{la} 表示。

(2)附加劳动量,是指附加劳动过程中所消耗的劳动量,用 Q_{lb} 表示。

(3)劳动量,主劳动量与附加劳动量之和称为劳动量,用 Q_l 表示,则有:

$$Q_l = Q_{la} + Q_{lb} \tag{1}$$

2. 劳动密度

马克思把单位劳动时间内所付出的劳动量称为劳动密度,用 M_l 表示,相应的,把单位时间 T_l 内所付出的主劳动量称为主劳动密度,用 M_{la} 表示:

$$M_{la} = Q_{la} / T_l \tag{2}$$

单位时间 T_t 内所付出的附加劳动量称为附加劳动密度,用 M_{lb} 表示,则有:

$$M_{lb} = Q_{lb} / T_t \tag{3}$$

由于附加劳动存在于劳动者的全部生命周期,因此这里的 T_t 为劳动者生命全部时间。

$$M_l = Q_l / T_l \tag{4}$$

由式(1)至式(4)可得:

$$M_l \times T_l \times M_{la} \times T_l + M_{lb} \times T_t \tag{5}$$

因此有:

$$M_l = M_{la} + M_{lb} \times (T_t / T_l) \tag{6}$$

因此,劳动密度除了与主劳动密度和附加劳动密度有关之外,还与全部时间与劳动时间

① 马克思.资本论:第一卷[M].北京:人民出版社,2004:470.

② 马克思.资本论:第一卷[M].北京:人民出版社,2004:472-474.

③ 马克思.资本论:第一卷[M].北京:人民出版社,2004:480.

的比值有关①。

3.作息率

把工作时间 T_l 在全部时间 T_t 中所占的比例，称为作息率，用 Y 表示，即：

$$Y = T_l / T_t \tag{7}$$

日常生活中的作息率通常是指日作息率，即每日劳动时间占全天时间的比例，这里的作息率 Y 是指全作息率。

由式(6)和式(7)可得：

$$M_l = M_{la} + M_{lb}/Y \tag{8}$$

4. 劳动强度的评价模型

劳动强度的增大，外在表现是增强了劳动者生理、心理和精神的紧张性、痛苦性和疲劳性，而其内在表现则是在维持劳动者的机体内环境相对稳定或有所减少的基础上提高了主劳动密度。也就是说，提高劳动强度实际上就是在保持附加劳动密度不变的条件下，提高主劳动密度，或在提高主劳动密度的同时降低附加劳动密度。

因此，可以认为劳动强度是主劳动密度与附加劳动密度的比值，用 I 来表示，即：

$$I = M_{la} / M_{lb} \tag{9}$$

由式(8)和式(9)可得：

$$\begin{aligned} M_l &= I \times M_{lb} + M_{lb}/Y \\ &= (I + 1/Y)\ M_{lb} \end{aligned} \tag{10}$$

则：

$$\begin{aligned} Q_2 &= M_2 \times T_2 \\ &= (I + 1/Y)\ M_{lb} \times T_l \end{aligned} \tag{11}$$

由此可见，当附加劳动密度不变时，劳动量与劳动强度成正比。与劳动时间成正比，就是资本方(或管理方)要增加劳动强度或延长劳动时间的原因，其目的就是为了获取更多的劳动量。但当劳动强度 I 或劳动时间 T_l 超过一定限度时，若再继续增加劳动强度或延长劳动时间，此时劳动者的附加劳动密度 M_{lb} 因为超过自身调节能力范围而不能在短时间内恢复原有水平，而是随劳动强度或劳动时间的增加而减少，而且其减少速率呈现快速递增趋势，且远大于劳动强度或劳动时间的增加速率，最终导致在增加劳动强度 I 或延长劳动时间 T_l 的情况下，劳动量 Q_l 反而减少，因此，劳动强度或劳动时间也应有“度”，不能超过一定限度，否则，过犹不及。

由式(2)、式(3)和式(9)，还可得：

$$\begin{aligned} I &= (Q_{la}/T_l)/(Q_{lb}/T_t) \\ &= Q_{la}/[Q_{lb} \times (T_l/T_t)] \\ &= Q_{la}/(Q_{lb} \times Y) \end{aligned} \tag{12}$$

由此可见，劳动强度 I 与主劳动量 Q_{la} 成正比，与附加劳动量 Q_{lb} 成反比，与作息率 Y 成反比，亦即与劳动时间 T_l 成正比。

(三)劳动强度与过度劳动的关系

1. 劳动强度与劳动时间(或作息率)的关系

由式(12)可知，在其他条件不变的情况下，增加劳动时间 T_l ，会增加劳动强度 I，并持续

① 仇德辉．统一价值论.第二版[M].北京：中国科学技术出版社，2008：384-385.

消耗用于建立和维持劳动者机体内环境的附加劳动量 Q_{lb} ,当附加劳动量 Q_{lb} 消耗一定程度,又不能通过其他方式进行补偿时,附加劳动量 Q_{lb} 便会快速减少,从而使得劳动强度 I 快速增加。

在工作量密度基本不变时,劳动强度 I 与作息率 Y 的关系可用图 2 所示的函数曲线 S_{IY} 表示。

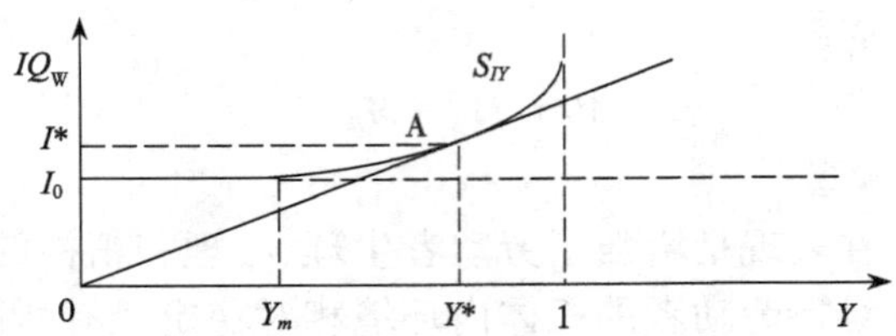

图 2　劳动强度与劳动时间的关系

由图 2 可见,当劳动时间小于一定的值 Y_m 时,劳动强度 I 处于一个较为稳定的状态;当劳动时间大于 Y_m 时,劳动强度 I 不断增大;当 $Y_m \to 1$ 时,劳动强度 $I \to \infty$。

图 2 中,A 为曲线 S_{IY} 的最大斜率点,在这一点,对应最佳劳动强度 I^*,其相应的最佳劳动时间为 Y^*,在其他条件不变的情况下,如果劳动时间 $Y>Y^*$,则出现过度劳动现象。

2. 劳动强度与劳动量的关系

同理,由式(12)可知,在其他条件不变的情况下,增加主劳动量 Q_{la} ,会增加劳动强度 I,并会持续消耗用于建立和维持劳动者机体内环境的附加劳动量 Q_{lb} ,当附加劳动量 Q_{lb} 消耗一定程度,又不能通过其他方式进行补偿时,附加劳动量 Q_{lb} 便会快速减少,从而使得劳动强度 I 快速增加。

在劳动时间不变时,劳动强度 I 与主劳动量 Q_{la} 的关系可用图 3 所示的函数曲线 S_{Ila} 表示。

由图 3 可见,当主劳动量小于一定的值Q_{lam}时,劳动强度 I 处于较为稳定的状态;当主劳动量大于 Q_{lam} 时,劳动强度 I 不断增大,理论上 $\to \infty$。

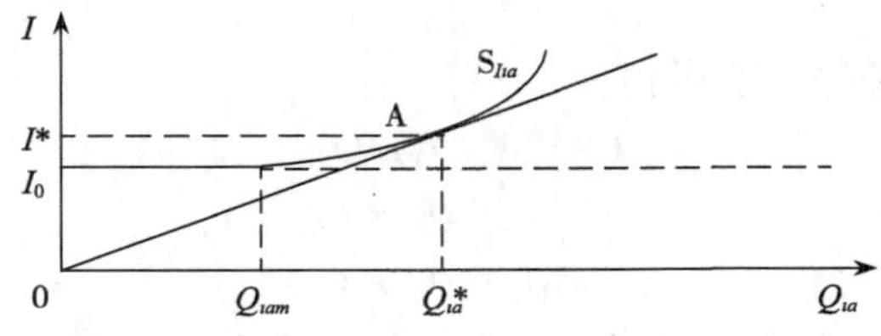

图 3　劳动强度与主劳动量的关系

图 3 中,A 为曲线 S_{Ila} 的最大斜率点,在这一点,对应最佳劳动强度 I^*,其相应的最佳主劳动量为 Q_{la}^* ,在其他条件不变的情况下,如果主劳动量 $Q_{la} > Q_{la}^*$,则出现过度劳动现象。

3. 劳动强度与工作量的关系

由式(8)和图 1 可知,当附加劳动密度 M_{lb} 和作息率 Y 一定时,工作量密度 M_w 与劳动密度 M_l 的关系可用图 4 所示的函数曲线 S 表示。

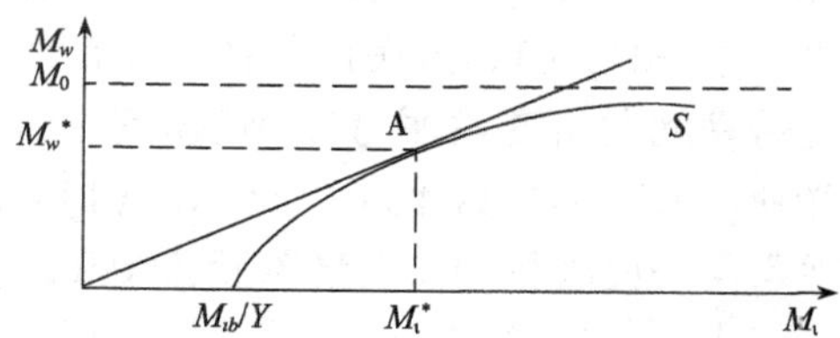

图 4 工作量密度与劳动密度的关系

由图 4 可见:①当劳动密度 $M_l=0$ 时,工作量密度 $M_w=0$;②当 $(M_{lb}/Y)<M_l<M_l^*$ 时,工作量密度与主劳动密度同比增长;③当 $M_l>M_l^*$ 时,工作量密度的增长小于主劳动密度的增长,且随着主劳动密度的日益增长,工作量密度的增长日益减缓;④当 $M_l\to\infty$时,$M_w\to M_0$,即工作量密度趋近于一个恒定值。

显然,在曲线 S 上有最大斜率点 A,其对应的劳动量就是最佳劳动量 M_w^*,其对应的劳动强度也就是最佳劳动强度。当劳动强度低于最佳劳动强度时,劳动强度不足,造成工作量的浪费,得不到最佳劳动效益;当劳动强度高于最佳劳动强度时,出现过度劳动现象①。

五、结论

任何事物都应有一定的度,对于劳动者而言,其劳动更应遵循适度原则,防止“过”或“不及”。劳动是有一定限度的,超过这个限度就表现为过度劳动,达不到这个限度就表现为劳动不足或劳动闲暇,只有在这个限度内的劳动才是适度的、最优的。过度劳动是超出最佳劳动强度的状态,适度劳动则是介于劳动不足与过度劳动之间的一个相对平衡的状态。

过度劳动或适度劳动是一个涉及多个学科、多个领域的复杂性研究,评判的指标体系有两个关键点:一是关于过劳标准的制定;二是关于劳动时间的规定。

综上所述,本文认为过度劳动是劳动者在劳动过程中由于各种因素引起的劳动强度过大,致使劳动者不能及时恢复正常身体机理状态,而损害劳动者身心健康,从而破坏劳动力本身的一种工作状态。

参考文献

[1]薄萌．透析“过劳”的背后[J].商情(科学教育家),2008(6):97-98.

[2]陈锐．员工过度疲劳的演化机理及其影响因素[J].经营管理者,2010(16):46-47.

[3]仇德辉．统一价值论.第二版[M].北京:中国科学技术出版社,2008.

[4]福地保馬．労働者の疲労・過労と健康[M].京都:かもがわ出版,2008.

[5]韩飞雪．我国“过劳”问题研究综述[J].全国商情(理论研究),2010(7):111-112.

[6]黄河．从劳动时间论员工“过劳”现象及其防止[J].中国人力资源开发,2010(9):17-23.

[7]李钟善,孙爱华．日本人的集团意识与过劳死现象[J].长春师范学院学报,2007(5):28.

① 仇德辉．统一价值论.第二版[M].北京:中国科学技术出版社,2008:400-413.

[8]马克思．1844 年经济学哲学手稿[M].北京:人民出版社,2008.

[9]马克思．资本论:第一卷[M].北京:人民出版社,2004.

[10]孟续铎．我国过度劳动问题研究述评[J].理论研究,2012(6):15-17.

[11]上畑鉄之丞．過労死[J].医学のあゆみ,1989,150(1):33.

[12]汤啸天．“过劳”现象与公民维权[J].检察风云,2006(20):30-31.

[13]唐和平．过劳使他们走上不归路[J].劳动保护,2001(1):6-8.

[14]王艾青．过度劳动及其就业挤出效应分析[J].华东理工大学学报,2006(4):38-42.

[15]王丹．北京地区企事业单位劳动者的过劳情况调查[J].中国人力资源开发,2010(9):38-40.

[16]吴日明．疲劳积累成过劳[N].健康报,2001-03-16(004).

[17]杨河清．实践科学发展观,高度关注过劳问题[J].中国工人,2010(10):4-5.

[18]杨婧,吴迪．日本学者“过劳”问题研究现状及其启示[J].中国人力资源开发,2013(15):96-101.

[19]张舒．我国劳动者过度劳动和劳动者闲置的成因与对策分析[D].北京:对外经济贸易大学,2006.

[20]Flora Stormer. The logic of contingent work and overwork[J].Relations Industriells, 2008,63(2):384.

[21]Golden L. Distinctions between overemployment, overwork, workaholism and heavy investments in work time[M].Harpaz and Snir Book, Heavy Work Investment, 2014.

[22]Iwasaki K, Takahashi M, Nakata A. Health problems due to long working hours in japan: Working hours, worker' compensation (Karoshi), and preventive masures[J].Industrial Health-Kawasaki, 2006,44(4):537.

[23]Kanai A. Karoshi (work to death) in Japan [J].Journal of Business Ethics, 2009,84(2):209-216.

[24]Lonnie Golden. A brief history of long work time and the contemporary sources of overwork[J].Journal of Business Ethics, 2009,84:217-227.

[25]Michael Bittman, James Mahmud Rice. The specter of overwork: an analysis of trends between 1974 and 1977 using australian time-use diaries[J].Labour & Industry, 2002,12(3):5-25.

员工应对组织隐性强制过度劳动的行动策略研究

刘贝妮[1] 杨河清[2]

（1. 北京工商大学商学院
2. 首都经济贸易大学劳动经济学院）

摘 要：隐性强制过度劳动是企业利用制度、规则或组织氛围等，引导员工自愿过度劳动，但其自愿背后仍然是企业的一种强制行为。本文以社会心理安全氛围（PSC）为切入点，运用扎根理论，对员工面临隐性强制过度劳动时采取的应对策略进行质性研究。研究结果表明，员工面临隐性强制过度劳动时采取的应对策略为调整后的EVLA模型，即"退出—发言—忠诚—默许"（EVLA）模型。高PSC组织中员工倾向采取积极的应对策略（如发言），使得组织隐性强制过劳行为有所缓解；低PSC组织中员工倾向采取中立或消极的应对策略（如默许、忠诚），使得组织隐性强制过劳行为持续存在甚至发展升级。最后针对组织营造高社会心理安全氛围提出了管理建议，为应对组织隐性强制过劳、推进企业健康组织的建设和治理提供了新思路。

关键词：隐性强制；过度劳动；社会心理安全氛围；扎根理论

一、问题的提出

改革开放以来，我国通过充分发挥自身资源禀赋和利用外部资本技术优势，实现经济长达30多年的年均近10%的高速增长，成为世界第二大经济体。未来很长一段时间内，劳动者身心可接受的合理范围内的过度劳动具有时代的必然性，这是中国经济高速发展的密码之一。但是，超过劳动者身心可接受范围的过度劳动会产生一系列负效应，不可持续。就劳动者个人层面而言，过度劳动会带来身体机能的下降、工作效率的低下、医疗保健费用的增加和生活品质的降低[1]；就企业层面而言，员工的过度劳动除了会引起组织整体生产效率的下降，从而给企业带来经济收益损失，还会导致一些消极的组织行为，降低组织绩效，如事故增多、缺勤增加和生产效率降低等[2]；就整个经济社会而言，从业人员的过度劳动会造成就业机会和就业岗位被挤占，从而造成一些具有劳动能力的人员失业[3]，也会因为工作时间对消费时间的挤占导致消费的挤出[4]，同时还会对国民经济造成损失。日本国立社会保障人口问题研究所2010年对"过劳自杀"和"过劳抑郁"造成的经济损失推算结果显示，1998—2009年日本GDP累计损失4兆7千亿日元，而到2020年累计损失将达到14兆8千亿日元[5]。

不同视角下的过度劳动有着不同的类型，从个人意愿上可以分为主动过劳和被动过劳。在主动过劳和被动过劳的中间地带，存在一种隐性强制型的过度劳动问题[6]，表现在一些企业利用低基本工资、高加班工资的薪酬制度，营造加班文化的组织氛围，驱使员工加班工作等。从表面上看，员工是自愿加班的，但这种自愿的实质仍然是企业的一种强制，这种强制

“隐藏”在管理者制定的各项制度中,因此可以称之为隐性强制过劳。这种隐性强制的过劳不但会给员工身体机能带来损害,更会给员工的心理健康带来负面影响。不论员工心理上是否接受这种组织制度,行动上为了自身利益的最大化都不得不遵守这种组织制度,因此,需要消耗一部分认知资源进行心理平衡的自我恢复。根据认知资源保留理论,认知资源的耗竭会给员工带来心理压力,影响员工的身心健康。

已有的研究成果已经初步对过度劳动的危害形成了一定共识,并且对其程度及带来的损失做了一定的定量分析,但是鲜有文献关注员工在面对隐性强制过劳时的应对策略,这中间有一个认知黑箱没有被打开,即究竟是什么影响着员工的行动策略。因此,本研究引入社会心理安全氛围(PSC),以此为研究视角,探究在员工应对隐性强制过劳时策略的选择,以及中观层面的“组织氛围”在影响隐性强制过劳发展路径过程中的作用,为应对组织隐性强制过劳、推进企业健康组织的建设和治理提供借鉴和参考。

二、社会心理安全氛围的内涵和维度

组织氛围表示员工对组织内相关政策、规程、实践价值的共同感知。社会心理安全氛围是组织氛围范畴下的新概念,最早由多拉德(Dollard)提出并发展[7]。尽管对社会心理安全氛围的内涵研究还不成熟,但已有的研究基本都将社会心理安全氛围定义为:组织成员关于“组织是否重视在工作过程中建立与心理健康及安全相关的组织政策、程序和行为实践”的共享感知。社会心理安全氛围的核心是基于管理者视角,强调组织高层管理者对员工心理健康目标的重视与承诺,以及对员工工作过程中心理健康与安全的态度、行为实践。多拉德(Dollard)等人的研究从理论推导和实证研究方面,对社会心理安全氛围主要维度、结构效度、区分效度等进行了验证,并具体阐述了社会心理安全氛围内涵的四个特征要素:第一,高层管理者支持并且承诺解决影响员工心理健康与安全的问题,反映了员工遭受心理健康风险情境下,高层管理者是否迅速反应并采取相关措施预防或制止员工心理压力和心理伤害情况的发生;第二,解决员工心理健康与安全的问题具有管理优先性与重要性,反映管理者在多目标情境尤其是多目标冲突情境下,对员工心理健康目标的承诺和重视程度;第三,组织和员工针对心理健康与安全问题的沟通机制畅通有效,既反映了组织自上而下与员工沟通交流和员工心理健康相关问题的程度,也反映了员工为削弱或减少工作中的心理健康障碍自下而上沟通的努力和贡献;第四,员工、管理者和工作组织等主体参与到心理健康与安全问题中来,识别并解决问题[8]。

国内学者关于社会心理安全氛围的研究较少,仅有的研究是:周帆、刘大伟通过文献回顾,对社会心理安全氛围理论建构、测量方法、效度验证及社会心理安全氛围在工作要求—资源模型中的作用机制等进行了系统梳理,在此基础上总结了工作要求—资源模型的理论贡献与管理启示[9]。

基于国内外文献的启发,可以归纳出社会心理安全氛围对隐性强制过劳行为的作用路径:

第一,社会心理安全氛围通过影响工作要求影响隐性强制过劳。隐性强制过劳通常与工作设计有关,工作设计不合理导致特定工作职位产生过高的工作负荷和工作要求,消耗员工精力、体力,由此可能导致巨大的工作压力,进而产生疲劳并带来其他心理健康问题。高社会心理安全氛围组织中,管理者会努力确保将员工工作负荷、工作要求等控制在一定限度内，避免员工因为承受过高的工作要求影响心理健康，进而缓解员工过度劳动的现象，对员工心理健康产生正向效应。

第二，如果组织有高社会心理安全氛围，员工有发声的渠道，有机会参与组织有关心理健康与安全的决策中，抑制隐性强制过度劳动的发生并降低其带来的伤害。基于此，本研究选取社会心理安全氛围作为研究视角，探究其在组织隐性强制过劳行为中的作用。

三、研究设计与数据来源

（一）研究方法

由于本研究旨在探究员工面临组织隐性强制过度劳动行为时的应对策略选择作用机制，以及对组织隐性强制过度劳动行为发展升级的影响路径，而目前国内并没有成熟的理论假设和相关研究，因此量化研究方法可行性较低。本文拟采取定性研究的方法，主要通过扎根理论方法，根据分析框架和理论发展选择相关受访对象，不断深化理论编码，筛选和归纳出与构建概念更为关联的范畴。

（二）研究设计

本研究分为三个阶段：

第一阶段为半结构化访谈，获得第一手资料。在访谈前，先将访谈提纲发至被访者，实际访谈时，根据不同访谈对象对问题进行灵活调整。

第二阶段为问卷调查，受访者在访谈结束后要完成一项社会心理安全氛围量表测试。选取 PSC-12 量表，包括 4 个维度 12 道题，问题样式是：在你的工作场所，上级管理者在纠正组织中可能会影响员工心理健康问题的行动是否迅速？采取李克特五点量表，1 表示非常不同意，5 表示非常同意。12 道题的得分总和最小是 12 分，最多是 60 分，41 分以上可以被界定为高 PSC 组织。

第三阶段采取理论抽样方法，通过焦点小组访谈对理论饱和度进行检验。

访谈提纲为：您觉得自己过劳吗？您如何理解组织隐性强制过劳行为？您所在的组织存在隐性强制过劳行为吗？您认为是什么原因导致的？您认为组织隐性强制过劳会带来哪些消极影响？您会采取什么样的方法应对组织隐性强制过劳行为？您认为这些应对方法奏效吗？您所在的组织如何应对隐性强制过劳行为？您所在的组织有相关措施和相应的程序来处理隐性强制过劳行为吗？

（三）资料收集

深度访谈每次 1 小时左右，焦点小组访谈共 3 组，每组 4 名，每次访谈 1 小时以上。经访谈对象同意后，在访谈过程中进行录音，并将所有声音信息整理为文字信息，形成访谈记录。本研究一共对 28 名不同职业的受访者进行了访谈（通过饱和度测试），受访者基本信息如表 1 所示。需要说明的是，28 名受访者所在的组织都存在隐性强制过劳行为，6 名受访者过去处在低社会心理安全氛围组织中，现在处于高社会心理安全氛围组织中，因此他们在不同组织中面对隐性强制过度劳动行为时选择了不同的应对策略。本研究将 6 名受访者过去的情况也纳入了分析框架中，因此分析案例一共有 34 个。

表 1　受访者基本信息统计

项目	类别	人数	百分比
性别	男	12	42.86%
	女	16	57.14%
年龄	均值:28 岁(方差 3.86。最小值:22 岁。最大值:34 岁)		
职业	技术人员	4	14.29%
	职能部门职员	6	21.42%
	科技机构研究人员	4	14.29%
	高校教师	14	50.00%

四、PSC 对组织隐性强制过度劳动行为的作用机制

(一)PSC 对隐性强制过度劳动行为应对策略的选择机制探究

借鉴组织行为学中员工面对工作不满时的应对策略——EVLN 模型,本研究中受访者所体现出的总体战略,如退出、发言、忠诚都和 EVLN 行为模型相似,但是第四个原始类别(即忽视)没有被受访者应用到隐性强制过度劳动行为的应对策略中,取而代之的是默许,如表 2 所示。在 EVLN 模型中,忽视的内涵为员工怠慢和轻视、对工作不作为、消极怠工等,本研究中的受访者用默许代替了忽视,但默许和忠诚之间也有所区别。对组织忠诚表现为支持组织、顺从组织并且对组织解决问题抱有建设性的期望;默许则包含了对隐性强制过度劳动行为的容忍和顺从,但是对组织解决问题并没有任何期望。受访者表示,他们在遭遇隐性强制过度劳动行为的时候没有离开组织并不是因为忠诚于组织,而是一种具有复杂情绪的默许,可能是觉得需要一定的适应期、担心失去工作、害怕对绩效考核产生不利影响、为自身利益最大化考虑等。因此,尽管受访者在短期内接受了隐性强制过度劳动行为,但这并不是因为他们忠诚于组织,只是一种顺从或者屈服的表现。

表 2　应对策略的开放性译码范畴化

主范畴(应对策略)	范畴化(特征)	原始语句摘录
退出行为(Exit)	辞职 离开	我来单位三年了,本来我的积极性挺高的,但公司业绩要求越来越高,绩效奖金占比也越来越高,无形中增加了工作负荷,我实在觉得身心都接受不了,于是辞职了(P2-40) 我原来在技术开发部门,工作很有挑战性,整个部门的人每天都比着加班,开始时我乐在其中,觉得部门特别有活力,工作也有干劲儿,但后来我身体严重透支,肩膀疼、眼睛疼,于是我申请换到了职能部门(P4-48)
发言行为(Voice)	和同事讨论 向领导反映	因为加班工资很高,还能报销餐费,因此大家没什么其他事儿都加班,领导也很欣赏这种工作方式,但我会和领导说明实际情况,这种制度需要完善(P3-52) 我们基本工资很低,都是走课题费用。我会多申请课题来做,加入不同课题组。没什么上下班概念,一天都在写报告,身心俱疲,有时会和几个走得近的同事抱怨这些情况,也会和领导交流看法,但大家都这样,因为不做课题工资太低(P1-32)

续表

主范畴（应对策略）	范畴化（特征）	原始语句摘录
忠诚行为（Loyalty）	支持管理者的做法认同现状	说实话，我认为能者多劳无可厚非。我目前单身，下班回家也没意思，我挺愿意加班，还能多赚钱，这种制度符合市场规律。虽然有时候有点累，但身体还能吃得消，而且我可以选择休息几天缓一缓（P7-29） 教师这个职业就是要教书育人，同时不断更新自己的知识，给自己充电。我觉得就算不给课时费，不给课题奖励，这些也是一名教师的职业本分，况且还有奖励。但说实话挺累的，压力大（P10-48） 我不能说是支持这种加班制度，但是我觉得比不给加班工资然后给特别大的绩效压力，让你不得不无偿加班或者在家办公好得多（P14-31） 我们组的工作压力挺大的，尤其是新游戏开发上线后，各种后台维护、数据追踪都需要跟进，心理压力挺大，但挺开心的，自己开发的游戏就像自己的孩子一样，加班加点也想保护它，让它呈现最好的状态（P19-37）
默许行为（Acquiescence）	默许这种制度出于个人利益容忍或顺从	领导对我寄予很大的期望，就像是一种无形的力量督促我自己，使自己做得更好一些，更努力一些（P23-41） 我们部门提倡加班。所谓的企业文化，就是比学赶超。大家下班都不走，订外卖吃完继续写代码。我有时候不想加班，但看到这种情况也不得不留下（P18-32） 加班有钱赚，而且我们的基本工资比较低，所以只有多加班才能把工资拉上去（P16-43）

注：PXX-CC 表示第××名受访者访谈记录中第 CC 句原始语句。下同。

基于受访者应对隐性强制过度劳动行为时的重建过程，可以得到受访者在不同水平社会心理安全氛围组织中的不同应对策略模型，一共有八种应对策略顺序，即八种行为模型。高 PSC 组织中的受访者的行为模型有两种：L-V（n=4），A-V（n=4）。低 PSC 组织中的受访者的行为模型有六种：L-V-A（n=6），L-A-V（n=6），L-V-A-E（n=5），L-A-V-E（n=4），A-L-V（n=3），A-L-V-E（n=2）。在高 PSC 组织中遭遇了隐性强制过劳行为，首要采取的策略往往是发言，向组织提出意见，原因是他们知道组织会支持他们，并且关心他们的心理健康状况。他们相信管理者会帮助他们解决隐性强制过度劳动行为的问题，比如：如果隐性强制过度劳动行为在我身上发生了，我的第一个想法就是向我的领导求助（P12-32）。领导会询问我的情况，并且会观察其他同事是否有同样的感受，把这个问题提上日程，我知道也能感觉到，我的领导愿意帮助和支持我（P23-42）。为了概念化低 PSC 组织的员工的行为模型，研究发现有两种应对策略的选择顺序出现得最频繁，分别是 L-V-A（忠诚—发言—默许）和 L-A-V（忠诚—默许—发言），每一种行为模型都有 6 名受访者应用。我们研究中的所有受访者开始的时候都采取积极的应对策略（即忠诚），应对隐性强制过度劳动行为情况。但当隐性强制过度劳动行为累积到一定的临界点时，受访者的应对策略就会进行调整。调整有两个方面：一是继续采取积极的有建设性的行动，即发言，向组织的领导反映情况并促其改变；二是从积极行为转为消极行为，即默许，最后如果情况没有发生改变，则选择发言。这里有个发现，没有受访者在忠诚应对策略之后直接选择退出，退出应对策略都是从发言或默许演变而来。所有的受访者都首先选择向组织发言以求建设性地解决问题，如果他们失败了，会选择离开组织。

也有一些受访者在向组织反映情况之后成功地解决了问题,所以他们选择继续留在组织中。一个受访者说道:“我所在的部门虽然不鼓励加班,但是领导会变相地让我们加班。比如,在临下班的时候,或者是周五布置一些工作,要求反馈的时间还特别紧,只能将工作带回家或者加班处理,时间长了我觉得自己的工作效率很低,心情也很压抑,压力很大。因此,我向领导说明了情况,他表示理解并且愿意合理安排工作任务,只有迫不得已的时候才这样布置工作。在了解到这也是领导的上级施加给他的工作任务后,我也表示非常理解我的领导,因此工作起来心理负担也没有那么重了。”(P26-54)另一位受访者说:“我们领导以前倡导加班文化,在我向他反映了情况之后,他变得更爱健身,经常带领全队人员一起跑步,积极地解决问题,并且时常还会询问我最近的情况。”(P23-27)

(二)社会心理安全氛围对隐性强制过度劳动行为发展升级的影响路径探究

本研究依据社会心理安全氛围的高低,识别出三个不同的组织隐性强制过度劳动行为发展升级的路径。路径1表示在高社会心理安全氛围组织中隐性强制过度劳动行为升级的过程,路径2和路径3表示在低社会心理安全氛围组织中发现的情况。不同社会心理安全氛围组织中隐性强制过度劳动行为发展升级过程的原始语句摘录见表3。

表3 隐性强制过劳行为发展路径的开放性译码范畴化

主范畴(发展路径)	范畴化(特征)	原始语句摘录
高PSC组织		
路径1(n=8)	员工向组织反映情况;管理者了解情况、听取建议、采取措施;隐性强制过度劳动行为得到抑制并缓解	当企业的加班文化使我们身心俱疲的时候,我们会向管理者反映情况(P2-21) 我的领导会主动和我们讨论部门现行的一些制度,探讨其合理性。如果不合理会迅速提供积极有效的解决办法(P14-32) 薪酬制度在制定的时候会进行公示,每个人都有提出意见的权利。我觉得管理者还是会主动了解情况,毕竟人力资源是企业的根本资源,管理者有以人为本的精神,充分尊重我们(P22-42)
低PSC组织		
路径2(n=12)	隐性强制过度劳动行为持续	我认为企业的规则是要遵守的,进入组织就意味着接受这些。我也没想过要改变什么,我主要考虑怎么样提高自己的收入。目前这样的状况也能接受(P16-29) 我从来没想过与领导谈判,我觉得自己没有这份力量,工作做不完只能自己加班加点努力(P19-19) 评职称需要论文、课题的支持,新来的年轻老师都特别优秀,这些既是无形的压力,也是前进的动力。我就督促自己,评上职称就好了。当然后来的老师面临的压力更大,因为条件越来越苛刻,大家也越来越优秀(P25-43)
路径3(n=14)	隐性强制过劳行为持续、升级和缓解三种状态交替进行	我觉得组织中隐性强制过劳行为是持续、升级、缓解三种状态交替进行的,这与任务周期和时间节点有关,甚至也与领导风格有关(P4-37)

五、缓解组织隐性强制过度劳动行为的管理建议

本文通过质性研究发现员工在面对组织隐性强制过度劳动行为时，组织 PSC 将会影响其应对策略。既然高 PSC 可以缓解组织隐性强制过度劳动行为的现象，为了缓解员工遭遇隐性强制过度劳动行为的压力和困境，组织的管理者就应该给予必要的管理政策支持，以期营造高 PSC 组织氛围，减少员工应对组织隐性强制过度劳动行为的压力，提升员工工作满意度，提高工作效率，缓解身心压力，减少过度劳动等情况的发生。

第一，管理者支持并且承诺帮助解决组织隐性强制过度劳动行为。管理者要向员工传递一种"组织重视你们的心理健康与安全"的信号，并且制定清晰的指导方针，明确什么样的行为是可以接受的、什么样的行为是不可以接受；同时，加强组织健康管理，在员工遭遇隐性强制过度劳动行为的时候能够快速采取相关措施，干预和制止员工心理压力和伤害情况的发生。此外，对于隐性强制过度劳动行为的实施者，要进行一定程度的批评、教育甚至惩罚，营造健康良好的组织氛围。

第二，管理者对组织隐性强制过度劳动行为等问题的管理目标具有重要性和优先级。管理者在管理目标冲突的情况下，需要有意识地提高对员工心理健康与安全问题的管理目标的重视程度，颁布相关的组织内部政策、制度、预防措施、执行程序等，确立清晰的岗位职责和工作职责，创造良好的工作条件和工作环境，关注并持续改善员工心理健康与安全。管理者、工会组织和员工等各主体，都要参与和工作相关的隐性强制过度劳动行为的识别、解决和预防过程中来，形成组织内部有效的问题识别机制和解决机制。

第三，管理者针对隐性强制过劳行为建立畅通的沟通机制。针对组织隐性强制过劳行为，企业人力资源部门主管劳动关系的领导应帮助搭建组织管理者和员工之间畅通有效的沟通机制，提高管理者自上而下与员工沟通交流的有效程度，以及员工自下而上与组织沟通的畅通程度。鼓励员工积极反映问题，并且建立相应的保护机制以切实保障反映问题的员工的利益。在组织中营造高层领导重视员工心理健康的包围并达成共同感知。

参考文献

[1]杨河清，郭晓宏．欧美和日本员工过劳问题研究述评[J].中国人力资源开发，2009(2)：21-27.

[2]张春雨，张进辅，张苹平，等．员工过劳现象的形成机制与管理方法——立足工作要求—资源模型的分析[J].中国人力资源开发，2010(9)：30-33.

[3]王艾青．过度劳动及其就业挤出效应分析[J].当代经济研究，2007(1)：45-48.

[4]李小好．过度劳动的经济学思考[J].市场论坛，2007(8)：93-94.

[5]杨河清，王欣．过劳问题研究的路径与动向[J].经济学动态，2015(8)：152-160.

[6]孟续铎，潘泰萍．外资代工模式的"隐性强制"劳动问题研究——以 A 代工企业为例[J].中国劳动关系学院学报，2015，29(3)：15-18.

[7]Dollard M F, Bakker A B. Psychosocial safety climate as a precursor to conducive work environments, psychological health problems, and employee engagement [J]. Journal of Occupational and Organizational Psychology, 2010，32(3)：579-599.

[8] Dollard M F, McTernan W. Psychosocial safety climate: a multilevel theory of work stress in health and community service sector[J].Epidemiology and Psychiatric Science, 2011,78(4):1-7.

[9]周帆,刘大伟. 工作要求—资源模型新视角——基于心理社会安全氛围的分析[J].心理科学进展,2012,21(3):539-547.

工作场所出勤主义生产率减损测量研究的述评

侯文静　詹　婧　李晓曼

（首都经济贸易大学劳动经济学院）

摘　要：出勤主义是指工作场所员工带病工作的行为。这种行为不仅会影响员工个人的身心健康，也会造成企业生产率的减损。测量出勤主义生产率的减损后果是出勤主义研究的重点和难点。通过对20世纪90年代至今的国外文献进行回顾与梳理，在对出勤主义测量工具开发动机和整体情况进行总结的基础上，重点分析现有工具在测量出勤主义的生产率减损后果时采用的不同方法，减损结果可否量化为具体的生产率减损数值，相关生产率减损的货币转化三个问题。最后，针对出勤主义生产率减损测量研究的局限性，对未来研究进行了展望。

关键词：出勤主义；测量工具；生产率减损；货币转化

出勤主义（presenteeism）是指工作场所员工带病工作的行为[1~4]。欧美学者从20世纪90年代起，将出勤主义作为一个专门议题进行研究。越来越多的实证研究表明，出勤主义在很多工作场所普遍存在，这种行为会导致企业生产率下降，从而给企业和社会带来经济损失。斯图尔特（Stewart）等研究发现，出勤主义每年给美国造成的经济损失超过1 500亿美元[5]；英国的一项研究也显示，仅心理健康问题引起的出勤主义给英国带来的损失约为每年151亿英镑，是因病缺勤所致损失的1.5倍[6]。类似的研究结论引起了更多学者、企业以及政府对出勤主义的关注和兴趣，近些年，关于出勤主义的研究数量也在明显增多。

在出勤主义研究领域中，研究的重点和难点问题就是对出勤主义造成的生产率减损的测量，大多数出勤主义文献都会涉及这个问题[7~8]。毕竟，准确测量出勤主义所致后果，是企业决策是否需要应对员工出勤主义的重要前提。为此，欧美学者开发了多种工具和方法测量出勤主义导致的生产率减损，并尝试将测量出的生产率减损数据进行货币转化，即用具体的货币金额体现经济损失。本文通过回顾出勤主义测量研究相关文献，首先对现有测量工具进行梳理和归纳，之后介绍这些工具在测量出勤主义所致生产率减损后果时采用的不同方法，以及测量结果可否量化为具体的生产率减损数值，并讨论生产率减损货币转化的不同方法。

一、出勤主义生产率减损的测量工具

测量出勤主义对企业生产率的影响要比测量因病缺勤相关影响难度大得多。员工在因病缺勤时，个人生产率为零；而员工在带病工作时，其生产率可能介于零和100%生产率之间。作为出勤主义早期研究之一，伯顿（Burton）等在测量话务中心员工的出勤主义对生产率的影响时，通过采集员工的客观生产率数据（通话数量）和健康风险评估（health risk appraisal）数据，对比分析两类数据，从而估算得出员工出勤主义造成的生产率减损[9]。然而,对于其他类型的工作,特别是知识型工作,很难直接获取到客观生产率数据,因此,需要更为普适的测量工具来满足对各种职业或工作类型的测量需求[10~11]。

目前,国外学者已经开发出了20余种出勤主义测量工具,表1中列举了10个常用的工具。这些测量工具主要采取自陈式方法(self-report method),即通过回答设定的问题,被调查者自己报告他们的健康信息,并自我评估健康状况对其工作生产率的影响。工作受限问卷[12](Lerner et al. ,2001)和健康与工作表现问卷[13]被认为是目前应用最广泛、效度和信度最好的两个工具[14]。其中,工作受限问卷包含25个问题,从时间管理、生理活动、心理/人际交往、整体工作产出四个维度,测量疾病对被调查者工作能力的影响[15]。健康与工作表现问卷包含55个问题,既考察出勤主义也考察因病缺勤情况,主要询问被调查者过去4周整体工作经历,评估健康对生产率的影响。这两种工具因为不受疾病类型限制,被广泛应用于多种类型的工作环境,问卷中收集的信息也可以量化为生产率减损比率,并计算得出对应的经济损失金额。

表1 国外常用出勤主义测量工具汇总

测量工具名称	英文名称	问题条目	健康描述	回忆周期	是否测量缺勤	测量方法应用*	生产率减损量化说明	可否货币转化
工作受限问卷	Work Limitations Questionnaire	25	总体状况	2周	否	1	不明确	可以
健康与工作表现问卷	Health and Work Performance Questionnaire	55	总体状况	4周	是	1/2/3	明确	可以
斯坦福出勤量表[16]	Stanford Presenteeism Scales	6	总体状况	4周	否	1	无	否
工作效率和活动受损问卷[17]	Work Productivity and Activity Impairment Questionnaire	6	总体状况	1周	是	1/3	明确	可以
工作与健康调查问卷[18]	Work and Heath Interview	46	总体状况	2周	是	1	无	可以
工作效率快速调查问卷[19]	Work Productivity Short Inventory	22	多类疾病	2/12/52周	是	3	明确	可以
健康和劳动问卷[20]	Health and Labor Questionnaire	23	总体状况	2周	是	1/2/3	明确	可以
恩迪科特工作生产率量表[21]	Endicott Work Productivity Scale	25	精神/心理疾病	1周	是	1	无	否
健康与工作问卷[22]	Health and Work Questionnaire	24	总体状况	1周	否	1/2	无	否
奥斯特豪斯技术[23]	Osterhaus Technique	12	偏头疼	4周	是	2	明确	可以

资料来源:作者根据相关文献整理。

注:*1代表"评估工作表现的绝对变化";2代表"评估工作表现的相对变化";3代表"评估无效工作时间"。对测量方法的解释详见本文第二部分"(一)出勤主义生产率减损的测量方法"。

从积极的一面看,现有的20余种自我报告式测量工具初步实现了对各类职业或工作类型中出勤主义生产率减损的测量。尽管其中有一些工具(如恩迪科特工作生产率量表、奥斯特豪斯技术等)仅适用于特定疾病,但大多数测量工具可以广泛地应用于各类工作场所和情景。此外,绝大多数工具进行了效度的自测,少量工具如工作受限问卷、工作与健康调查问卷、健康与工作表现问卷,还将测量结果与客观生产率指标(例如,话务中心通话数量)进行了对比,进一步验证了其效度[24]。

然而,现有的测量工具也各有其局限性。有的测量工具计分方法不够透明,如工作受限问卷;有的测量工具问题条目多且较复杂,如健康与工作表现问卷;有的工具其测量结果难以量化,如斯坦福出勤量表等。更值得注意的是,目前这些测量工具的开发均自成体系,没有统一的标准。因此,它们之间存在着多方面的差异,致使应用不同工具测量得出的结果难以进行比较[25~26]。这些差异具体表现在回忆周期、度量标准、生产率减损测量的维度和测量方法等方面。

第一,各测量工具的回忆周期长短不一。有的测量工具让被调查者回忆较短时间内的情况,如1周、2周、4周;有的测量工具则使用3个月、1年等较长的回忆周期。布鲁克斯(Brooks)等提出,回忆周期长短的设定需要很好地平衡,若周期太长,会增加收集信息的误差;若太短,则会增加偶然性因素的影响。然而,究竟多长的回忆周期更为科学,学者们仍未形成一致意见[27]。勒纳(Lerner)等认为,将回忆周期设定为两周可以最大限度地保证出勤主义测量数据的准确性;柯林斯(Collins)等则认为,4周回忆周期测量出的数据能够体现出勤主义对生产率的一般影响,因此将测量出的4周生产率减损进行了全年度的转化计算[27];而库普曼(Koopman)等则认为,出勤主义对生产率的影响在不同时间是不同的,不具有稳定性,因此他们在开发斯坦福出勤量表时没有进行重复信度(test-retest reliability)检验[6]。

第二,各测量工具使用的度量标准不一致。比如,斯坦福出勤量表使用的是李克特5级赋值度量,让被调查者评估在多大程度上同意问卷中的表述(比如,其中一个问题是“我自身的健康问题使我不能从工作中得到乐趣”),可选择的答案分别是:完全不同意,不同意,不确定,同意,完全同意[17];而工作效率和活动受损问卷则采用“0~10”等级让被调查者评估疾病对生产率的影响程度,“0”表示完全没有影响到,“10”表示影响极大[17]。

第三,不同工具在测量生产率减损的维度方面也存在差异。有些工具采用单一维度,笼统询问疾病对其工作的影响,如工作效率快速调查问卷询问被调查者疾病造成的无效工作时间是多少[19];而有的测量工具则是多维度考察疾病对不同类型工作活动的影响,如工作受限问卷让被调查者分别评估疾病在抬举重物、设备操作、人际交流等方面的影响[12]。

第四,这些测量工具在测量方法的应用,以及将生产率减损测量结果进行货币转化方面也存在差异,本文将在第二、第三部分重点介绍。这些差异的存在很可能会影响测量的结果。事实上,已有少量研究尝试比较了不同测量工具对同一样本的测量结果。例如,奥兹明科夫斯基(Ozminkowski)等应用两种测量工具对同一样本的出勤主义生产率减损进行了测量[28~29],唐(Tang)等应用四种工具测量了同一样本的出勤主义生产率减损,均发现不同测量工具所测结果确实存在较明显的差异[30]。测量工具开发标准的不一致,导致测量结果的不一致,不利于开展不同研究间同类数据的对比分析,在一定程度上延缓了出勤主义领域研究的发展。因此,探究科学、统一的测量工具开发标准是出勤主义测量研究中亟待解决的问题。

二、出勤主义生产率减损的测量方法与测量结果的量化

不同的测量工具在测量出勤主义的生产率减损后果时采用了不同的方法,本部分将对这些方法进行归类分析。此外,有的测量工具所测结果可以通过一定计算量化为具体的生产率减损数值,本文将这一过程称为“出勤主义生产率减损的量化”,并就现有测量工具所测结果量化情况进行归纳。

(一)出勤主义生产率减损的测量方法

尽管现有测量工具均是通过被调查者自己评价健康状况对自身工作表现的影响,从而测量出勤主义对个人及企业生产率的影响,但不同测量工具采用的测量方法不同,所设置的问题也不同。这些测量方法大体可分为三类[31]:评估工作表现的绝对变化、评估工作表现的相对变化、评估无效工作时间。现有测量工具应用了其中一类或多类方法的结合(常用测量工具所应用的方法详见表1“测量方法应用”一栏)。

1. 评估工作表现的绝对变化

评估工作表现的绝对变化是测量出勤主义对生产率影响最常使用的方法。这种方法是直接询问被调查者的健康状况在多大程度上影响了他们的正常工作表现。例如,斯坦福出勤量表中一个问题是“我自身的健康问题使我不能从工作中得到乐趣”,被调查者选择在多大程度上同意这种说法,从“完全不同意”到“完全同意”,相应表示出勤主义对生产率的影响程度从“没有影响”到“影响极大”[16]。除此之外,采用这种方法的测量工具还包括健康与工作表现问卷、工作与健康调查问卷、工作受限问卷、工作效率和活动受损问卷等。通常这种测量方法中涉及的问题最容易理解,被调查者在答题过程中无须进行推导和计算,可以快速作答。

2. 评估工作表现的相对变化

评估工作表现的相对变化是让被调查者与类似岗位同事的工作表现做对比,或与自身正常工作表现对比,从而评估疾病对其工作表现的影响,奥斯特豪斯技术、健康与工作表现问卷等采用了这种方法。例如健康与工作表现问卷中让被调查者评估“与您类似岗位的大多数员工正常的工作表现水平”,“在过去一两年,您正常的工作表现水平”,“在过去4周,您总体工作表现水平”等,被调查者从“0~10”等级选择,“0”为最差工作表现,“10”为最优工作表现[13]。与第一种方法“评估工作表现的绝对变化”相比,这种方法为被调查者提供了一个可对比参照的标准,一定程度上帮助被调查者作出更为客观的判断。

3. 评估无效工作时间

评估无效工作时间在目前测量工具中应用最少。它是通过设定的问题帮助被调查者评估在岗期间,由于受到疾病影响没有投入工作的时间。例如,健康和劳动问卷将出勤主义造成的无效工作时间界定为需要补偿健康问题所致生产率减损的额外工作时间,直接询问被调查者“为了弥补过去两周内因健康问题而未完成的工作任务,您需要额外付出多少小时(不包括因病缺勤损失的小时数)”,被调查者回答的小时数即是出勤主义导致的“无效工作时间”[32]。此外,工作效率快速调查问卷也采用了这类方法,问卷直接询问被调查者在回忆周期内疾病造成的无效工作时间是多少小时[19]。应用这类方法可以直接获取“无效工作时间”数据,从而更容易将生产率减损进行货币转化。然而,员工对无效工作时间评估的准确度尚未得到验证。

（二）出勤主义生产率减损的量化

通过应用以上方法，测量工具可以收集到出勤主义对生产率影响的相关信息。其中有些测量工具获取的信息可以被量化为具体的生产率减损数值（见表1中“生产率减损量化说明”一栏），一般表示为“生产率减损比率”或“无效工作时间”。

从前面测量方法的介绍中可以看出，采用第三类方法“评估无效工作时间”的测量工具，可以从问题答案中直接得到量化的生产率减损数值“无效工作时间”。采用“评估工作表现的绝对变化”和“评估工作表现的相对变化”方法的测量工具，通常需要对所获取信息进行一定计算，量化为“生产率减损比率”，然后结合实际工作时长，计算“无效工作时间”。以工作效率和活动受损问卷[17]为例，从问卷中可以直接获取的信息是“A. 过去七天实际工作的小时数”和“B. 过去七天，自身健康问题对工作效率的影响程度”（分为“0~10”等级，“0”表示影响极小，“10”表示影响极大），由此可计算出“生产率减损比率（%）P＝B/10×100%”，以及“无效工作时间（小时数/周）T＝P×A”。

评估工作表现的绝对变化、评估工作表现的相对变化和评估无效工作时间三类测量方法各有利弊，学者们对“最优方法”尚未形成统一意见。尽管测量目标均是“生产率”，但由于应用的方法不同，不同测量工具所测量的生产率“内容”也不同。此外，虽然很多实证研究借助测量工具，计算出了企业的年度生产率减损数值，但这些数值基本都是依赖较短回忆周期（2周或4周）数据延伸推算出的。布鲁克斯等对得出的年度生产率减损数值的准确度提出了质疑，认为这种推算方法可能对某些疾病类型相关的出勤主义不适用，尤其是急性的、季节性的疾病。

三、出勤主义生产率减损的货币转化

在借助测量工具得到出勤主义导致的生产率减损比率或无效工作时间后，很多学者试图进一步用货币金额来表示这种经济损失，即“出勤主义生产率减损的货币转化”。在进行货币转化时，学者们基于不同的理论基础和前提假设开发出了多种方法。这些方法可以分为三大类。

第一，人力资本法。用出勤主义导致的无效工作天数（或小时数）乘以员工每天（或每小时）薪酬计算生产率减损货币金额，即“无效工作时间×单位薪酬”。这种方法最初是用来测算缺勤带来的损失，之后被延伸用于测量出勤主义带来的损失[33]。因为计算方便且有一定的经济学理论支撑，人力资本法成为目前应用最广泛的方法。但这种方法也有自身的缺陷，它孤立地看待疾病对员工个人工作表现的影响，没有考虑该员工工作表现的变化对其他同事或所在团队的整体影响[30]。事实上，某个员工个人的生产率下降，有可能会被同事弥补，这种情况下采用人力资本法测算出的损失大于实际损失；而一个人的生产率下降也有可能会拖累整个团队，在这种情况下人力资本法算出的损失又低估了实际损失。

第二，团队生产法。这种方法最初由康奈尔大学的尼科尔森（Nicholson）教授等于2006年研究提出，是在人力资本法基础上，增加考虑了员工间工作的关联性，并用不同的“薪酬系数”体现关联性的强弱，用公式表示为：“无效工作时间×单位薪酬×薪酬系数”。尼科尔森等开发出适用于35类工作的薪酬系数，不同系数的设定主要考虑三方面因素：员工的可替代性、团队协作依赖度、工作的时间敏感性[34]。简单的、相对独立的工作，如快餐制作，其薪酬系数设置为1，也就是认为从事这类工作的员工给企业带来的生产率损失等于个人实际薪酬;而对于更复杂的、需要团队配合的工作,如建筑工程师,其薪酬系数大于1,即从事这类工作的员工生产率下降给企业带来的损失大于个人实际薪酬[23]。然而,现实中的工作类型远不止35类,所以这种方法面临的很大挑战是要不断地开发适应不同工作类型的薪酬系数。此外,目前的薪酬系数还缺乏对企业因素的考虑,即使从事同一类型工作的员工,其个体工作表现对于不同类型企业的影响也不同。例如,一家商贸企业的财务分析师和一家财务咨询公司的财务分析师,其工作缺位对两家企业的影响是不同的,前者影响可能更大,后者更容易找到其他员工补位,从而降低影响。

第三,企业自评法。这种方法很大程度上是依赖管理者来评估出勤主义带来的经济损失。基本思路是让管理者估算应对出勤主义生产率减损所采取措施的花费,该花费金额便是出勤主义带来的经济损失[35]。在使用这种方法时,既可以将测量工具获得的生产率减损数值提供给管理者,由管理者根据这一数值评估应对措施的花费;也可以引导管理者根据平时观察和觉知到的生产率变化,直接评估应对措施的花费[7]。这种方法对管理者的要求比较高,管理者的理解程度会影响到结果的准确性。

总体来看,现有的货币转化方法遵循了两类思路:一是基于人力资本理论,根据测量得出的工作时间损失和员工薪酬计算得出经济损失,人力资本法、团队生产法遵循这类思路;二是将出勤主义生产率减损货币金额等同于用以弥补这种减损所采取的解决措施的花费,并由管理者来估算花费,企业自评法属于此类思路。不同的思路以及在不同思路指导下的货币转化方法都有其优势和局限性(见表2),因此需要根据不同的情况和条件,选择最适合的方法。

表2 出勤主义生产率减损货币转化方法的优势与局限性

方法	优势	局限性
人力资本法	计算方便;有一定的经济学理论支撑	没有考虑员工间工作的关联性
团队生产法	有一定的经济学理论支撑;考虑了员工间工作的关联性	薪酬系数开发数量多、难度大;没有考虑企业因素的影响
企业自评法	无须采集员工个体数据;弥补措施的花费易于量化	过多依赖于管理者主观理解和判断

资料来源:作者根据相关文献整理。

此外,随着信息技术的发展,美国多家机构开发出了多种出勤主义生产率减损在线评估工具[36~37]。使用者只需要输入本企业基本数据,评估工具会基于政府、研究机构等以往调查数据,估算得到出勤主义相关经济损失金额。部分工具的评估原理是公开的,如美国的综合效益研究所(Integrated Benefits Institute)开发的“健康和生产率计算器”。该计算器基于前期使用健康与工作表现问卷在美国多行业开展的调研数据,结合企业自行录入的基础数据(所属行业、员工人数、性别比例、年龄段比例、职业类型比例等),通过应用团队生产法,估算出该企业出勤主义所致的经济损失。通过应用在线测量工具,企业可以快速评估出勤主义生产率减损比率和经济损失金额。然而,由于这些工具大多是依据美国调查数据进行估算的,因此也仅适用于美国本地企业。

尽管学者们普遍认为出勤主义会给企业带来经济损失,并且探索开发了多种将出勤主义生产率减损进行货币转化的方法,但目前还没有一种货币转化方法的有效性得到明确验证。薪酬法虽然存在不足,但在没有更好方法的情况下仍是学者们最普遍的选择。此外,货币转化方法本身的局限性固然会影响经济损失估算结果的准确性,但如果前期测量工具获取的生产率信息不准确,或者在对信息进行生产率减损量化时存在问题,也同样会导致经济损失估算误差。

四、总结与展望

出勤主义的研究始于 20 世纪 90 年代,发展至今仍是一个相对新兴的研究领域。现有出勤主义文献主要来自欧美国家,中国相关研究极少。出勤主义研究的重点和难点是测量出勤主义导致的生产率减损,大多数出勤主义文献都会涉及这个问题。然而,由于出勤主义本身具有隐性特征,且疾病对生产率的作用也是复杂的,受到个体特征、工作类型、所属行业等多种因素的影响,出勤主义测量研究面临很大挑战。在过去的 20 多年里,欧美学者开发了 20 余种测量工具,借助这些测量工具,出勤主义对企业生产率隐性的、间接的影响得以量化,可以表示为生产率减损比率或无效工作时间。在此基础上,学者们尝试对生产率减损进行货币转化,计算出勤主义带给企业的经济损失,帮助企业管理者、政府等相关利益体更直观地认识出勤主义的消极影响,促使他们更多关注员工健康。然而,由于研究历史较短,现有出勤主义生产率减损的测量研究在很多方面仍存在局限性,本文建议未来研究重点关注以下几点:

第一,出勤主义的概念需要统一。出勤主义测量工具和测量方法的开发建立在对出勤主义概念准确界定的基础上,不同的界定会影响到问卷的设计和结果的计算思路。由于出勤主义研究历史较短,国内外学者对于出勤主义的界定尚未达成一致。国外学者虽然均使用了“presenteeism”一词,但由于界定不同,研究的内容就有差异;相应的,国内学者由于观点不同,使用了诸如“出勤主义”“勉强出勤”“隐性缺勤”“健康相关工作效率低下”等多种翻译,容易造成理解上的混乱。

第二,测量工具的信效度需要进一步验证。尽管现有测量工具经过了一定的信效度验证,但由于该领域研究历史很短,从研究数量上看仍极为缺乏,研究的质量也参差不齐,尤其缺乏测量结果与客观生产率数据的对比研究。因此,从现阶段看,仍需要大量的高质量的实证研究对现有测量工具进行信效度的检验。笔者建议,可以先从工作易于量化的人群入手,应用现有测量工具进行实证研究,对比测量工具所得数据与其他途径获取的客观生产率数据,以更好地验证测量工具的信效度。

第三,测量工具的开发和完善需要设定统一的标准。正如前文所言,现有测量工具的开发没有统一的标准,因此在很多方面存在差异,致使不同工具的测量结果难以进行比较,限制了出勤主义测量研究的发展。因此,有必要研究制定统一的测量标准。并且,测量标准的研究应该优先于“生产率减损的量化”和“货币转化”方面的研究。毕竟,如果“标准”不科学,就会导致所得信息不准确。在这种情况下,采用任何“量化”和“货币转化”方法对这些信息进行加工所得数据也都是不准确的。在研究测量标准时,建议首先列出测量出勤主义生产率减损时涉及的核心问题,如回忆周期、度量标准、生产率测量维度、测量方法等。然后,针对这些核心问题分类逐个研究,确定每个问题的测量标准,最终形成完整的标准体系。依据统一的测量标准,再进行新测量工具的开发,或者完善已有测量工具。

第四,完善生产率减损的量化和货币转化方法。现有的出勤主义实证研究在计算生产率减损经济损失时,大多数是通过计算无效工作时间,然后应用薪酬法得出损失金额。然而这种普遍的做法也存在多方面的争议。例如,根据短周期(如2周、4周)的回忆数据推算得出一整年的无效工作时间是否合适?是否所有类型工作中的出勤主义后果都能够转化为货币金额?将无效工作时间中的生产率计为零是否合适?将薪酬作为生产率单位损失金额是否合适?这些争议和疑问都需要在未来研究中逐个解决。

第五,加强中国本土研究。中国关于出勤主义测量研究的文献极少,仅有一些学者对国外个别测量工具进行了汉化和较小样本量的实证检验,如赵芳等对斯坦福出勤量表进行了汉化和检验[38],董小方等对工作受限问卷进行了汉化和检验[39]。尚未有本土研制的测量工具。可以说,中国对于出勤主义生产率减损测量的研究仍处于起步阶段。在这一阶段,笔者并不建议国内研究将重点放在新测量工具的开发上,而是建议先从三方面入手:一是全面梳理国内外对"出勤主义"概念的界定,提出科学的定义,为中国出勤主义测量研究奠定良好的基础。二是应用国外比较成熟的测量工具,扩大在中国的实证研究,检验这些测量工具在中国的适用性,也为这些工具的信效度验证积累数据。同时,实证研究数据的获取可以更清晰地展示中国出勤主义现状,吸引更多学者、政策制定者等相关利益主体对该领域的关注,以促进该领域的发展。三是开展测量标准的研究。选取测量标准中某一核心问题,如回忆周期的科学性,进行深入探讨,提出标准制定的依据和建议,为制定统一的测量工具开发标准做贡献。

参考文献

[1] Aronsson G, Gustafsson K, Dallner M. Sick but yet at work: an empirical study of sickness presenteeism [J]. Journal of Epidemiology and Community Health, 2000, 54(7): 502-509.

[2] Dew K, Keefe V, Small K. "Choosing" to work when sick: workplace presenteeism [J]. Social Science and Medicine, 2005, 60(10): 2273-2282.

[3] Johns G. Presenteeism in the workplace: a review and research agenda [J]. Journal of Organizational Behavior, 2010, 31(4): 519-542.

[4] Kivimäki M, Head J, Ferrie J E, et al. Working while ill as a risk factor for serious coronary events: the white hall study [J]. American Journal of Public Health, 2005, 95(1): 98-102.

[5] Stewart W F, Ricci J A, Chee E, et al. Lost productivity work time costs from health conditions in the United States: results from the American productivity audit [J]. Journal of Occupational and Environmental Medicine, 2003, 45(12): 1234-1246.

[6] Sainsbury Centre for Mental Health. Mental health at work: developing the business case [J]. Policy Paper 8, London. Sainsbury Centre for Mental Health, 2007.

[7] Brooks A, Hagen S E, Sathyanarayanan S, et al. Presenteeism: critical issues [J]. Journal of Occupational and Environmental Medicine, 2010, 52(11): 1055-1067.

[8] Schultz A B, Edington D W. Employee health and presenteeism: a systematic review [J]. Journal of Occupational Rehabilitation, 2007, 17(3): 547-579.

[9]Burton W N, Conti D H, Chen C Y et al. The role of health risk factors and disease on work productivity[J]. Journal of Occupational and Environmental Medicine, 1999, 41(10): 863-877.

[10] McCunney R J. Health and productivity: A role for occupational health professionals [J]. Journal of Occupational and Environmental Medicine, 2001, 43(1): 30-35.

[11]Schultz A B, Edington D W. Employee health and presenteeism: A systematic review [J]. Journal of Occupational Rehabilitation, 2007, 17(3): 547-579.

[12] Lerner D, Amick B C, Rogers W H et al. The work limitations questionnaire[J]. Medical Care, 2001, 39 (1): 72-85.

[13]Kessler R C, Barber C, Beck A et al. The world health organization health and work performance questionnaire (HPQ) [J]. Journal of Occupational and Environmental Medicine, 2003, 45(2): 156-174.

[14]Cser J R. Impact of participation in a worksite wellness program on presenteeism: A quantitative study of pennsylvania workers[D]. Doctorial Dissertation, Capella University, 2010.

[15] Lerner D, Amick B C, Rogers W H et al. The work limitations questionnaire[J]. Medical Care, 2001, 39 (1): 72-85.

[16]Koopman C, Pelletier K R, Murray J F et al. Stanford presenteeism scale: Health status and employee productivity[J]. Journal of Occupational and Environmental Medicine, 2002, 44(1): 14-20.

[17]Reilly M C, Zbrozek A S, Dukes E M. The validity and reproducibility of a work productivity and activity impairment instrument[J]. Pharmacoeconomics, 1993, 4(5): 353-365.

[18]Stewart W F, Ricci J A, Leotta C. Validity of the work and health interview[J]. Pharmacoeconomics, 2004, 22(17): 1127-1140.

[19]Goetzel R Z, Ozminkowski R J, Long S R. Development and reliability analysis of the work productivity short inventory (wpsi) instrument measuring employee health and productivity [J]. Journal of Occupational and Environmental Medicine, 2003, 45(7): 743-763.

[20]Van Roijen L, Essink-Bot M L, Koopmanschap M A et al. Labor and health status in economic evaluation of health care. the health and labor questionnaire[J]. International Journal of Technology Assessment in Health Care, 1996, 12(3): 405-415.

[21]Endicott J, Nee J. Assessment measures for clinical studies: Endicott work productivity scale (ewps): a new measure to assess treatment effects[J]. Psychopharmacol Bull, 1997, 33 (1): 13-16.

[22]Shikiar R, Rentz A, Halpern M et al. The health and work questionnaire (hwq): An instrument for assessing workplace productivity in relation to worker health[J]. Value in Health, 2001, 4(2): 181.

[23]Osterhaus J T, Gutterman D L, Plachetka J R. Healthcare resource and low labor costs of migraine headaches in the US[J]. Pharmacoeconomics, 1992, 2(2): 67-76.

[24]Brooks A, Hagen S E, Sathyanarayanan S, et al. Presenteeism: Critical issues[J]. Journal of Occupational and Environmental Medicine, 2010, 52(11): 1055-1067.

[25]Goetzel R Z, Long S R, Ozminkowski R J, et al. Health, absence, disability, and presenteeism cost estimates of certain physical and mental health conditions affecting U.S. employers[J]. Journal of Occupational and Environmental Medicine, 2004, 46(4): 398-412.

[26]Hemp P. Presenteeism: at work-but out of It[J]. Harvard Business Review, 2004, 82(10): 49-58.

[27]Collins J J, Baase C M, Sharda C E, et al. The assessment of chronic health conditions on work performance, absence, and the total economic impact for employers[J]. Journal of Occupational and Environmental Medicine, 2005,47(6): 547-557.

[28]Ozminkowski R J, Goetzel R Z, Chang S, et al. The application of two health productivity instruments at a large employer[J]. Journal of Occupational and Environmental Medicine, 2004, 46(7): 635-648.

[29]Meerding W J, IJzelenberg W, Koopmanschap M A, et al. Health problems lead to considerable productivity loss at work among workers with high physical load jobs[J]. Journal of Clinical Epidemiology, 2005, 58(5): 517-523.

[30]Mattke S, Balakrishnan A, Bergamo G, et al. A review of methods to measure health-related productivity loss[J]. American Journal of Managed Care, 2007, 13(4): 211-217.

[31]Hakkaart-van R L, Essink-Bot M L. Manual: the health and labor questionnaire (2000)[EB/OL]. http://repub.eur.nl, 2015-09-02.

[32]Lofland J H, Pizzi L, Frick K D. A review of health-related workplace productivity loss instruments[J]. Pharmacoeconomics, 2004, 22(3): 165-184.

[33]Nicholson S, Pauly M V, Polsky D, et al. Measuring the effects on work loss of productivity with team production[J]. Journal of Health Economics, 2006, 15(2): 111-123.

[34]Pauly M V, Nicholson S, Polsky D, et al. Valuing reductions in on-the-job illness: "presenteeism" from managerial and economic perspectives[J]. Journal of Health Economics, 2008, 17(4): 469-485.

[36]Integrated Benefits Institute. Health and productivity snapshot calculator[EB/OL]. http://ibiweb.org/do/PublicAccess? documentId=781, 2015-03-22.

[37]Stress Directions. The stress cost calculator[EB/OL]. http://stressdirections.com/res/costcalc.cgi, 2015-03-22.

[38]赵芳,戴俊明,颜士勇,等. 健康生产力受损量表(SPS-6)中文版的信度和效度研究[J].中华劳动职业病杂志,2010,28(9):679-682.

[39]董小方,刘延锦,王金鑫,彭志敏. 中文版工作受限情况调查问卷的研制[J].中国实用护理杂志,2013,29(12)54-57.

第二编　长时间劳动

低水平工资下的长时间劳动:自愿还是被迫

——基于富士康的考察

张智勇

(武汉科技大学文法与经济学院)

摘　要:本文认为,低工资机制作用下的劳动供给行为,表面看是自愿的市场行为,但实质却是在资方打压工资背景下,工人为满足生存而被迫进行的选择。换言之,是在资方拥有劳动要素定价权条件下劳动者的特定行为模式。低工资与半军事化管理的泰罗制叠加,使得劳动具备了"强迫劳动"的性质。本文分析了低工资与长时间劳动的现状、内在逻辑及其效应;同时也分析了在经济增长的不同阶段,政府、社会对靠压低劳动要素报酬、隐性补贴代工企业的发展模式的质疑及其背后的理念变迁逻辑。

关键词:低工资;过度劳动;富士康

一、背景

2015 年 2 月 2 日,中华全国总工会书记处书记、法律工作部部长郭军在对《劳动法》实施 20 周年的总体状况进行评价时,指出富士康等企业长期违法安排劳动者长时间加班,导致企业的部分劳动者因为过度劳动而出现各种心理健康问题,并引发过劳死或自杀的现象。针对来自官方的点名批评,富士康于次日即 2 月 3 日,立即作出了《我们不完美,但请关注我们的进步》的声明"与郭军先生商榷"。声明指出:"请郭军先生在不断点名批评的同时,能够'走到基层'","不要忽视企业的成长和进步。" 改革开放以来,为配合招商引资的"大局"而长期处于"隐忍"地位的工会,一直被贴上"不作为、不可为、无力为"的标签,从而招致较多怨言。但这一次,工会的高层罕见地和长期受到各级政府重点关照的宠儿以如此公开化的方式展开了台前的交锋,立刻引发了各界的关注。然而,对于富士康的部分工人来讲,对劳动时间却有着另外一番诉求:在渴望收入却又无所事事的日子,对有班可加的期待超过了对加班带来的不适的恐惧①。2014 年 10 月 8 日,富士康重庆工厂约 1 000 名工人举行了罢工,旨在抗议加班时间的减少②;即使在全总发声之后,仍有富士康员工抱怨加班太少③。工人希望加班的表达似乎给富士康抹上了一层"无辜"的色彩。

长期以来,利用剩余劳动力的比较优势吸引资本的进入,中国成功地解决了发展初始期

---

① 卢丽涛. 富士康员工自述:比其他工厂更人性　工资福利更好[EB/OL]. http://tech. ifeng. com/it/special/apple-detoxify/content-3/detail_2012_02/20/12621737_0. shtml.

② 佚名. 富士康工人罢工抗议减少加班时间工资低[EB/OL]. http://www. guancha. cn/economy/2014-10-10_274536. shtml。

③ 董凤龙,曹磊,朱泽. 武汉富士康生活圈调查:与流水线相伴的青春与流水相伴的青春[EB/OL]. http://news. cnhubei. com/xw/jj/201506/t3289224. shtml.

劳动力和资本两大要素比例失衡的难题,借助人口红利促进了经济持续多年的高速增长。在此过程中,对劳动要素方造成的利益损失被认为是经济增长的必要代价。虽然在分配特别是初次分配领域经济主体利益得失各有不同,但从就业和 GDP 增长的角度进行评价,这种利益格局的调整总体上是一种“卡尔多改进”。然而随着改革的深入推进,各方主体不得不面对一个事实:经济增长的过程本质上是一个利益分配和再分配、劳资关系构建和解构交织的过程。在对待劳资关系上,也随之经历了如下的认知轨迹:改革开放初期,吸引外资,其他要素让利于资金是给资金的“必要的贡赋”。当产生劳资纠纷时,“稳定是压倒一切的关键”的理念,在相当程度上导致庇护的天平倒向资方。虽然“强资本、弱劳动”的格局一直被诟病,但多年来并未被真正打破。进入 21 世纪以后,随着经济总量增速的放缓以及人口结构的变化,人口红利的释放几近终结。靠“保增长、促就业”以及通过增长来暂时回避劳动者权益的做法开始受到更多的挑战,当直面劳资冲突的紧迫性被真正意识到的时候,“分享经济增长的果实”“让劳动者有获得感”等提法开始在官方文件中高频次出现。最重磅的表达则是 2015 年 3 月 21 日《中共中央国务院关于构建和谐劳动关系的意见》的出台,而这恰好发生在全总的点名批评之后。至此,可以确信,郭军的批评不会是个人的个性使然,而是政府转变以往对待劳资关系态度的一个标志性的信号。

显然,富士康这次真切感受到了来自政府层面由冷转热的态度所带来的“失落”,并且不难预感到这种态度所表达的政策含义以及可能导致的连锁反应。尽管其在声明中强调与员工“相亲相爱”的一面,并力图在发布的 2015 年企业社会责任报告(CSR)中把自身打造成富有责任感和关爱之心的企业形象。但在其回应全总的声明和 CSR 中针对郭军的批评却始终予以回避。针对如此重大的企业危机采取不予直面而顾其他的做法,显然只会让公众相信富士康在长时间劳动问题上的“心虚”,从而更加佐证了来自官方批评的真实性。

在指责—辩解—诉求的互动链条中,长时间劳动的行动选择,究竟是自愿还是被迫?本文的逻辑是:工资水平过低,导致制度劳动时间内的总体工资水平无法保障工人生存所需,从而迫使工人主动追求长时间劳动。这种劳动供给的行为模式,并不是经典劳动供给曲线所描述的工资上升所引发的劳动供给的增加,而是工资的逐底发散趋势所导致的劳动力供给恶化的结果,富士康式企业中独特的逼迫与自愿相结合的劳动力供给悖论因此而生。

二、低工资与长时间劳动的事实

(一)工资

对于富士康的真实工资水平,民间有各种调研报告。但从逻辑上看,来自富士康自身的报告所确定的工资水平应该是偏高的,“集团各园区基层员工现行之入职起薪标准均超过当地最低工资标准 10%以上,试用期满(第四个月起)薪资标准超过当地最低工资标准 20%以上,并无任何歧视。2015 年 1 月 9 日,集团与工会签订集体合同并承诺:2015 年度,在集团实际工作满一年(含)以上且绩效考核符合公司要求的员工收入平均增长幅度约为 3%”①。本文的分析以富士康提供的报告数据为依据。

2004 年东南沿海地区出现的“民工荒”“技工荒”现象,标志着农村剩余劳动力无限供给

① 佚名.鸿海精密工业股份有限公司 2015 企业社会责任报告书[EB/OL].富士康科技集团官网,http://www.foxconn.com.cn/GW-CY-YT/SER2015.

的结束[①]。刘易斯拐点的到来从理论上表明,如果要继续增加劳动力供给,必须以提高工资为前提。本文以 2004 年为起点,计算出(深圳)富士康工资水平对社会平均工资的占比[②],如图 1 所示。

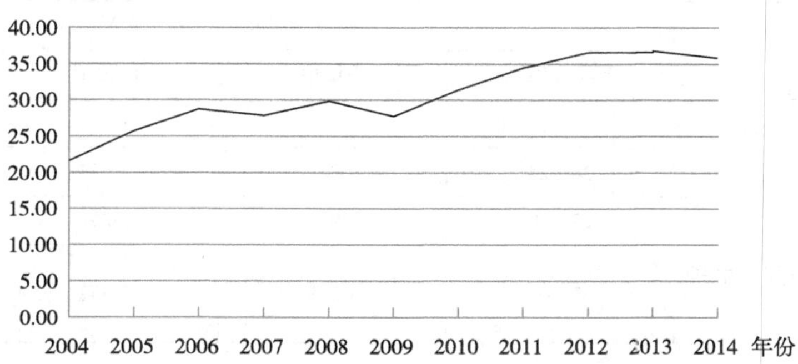

图 1　(深圳)富士康工资对社会平均工资的占比(%)

从图 1 中可以发现,从 2004—2014 年,该占比总体呈上升趋势。但是,通常认为最低工资水平占当地社会平均工资水平的 40%左右算正常。但这里即使乘以 1.2 的系数,最高占比为 2013 年的 36.79%,仍然没能达到 40%。由图 1 可以看出富士康工资水平的两个特点:

第一,被迫挂钩。因为国家强制规定最低工资每两年至少要上调一次,因此导致其工资水平上升。显然,这是与最低工资挂钩之后的被动性上涨。“主动关爱”与“利益分享”一说存疑。

第二,总体水平不高。因为其工资水平是以最低限度的最低工资为参照,因此即使上涨,其绝对水平也不可能很高。2015 年和 2016 年,深圳最低工资水平为 2 030 元,按富士康 1.2 倍于最低工资标准的工资水平为 2 436 元。与表 1 所示的深圳市 2015 年人力资源市场整体工资指导价位的低位值相比,2 436 元并不占优势。而且,表 1 中的各值,2016 年度均有 10%左右的上涨,上涨比例大于富士康承诺 3%的薪酬上涨水平。

(二)工时

1994 年 7 月 5 日,全国人大常委会颁布《劳动法》,1995 年 1 月 1 日正式实施。《劳动法》第三十六条规定:“国家实行劳动者每日工作时间不超过八小时、平均每周工作时间不超过四十四小时的工时制度”。《国务院关于职工工作时间的规定》由国务院于 1994 年 2 月 3 日颁布,1994 年 3 月 1 日正式实施,1995 年 3 月 25 日修订。《国务院关于职工工作时间的规定》第三条:“职工每日工作 8 小时、每周工作 40 小时”。虽然两者之间有差异,但较高值,上限只有 44 小时。按照劳动法规确定的时间看,超过这个界限,就可以判定已经存在长时间劳动。就长时间劳动看,如果只是在一段时间内发生,比如一个月只有几天,而其他时间

① 刘钧．我国农业剩余劳动力供给的“刘易斯拐点”争议综述[J].经济学动态,2011(7).

② 最低工资:根据富士康在《鸿海精密工业股份有限公司 2015 企业社会责任报告书》第 32 页的“试用期满(第四个月起)薪资标准超过当地最低工资标准 20% 以上”的标准,按照深圳统计局网站公布的最低工资数据乘以 1.2 作为分子。2004—2009 年深圳最低工资取“特区外”值。社会平均工资:根据深圳市统计局、国家统计局深圳调查队．深圳统计年鉴 2015[M].中国统计出版社,2015:324.表 14-1 职工人数、工资总额及平均工资中的“年平均工资”除以 12 个月,得到月平均工资,以此作为分母。两者相比得到深圳富士康工资对社会平均工资的占比。

能够得到休息或调整,则不一定必然引起过度劳动。但是,如果连续地长时间劳动,比如几个月中天天如此,中间没有休息间隔,导致疲劳蓄积,则可以判定为过度劳动。

表 1　深圳市 2015 年人力资源市场整体工资指导价位

	工资指导价(元/人·月)			
	高位值	中位值	低位值	平均值
行业大类				
综合	24 024	3 764	2 203	4 711
制造业	22 018	3 975	2 257	3 900
计算机、通信和其他电子设备制造业	28 001	4 238	2 552	4 835
经济类型				
港、澳、台商投资企业	24 020	3 667	2 073	4 046
企业规模				
大型企业	30 313	4 776	2 624	4 306
学历				
高中、中专或技校	16 988	4 032	2 502	4 318
初中及以下学历	8 507	3 422	2 014	3 214

数据来源:《深圳市 2015 年人力资源市场工资指导价位》《深圳市 2016 年人力资源市场工资指导价位》,深圳市人力资源和社会保障局(http://www.szhrss.gov.cn/)。

公平劳动协会(FLA)对富士康在深圳龙华、观澜以及成都厂区苹果产品生产线进行了调查,结果显示,被调查的所有员工“平均工作时间”为 56.07 小时/周;“过去 3 个月每周最长工作时间”(取所有受访者的平均数)为 61.05 小时/周;“过去 3 个月连续工作无休息日的最长天数”(取所有受访者的平均数)为 11.57 天;觉得“工作时间合理”的占 48.4%,“工作时间过长”的占 17.8%,“希望能增加工时以拿到更多报酬”的占 33.8%①。其他诸多调查报告也佐证了这一结果,甚至发现超时劳动的情况更为严重②。

针对政府的规定和第三方的调查,富士康的回应是:“鸿海的员工健康与安全政策及标准均符合国际及当地的法律法规,包括 OHSAS 18000,国际职业健康安全管理体系,以及 SA8000,针对企业职场的可审计社会责任标准”③。在 2014 年版的 SA8000 中,第 7 款“工作时间(working hours)”是企业社会责任的一个重要内容,对标准工作周的工作小时数、加班

① 佚名. 工人认知与满意度报告:苹果供应商——富士康独立调查报告[EB/OL]. http://www.fairlabor.org/sites/default/files/documents/reports/foxconn_investigation_report_cn.pdf.

② 新生代 ilabour 课题组. 2015 年富士康调研报告[EB/OL]. http://www.ilabour.net/html/zhuanti/3780.html.

③ 佚名. 鸿海精密工业股份有限公司 2015 企业社会责任报告书[EB/OL]. http://www.foxconn.com.cn/GW-CY-YT/SER2015。

小时数都做了明确界定[①]。富士康的2015年度企业社会责任报告虽然声称"每年都会进行《富士康行为准则规范》(Foxconn Code of Conduct,CoC)的检讨与修订,积极履行企业社会责任"[②],但并未涉及CoC的"劳工与人权"方面的"工时"问题,全文亦未有任何一处指出工时的相关数据。

三、评价:三方的理念变迁与行动逻辑

加班,是被迫还是自愿,在官方、学界、企业三方中引发了针锋相对的争论。这场争论本质上是一场发展的理念之争,类似于最低工资到底能否增进劳动者福祉一样:是基于人性和责任,还是基于纯粹的市场和劳动力双方的你情我愿?因此,规范研究和价值判断是这场争论背后的信念驱动力。

(一)政府

《广东省创建和谐劳动关系示范区工程考评标准和办法》(以下简称《办法》)给出了10个方面、总分为100分的具体考评指标,其中第四方面"全面执行劳动标准"指标为12分。在此标准中有关劳动时间的具体评分标准为"执行标准工作时间,或经人力资源社会保障部门批准后实行不定时工作制或综合计算工时工作制的,得3分。严格执行工时管理规定,加班时间未超过法定标准的,得3分;加班时间超过法定标准的,不得分"。除此之外,另规定了七类情形适用于"一票否决项",其中包括"因违反法律法规而引发30人以上群体性突发事件的;发生造成3人以上死亡或10人以上重伤或者1 000万元以上直接经济损失的安全生产责任事故或职业病危害事件的"两类情形[③]。事实上,这两类情形在富士康均有发生。因此,在2013年政府颁发的深圳市和谐劳动关系先进企业名录中虽然不乏劳动密集型的三资企业,却并未出现富士康或者鸿海的字样[④]。

由政府发起的这次看似很常规的评价活动,实质上反映了在劳资关系的问题上,政府认知意识和认知水平正在经历一场深刻的改变。

1. 发展价值取向的改变

《办法》明确了官方对企业劳动关系状态的权威判定标准。从常理和一般官商"合作"逻辑上讲,放在以往,对地方经济做出巨大贡献的企业,不必理会紧张的劳动关系问题,相反地方政府还会出面帮助调节。但如今,企业劳动关系的质量却被地方政府主动

---

① 2014年版的SA8000中,第7款"工作时间(working hours)"的相关规定为:"7.1 机构应遵守适用法律、集体谈判协议(如适用)及行业标准有关工作时间和公共假期的规定。标准工作周(不含加班时间)应根据法律规定,不得超过四十八小时。7.2 员工每连续工作六天至少须有一天休息。不过,在以下两种情况下允许有其他安排:①国家法律允许加班时间超过该规定;②存在一个有效的经过自由协商的集体谈判协议,允许平均工作时间涵盖了适当的休息时间。7.3 除非符合7.4条(见下款),所有加班必须是自愿性质,每周加班时间不得超过十二小时。7.4 如机构与代表众多所属员工的工人组织(依据上述定义)通过自由谈判达成集体谈判协议,机构可以根据协议要求工人加班以满足短期业务需要。任何此类协议应符合上述7.1条有关规定。"

② 佚名. 鸿海精密工业股份有限公司2015企业社会责任报告书[EB/OL].http://www.foxconn.com.cn/GW-CY-YT/SER2015.

③ 广东省创建和谐劳动关系示范区工程联席会议办公室. 关于印发《广东省创建和谐劳动关系示范区工程考评标准和办法》的通知,粤创和办〔2012〕2号。

④ 深圳市人力资源和社会保障局. 关于表彰"深圳市和谐劳动关系先进示范点"和"深圳市和谐劳动关系先进企业"的决定. 深劳协委〔2013〕2号,2013-01-30。

提出来,这一方面反映出富士康在企业社会责任中的自我评价并未得到官方的认可;另一方面也反映出官方在此问题上,已经逐渐提高了作为劳动者权益保护兜底功能的角色,在对待资本与劳动的态度上,充当劳动者权益保护者的角色意识明显增强。虽然这种所谓的评比并不同于直接的经济性惩罚,但损害劳动者权益的负面标签对企业的形象杀伤力依然是存在的,结果可能会导致消费者因为其不履行企业社会责任而拒绝购买它的“不道德”的产品。

2. 政府职能定位的改变

在低端劳动密集型产业的发展中,政府逐渐意识到了“强资本、弱劳动”格局的不可持续性。地方政府的发展考核指标,经历了一个从 GDP 至上到关注环境再到关注民生的转变过程。并且明确地“把构建和谐劳动关系纳入当地经济社会发展规划和政府目标责任考核体系”[①]之中。这是政府把工作重点从生产增长到分配公平的一个转变,也是对经济发展的不同阶段主要矛盾的一个自适应过程的体现。

3. 要素丰裕程度的改变

中国产业结构的变化也反映了劳动力就业结构的变化。当前,流动性泛滥,资金短缺早已不是经济发展中的障碍;相反,劳动力短缺和老龄化社会的到来成为未来经济增长中的重大挑战。当面临经济下滑的时候,利用倒逼机制迫使经济转型,从要素密集型和投资驱动型转向创新驱动的发展模式已经形成共识[②]。当前的供给侧结构性改革也是对以往有效需求管理为主的发展模式的一种反思[③]。同时,低端就业的问题在劳动力短缺的背景下已经得到缓解。整体经济环境的改变,使得依靠压榨工人获取利润的富士康式企业已经显得越来越不合时宜。解决剩余劳动力就业的功能不再凸显;成为和谐劳动关系、稳定社会关系的麻烦制造者;拉低地方产业布局的格调和层次——这使得富士康式的企业失去了以往的“容忍和关照”。

(二)企业

一直享受各种资源优惠的企业,实际上是享受了中国改革开放以来要素价格扭曲造成的事实上给予企业的隐性补贴,但补贴的合法性和可持续性却一直受到质疑。这种工资要上涨、劳动时间延长又受到限制的情况相当于取消了这种补贴,因此富士康作出相关的反应是很正常的。

以富士康为代表的泰罗制就其对管理对象即劳动者的影响而言,就是造成了人的异化:人不再是劳动过程中主观能动参与的主体,原本作为饱满的个体,其社会属性被剥离,只剩下生产属性。人被最大化地等同于无情感、无意志的抽象意义上的生产要素。就此而言,人等同于机器。人被作为物一样存在,成为单向度的劳动力要素。

富士康的管理类似于半军事化的管理方式,这种管理模式要求工人的服从与管理者的权威必须渗透到生产的每个流程。在劳动力出卖之前,劳资双方具有平等的权利。而一旦进入生产过程直到劳动合约解除之前,劳动力要素的使用就控制在资方的手中。作为投入要素,劳动者一旦被依附在机器上,就不存在是否愿意进行长时间劳动的选择权。工人的劳

---

① 《中共中央国务院关于构建和谐劳动关系的意见》,2015 年 3 月 21 日.

② 习近平. 在中国科学院第十七次院士大会、中国工程院第十二次院士大会上的讲话[N].人民日报,2014-06-10.

③ 习近平主持召开中央财经领导小组第十一次会议[OL].新华网,2015-11-10.

动时间、劳动节奏、劳动方式均由机器主导，工人的能动性劳动转变为符合机器运转需要的被动性劳动。显然，低工资引发的负面激励和工作本身造成的倦怠感必须辅之以强制性的压制才能克服。所以，在富士康，准军事化管理方式的盛行是有着充分理由的。准军事化的管理方式，已经接近于强迫劳动（forced labor）的性质。从企业社会责任的角度看，一个受人尊敬的企业，应该提供"体面劳动"，而非满足和停留在仅提供血汗就业机会的层面。这种强制管理下催生出来的长时间劳动显然已经背离了"自愿"的原则。

企业需要负担雇员的社会保险，社会保险是企业成本的一个重要组成部分，具有按人头征收的特点。无论该劳动力是否带来实际产出，都必须给予支出的特点，使得社保费用具有了企业类似固定成本的性质。在通常的短期生产函数里，往往只考虑劳动要素数量，即人头的投入。但未考察单位劳动力要素的劳动时间。当劳动者数量增加，按照人头数量计算的社保开支亦会随之增加。但若保持劳动力数量不变，延长劳动时间的话，也可以保证劳动投入，这种投入是劳动时间和劳动者数量的乘积。实际上，这里原来的劳动者增加的劳动时间对新增劳动要素投入产生了替代作用。

调整劳动时间也是企业应对劳动力数量调节的方法。活多时加班，活少时不加班，由于工资低，不加班就无法在此生存，迫使自动离职。这种出自员工方面的主动性"自愿"离职，富士康无须承担解除合约的责任并给予相应补偿。这种高流动性给企业带来了用人策略的固化，即在有限的使用期限之内，尽可能地对员工进行长时间、高强度的使用；反过来又造成员工的高离职。结果低水平工资使得调节加班成为变相惩罚和开除员工的有效方式。

隐含了"过度劳动"可能的劳动合同，是保证企业克服劳动者"道德风险"的工具。在信息不对称的情况下，如何保证企业能够雇用到真正有内在工作倾向的员工？怎样辨别谁更有可能在缺乏企业外在监督的环境中一如既往地工作？在雇用之前以及雇用初期，企业无从辨别。然而，路遥知马力，如果企业提出加班或提高劳动强度，则会筛选出两类工作倾向不同性质的员工。但是，这时候已经雇用，企业无法解雇。对此，企业可以将工作条件前置到招聘条件和工作契约中，即提出带有"过度劳动"性质的条款，从而在招聘时就直接区分出不具备强烈工作倾向的员工。很显然，当劳动合同达成后，具有工作倾向的员工为了不违背合同的规定，则必须"过度劳动"方能不违约。过度劳动成为在职员工遵守劳动契约的前提条件，过度劳动在一定意义上也受到了劳动合同的"保护"。

（三）工人

工人选择长时间劳动，来自五个方面的考量。

1. 上升通道

一方面，社会板结化，使得底层人士失去了上升的通道；另一方面，资本等经济资源和社会资源的有限性使得在竞争性的社会氛围中，个人可以利用的只有时间。但必须承认，延长劳动时间，既是无奈的选择，也表明这个社会积极向上的一面：人们对社会自然的不公平的容忍度正在增强。大多数人信奉靠自我奋斗改变人生，也坚信社会有公正的一面，即机会均等。在此前提下，比别人差，只能解读为自己努力不够。这种自我问责、自我检讨的方式，造成对自身努力的强化，而强化的具体体现就是超出常人的正常劳动时间。

2. 预期风险

社会的不确定性太大，让人无法产生稳定的预期。加之社会保障制度的不健全，强化了这种预期。未来的生存压力前置，倒逼至当前，成为当前的压力。当前的过度劳动，是对未来生存风险的一种安全背书和保险购买。

3. 合同约定

富士康的工人加班劳动时间,从现实看,存在两种性质。一种是在其强硬的管理体制下的“无偿”加班,这显然是被迫的;另一种是给予加班工资的“自愿”加班。现在的争论就在于后者。如在法律上,对于一种行为,即使是一个主体自动选择的,但若是违背了当事人的真实意思,此行为仍可判定为无效。劳动合同作为劳资双方的意思表达,必须建立在信息完全和地位对等的基础上,且遵守相关法律的规定。从调查结果看,由于工资太低,工人不得不加班,试想谁会“主动要求加班”? 除非工作狂。但如上文所述,富士康工作的单调性几乎无法激发人出于成就感的追求而要求加班。真正的答案正如工人所言:“还不是被生活所逼。”就此而言,劳动者的行为,即使发生了,也并非其“自愿”。

4. 组织力量

缺少抗争权是工人处于长时间劳动之中的组织原因。第一,高流动性,使得工人之间缺乏组织稳定性。第二,类似于富士康的管理方式,工人在上班期间,几乎禁止交流。长时间的加班,使得同事之间的交流时间和空间被尽量压缩。有效的抗争信息的传达、沟通、确认很难实施。第三,最重要的是,高流动性使得在单个特定企业进行抗争的收益期变得极短,打消了权益抗争的意愿。第四,抗争的收益权类似于公共物品。从公共物品的提供看,通常可以通过税收方式。在企业内部,可以把工会会费视同税收。但在高流动性下,工会组织存在较多的困难。从长远角度看,占员工相当大比例的农民工较难实现市民化,最后会回到农村,加入工会的现实利益和长远利益都不大。

5. 市场结构

保证权益的关键在于参与的个体具有对等的地位。商品经济是天生的平等派。从劳动力商品讲,作为劳动力市场上地位相等的卖方,劳动者拥有不被剥削的权利。站在劳动力供给的角度看,其含义是指愿意而且能够提供的劳动(时间)。但是,在粗工市场上,通常劳动力较为同质,替代性强,接近完全竞争市场,要素流动便捷、劳动供给工资弹性较大。这给劳动者的议价权造成了事实上的打击:但凡提出增加工资的要求,就会导致劳动力供给大增,从而加大劳动力供大于求的缺口,造成大量失业。

四、对劳动者权益的影响

(一)对工人效用的影响

补偿性工资差异理论认为,如果高工资可以对工作中的危险进行补偿,则有人愿意在环境危险的领域工作,由此产生以工资率和工作风险为组合的无差异曲线,如图 2 中的 U 曲线。曲线位置越高,表示工人从组合中获得的效用越大①。假定由于过度劳动(比如,高强度的劳动以及长时间的劳动)造成员工失误率增加、疲乏加剧,从而引发更多的工伤事故。因此,这个

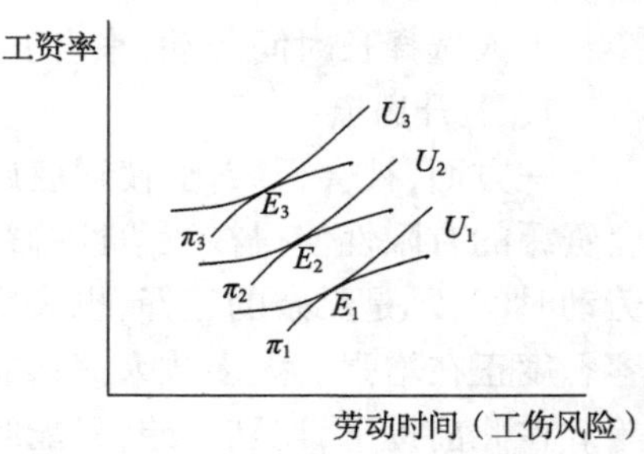

图 2 补偿性工资差别模型

① [美]罗纳德·G伊兰伯格,罗伯特·S斯密斯. 现代劳动经济学·理论与公共政策. 第 10 版[M].刘昕,译. 北京:中国人民大学出版社,2011:233-241.

享乐主义工资理论模型中的横轴变量——工伤风险——可以用过度劳动近似替代。这样无差异曲线就变成长时间劳动、工资率组合的集合。从雇主看,图中 π 曲线是等利润曲线。从上至下,表示企业利润小于零、等于零和大于零的状态。显然,在三个切点处所表示的均衡状态下,处于较低位置的 E_1 点工人的工作时间长、工资低。但该点表示的组合却能够给企业带来更大利润而带给工人较低的效用。这个模型很好地诠释了当前富士康的劳资状态:E_1 点的纵轴值表示盯住最低工资的工资水平以及年均仅3%的工资增幅;横轴值表示长时间的劳动现实;π_1 表示企业连续多年增长的利润;U_1 表示富士康员工的低效用水平。值得注意的是,该模型的解释与马克思对于"相对工资"的阐述有着异曲同工之处。马克思认为,在工人的必要劳动时间一定的情况下,通过绝对延长劳动时间的方法来延长剩余劳动时间,可以获得更多的剩余价值。必要劳动时间创造的价值(只能)用来补偿工人体力和脑力的耗费,而剩余劳动时间内创造的价值,即剩余价值则被资本家无偿占有。这里,富士康盯住最低工资的做法,只是刚刚满足工人的基本需求,而通过延长劳动时间则可以获得更多的利润。其利润的年年上涨即是明证。可见,迫使工人长时间劳动,是企业获得更多剩余价值的必要条件。在通过延长剩余劳动时间的技术环节上,富士康比工人更愿意延长劳动时间,而不是其所宣称的是工人"自愿"加班。

(二)对工人就业的影响

对工人来讲,劳动权益的话题必须依附于就业事实而展开。如果因为提高工资而导致更多的人失业,无疑是对劳动权益的实际损害而非保护。在此逻辑上,通过低工资换就业的用工方式,客观上似乎是可行的和可理解的。

但是,从理论上看,这种建立在完全竞争市场结构假设上的结论,至少遭到两方面的现实挑战。第一,当劳动力处于无限剩余供给状态时,劳动力供给的工资弹性较大,些许的工资上涨就会带来劳动力供给的大幅上升,从而产生带来较大的供大于求的缺口,即造成大量失业。但是,就目前的人口结构而言,劳动力短缺,特别是劳动密集型、低端要素驱动的劳动力短缺已经是不争的事实,且这一趋势仍在加剧。第二,完全竞争的要素市场假定在此需要斟酌。就富士康而言,吸纳的简单制造业的就业工人数量堪称庞大,非一般企业能比。各地方政府之所以不遗余力地为富士康进入当地提供各种条件,相当程度是看中了其对就业的吸纳能力。就此来看,在面对各地方的劳动力要素市场的时候,富士康强大的议价能力使得它更像是一个劳动力要素的垄断买方。在代工方面,富士康成为世界500强,2008年出口额占中国出口总额的近4%。在这个意义上,把它定义为一个寡头垄断的劳动力买方是合适的。基于以上两个理由,本文从要素买方垄断市场模型出发,得出不同于完全竞争市场的结论,即提高低工资水平,不会必然造成就业的下降,相反(在一定的区间内)会造成就业数量的上升。

在图3的买方垄断模型中,MFC 是厂商的边际要素成本曲线,MRP 是边际收益产品曲线。S 为与 MFC 对应的劳动力供给曲线,MRP 也可以看作劳动力的需求曲线。MFC 与 MRP 相交于 M,M 点为满足厂商利润最大化的点,与此对应的劳动力数量为 L_m,工资为 W_m,假设该工资就是最低工资。如果实行高于 W_m 的最低工资,比如将工资水平提高至 W' 时,劳动力供给曲线变为 $W'NS$。此时,劳动力需求数量为 G 点确定的 L_d',供给数量为 N 点确定的 L_s'。$L_s' < L_d'$,供不应求的缺口为 $L_s'L_d'$,不存在失业。相比较 L_m 而言,实际就业人数为 L_s',大

于 L_m。因此,实行高于最低工资水平的工资状态提高了就业水平。换言之,最低工资提高并不必然导致失业。

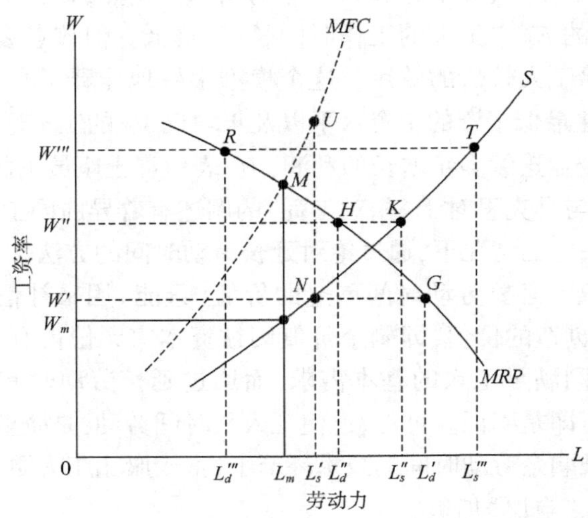

图 3　买方垄断模型下的最低工资与就业

实证研究表明,在墨西哥,由于最低工资水平过低,无论在正规部门还是非正规部门,最低工资提高的就业减少效应均不明显①。因此,富士康式的企业如果害怕提高工资会减少劳动者的就业机会,实在是多虑之举。在今天提倡和谐共享的时代,富士康的思维仍然停留在古典政治经济学时代的“维持生存水平的工资”理论上,与其宣扬的现代化企业和世界 500 强的形象出入太大。

(三)对工人身心的影响

为回应社会的质疑,公平劳工协会(FLA)对富士康工人的劳动时间问题展开了调查。调查询问工人“在结束一天工作之后是否有时会出现身体疼痛”。近 65%的受访者表示确实存在此情况。在调查的龙华、观澜、成都三个厂区中,分别有 60%,59%,71%的工人表示结束一天的工作后会出现身体疼痛。同时三个厂区分别有 35.0%,32.0%,54.0% 的工人经历或目睹过工作事故。在“接下来两个月是否打算离职”的问题中,84.7%的人选择了“是”。在离职的原因中,工资太低是最重要的原因(龙华 55.8%,观澜 48.9%,成都 82.1%),工作压力太大居于其次(龙华 44.6%,观澜 40.1%,成都 47.5%)②。

富士康的长时间劳动对员工的社会交往与社会融入产生了不良的后果。第一,每天几乎不间断劳动,特别是女性在生理期间,导致的困顿和不适,使得员工几乎无力进行社会交往。第二,为保证流水线的不间断工作,工人会实现倒班制。不规则的作息时间使得宿舍之间的交流时间更加有限。

① Bell, Linda. The impact of minimum wages in mexico and colombia[J]. Journal of Labor Economic Literature ,1997,14(3):817-826.Wendy V. Cunningham. Minimum wage and social policy:lessons from developing countries[R]. World Bank, Washington, D. C. ,2007:46.

② 佚名 . 工人认知与满意度报告:苹果供应商——富士康独立调查报告[EB/OL].http://www.fairlabor.org/sites/default/files/documents/reports/foxconn_investigation_report_cn.pdf.

五、结论

富士康 14 位员工跳楼自杀的现象，折射出在当前经济高速增长与社会加速转型时期，传统低端制造、劳动密集型企业员工过度劳动和权益受损的现实。本文分析了这种低工资与长时间劳动的现状、内在逻辑及其效应；同时也分析了在经济增长的不同阶段，政府、社会对这种靠压低劳动要素报酬隐性补贴代工企业的发展模式的质疑及其背后的理念变迁逻辑。开展此类课题的研究，对缓解劳动者劳动强度和工作压力、心理压力，提升劳动者工作生活质量，确保劳动者合法劳动权益具有重要而紧迫的现实意义。同时，对规范企业人力资源管理，缓和劳资冲突，延长企业和社会人力资源回报周期，协调社会就业配置，促进经济人性化增长，增强社会整体幸福感有重要的价值。

参考文献

[1]王丹.刍议我国知识工作者的过度劳动问题[J].商业时代，2011(15)：78-79.

[2]上畑鉄之丞.過労と過労死[J].労働と科学，1993(48)：724-728.

[3]娄伟.要将劳动者的健康提到法制日程[J].软件工程师，2006(9)：44-47.

[4]王秀云."过劳死"问题现状及成因研究[J].中国城市经济，2006(2)：79-81.

[5]杨河清，王欣.中日"过劳"问题研究发展历程及特点比较——基于文献计量分析的结果[J].人口与经济，2016(2)：69-78.

[6]中大社科调查中心.中国劳动力动态调查——2013 年报告[M].北京：社会科学文献出版社，2013.

[7]陈锐.员工过度疲劳的演化机理及其影响因素[J].经营管理者，2010(16)：46-47.

[8]孟续铎.劳动者过度劳动的成因研究[M].北京：中国劳动社会保障出版社，2014.

[9]董贞吟，陈美嬿，丁淑萍.不同职业类别公教人员对过劳死的认知与相关因素之比较研究[J].劳工安全卫生研究季刊，2010，18(4)：404-415.

[10]杨河清，吴君.北京市 CBD 知识员工过劳状况调查研究[J].北京联合大学学报(人文社会科学版)，2012，10(3)：44-50.

[11]王丹，杨河清.知识工作者过度劳动的形成机制探析[J].中国人力资源开发，2012(1)：96-99.

[12]杨河清，韩飞雪，肖红梅.北京地区员工过度劳动状况的调查研究[J].人口与经济，2009(2)：33-41.

[13]王艾青.过度劳动及其就业挤出效应分析[J].当代经济研究，2007(1)：38-42.

[14]黄河，耿东，丑纪岳.疲劳蓄积度自测与过劳预防[J].中国人力资源开发，2009(8)：35-37.

[15]王丹.我国劳动者过度劳动的评定及其实证研究[J].经济经纬，2011(2)：86-90.

[16]上畑铁之丞，刘喜成，马晓路.所谓过劳死的背景[J].日本医学介绍，1992(1)：5-6.

[17]傅还然，彭凤美.现阶段过劳认定与防治策略[J].台湾劳工季刊，2012(3).

[18]胡喜盈，端木正阳.国内首例"过劳死"案纪实[J].政府法制，2001(3)：22-25.

[19]郑晓珊.日本过劳自杀工伤规制之借镜：从富士康事件谈起[J].中外法学，2013，25(2)：422-439.

[20]张维."契约自由"与"劳动者权利"的价值冲突与选择——对我国首例"过劳死"案

的法理分析[J].山西省政法管理干部学院学报,2002(1):47-50.

[21]徐钟佳,张瑞.“过劳死”为何难算工伤:未纳职业病范畴[J].法治与社会,2011(7):32-33.

[22]明娟,曾湘泉.工作转换与受雇农民工就业质量:影响效应及传导机制[J].经济学动态,2015(12):22-33.

[23]滕继果等.中青年“过劳死”现象的社会学研究[J].中国青年研究,2005(5):80-82.

[24]张春雨等.员工过劳现象的形成机理与管理方法——立足工作要求—资源模型的分析[J].中国人力资源开发,2010(9):30-34.

[25] OECD.Hours worked[R].Oecd Factbook Volume 2009(4):139-140(2).

[26]Galinsky Ellen James Bond et al.Overwork in america:When the way we work becomes too much[M].New York:Families and Work Institute,2005.

[27]Kobayashi,Tomoko,et al.Long working hours and metabolic syndrome among japanese men:A cross-sectional study[J].BMC Public Health,2012,12(1):395.

[28]Dembe A E,et al.The impact of overtime and long work hours on occupational injuries and illnesses:New evidence from the united states[J].Occupational & Environmental Medicine,2005,62(9):588-97.

[29]Uehata Karoshi T.Death by overwork[J].Nippon Rinsho Japanese Journal of Clinical Medicine,2005,63(63):1249-53.

[30]Otsuka,Yasumasa and Horita Y.Statistics on suicides of japanese workers[J].Japan Labor Review,2013(10):44-54.

[31]赖德胜等.2014 中国劳动力市场发展报告:迈向高收入国家进程中的工作时间[M].北京:北京师范大学出版社,2014.

长时工作对员工健康的影响:恢复体验的中介机制

卿　涛　纪乂予

(西南财经大学工商管理学院)

摘　要:随着全球竞争的日趋激烈,长时工作对员工健康的影响成为职业健康十分关注的问题。本文拟使用恢复体验的新兴热点构念,以资源保存理论及努力—恢复模型为指导,实证研究其各个维度在长时工作与健康关系的中介作用,探究二者关系背后的作用机理。以期为企业健康干预与管理提供理论支撑与实践建议,同时丰富恢复体验的相关研究。

关键词:长时工作;员工健康;恢复体验;资源保存理论

一、问题的提出

随着竞争的加剧,工作负荷、工作不安全感以及变革压力等因素使得工作时间变得越来越长,长时工作(long working hours)作为一项重要的工作特征,成为职业健康十分关注的问题之一。已有许多研究证明,长时工作与健康之间有显著的负向影响[1~2],但我们发现,对于长时工作与健康之间的传导机制却少有研究。作为解释变量间关系的作用机制,中介变量能够很好地解释和说明长时工作对健康的影响的作用原理[3]。所以,本研究拟提出并验证长时工作与健康关系的中介变量,期望能够对长时工作与健康的传导机制的探讨提供思路,并为健康管理实践提供理论支持。

已有研究证明,恢复不足在工作压力与低幸福感和健康问题之间起着关键的中介传导作用[4]。恢复体验是个体实现应激后恢复的一系列策略,作为个体从应激状态中达到恢复的过程,其目的是使得个体身心状态恢复到应激前水平,从而避免低幸福感与健康问题的产生。那么,恢复体验这个在国内还未得到广泛研究的变量,能否解释个体长时工作与健康关系的内在作用机理呢?本研究将对其四个不同维度在长时工作与员工健康的中介传导作用进行探究与验证,以期找到长时工作与健康关系的具体作用机制;同时,初步探究长时工作的衡量指标与长时工作对不同人群是否存在不同影响,为员工健康干预机制的建立与完善提供具体的实践建议,也为探究恢复体验前因及结果变量、丰富其相关研究做出贡献。

二、以往研究回顾与评价

(一)长时工作与员工健康

在已有的长时工作相关研究中,多数学者将总体工作小时数(total hours)作为长时工作的衡量指标,最为常用的是周工作小时数[5]。也有研究将总体工作小时数分为几类进行分别统计,包括周工作小时数、日工作小时数、通勤小时数等[6~7]。美国国家职业安全卫生研究所(National Institute for Occupational Safety and Health, NIOSH)于2006年总结并构建了长时工作领域的研究框架。其中,对长时工作的探讨主要集中在两个方面:第一,总体工作小时数。其中包括:①每天、每周、每月或每年的总工作小时数。这类工作小时数包含兼职工作时间、在家庭中工作的时间,甚至将为工作做准备的时间也计算在内。②一段时间内,每天或每个工作日的平均工作小时数。③一段时间内,每周、每月或每年的平均工作小时数。④每周、每月或每年的总工作天数或者总的非工作天数。⑤较之社会平均或者行业标准的相对工作时间。第二,工作间歇期,即在连续工作与恢复之间的时段。包括个人轮班工作长度,下班之后上班之前的恢复时长,连续的工作天数,以及连续休假天数等内容[8]。

世界卫生组织(WHO)在宪章中关于健康的定义是:健康不仅为疾病或羸弱之消除,而系体格、精神与社会之完全健康状态[9]。后于 1978 年的《阿拉木图宣言》中,再次重申:"健康不仅是疾病与体虚的匿迹。而是身心健康、社会幸福的完美状态。"两个表述虽在语言上有细微差异,但其内涵一致,认为健康应当既包含身体健康等生理方面,又包含社会适应等心理方面。现有与健康相关的研究也大多是以其中一方面健康为主或两方面兼顾的。其中,已有大量针对长时工作与健康的直接效应研究表明,长时工作对健康有显著的负向影响:长时工作会引发冠心病[10]、肌肉及骨骼系统疾病[11]等生理健康问题。同时,长时工作也对心理疲劳[12]、抑郁[13]等心理健康问题有显著的正向影响。库珀等(K Sparks & C Cooper)的元分析研究表明,长时工作与生理、心理健康都有显著的负向影响,但其相关系数均值相对较小(小于 0.2)[14]。这一结果也与后续的多项研究结论一致[15]。对此,较为广泛的解释有三个方面:第一,对许多与工作相关的变量缺乏控制,如工作特征、家庭特征等因素;第二,长时工作与健康并非线性关系,只有当工作小时数超过了一定的数值之后,才会出现各类与健康相关的症状[16];第三,元分析研究中使用的健康相关变量包含了心理健康、生理健康等方面,而长时工作很可能对某些变量的影响较强,对某些变量的影响较弱,因而掩盖了变量间的真实关系[17]。

相较而言,对于长时工作与健康的传导机制研究则较为少见。费恩等(Fein & Skinner)从角色冲突的角度,对工作家庭冲突的中介作用进行了实证研究,结果显示,工作家庭冲突在长时工作与健康的关系中起到了完全中介的作用。

(二)恢复体验内涵及其结构维度

恢复(recovery)最初是一个生理学概念,是指个体在应激源消除之后,被激活的机能恢复到应激之前水平的过程[18]。随后,恢复概念的内涵逐渐从生理学向心理学延展,出现了恢复体验的概念。恢复体验(recovery experience)是指个人从职业应激中实现恢复的过程与机制,包含了一系列有助于恢复的策略[19]。许多学者从不同学科背景及研究视角提出了恢复体验的结构维度,主要包括心理脱离、放松体验、掌握体验以及控制体验等。已有实证研究显示,此四维结构在芬兰及日本[20~21]等地都得到了验证。

(1)心理脱离(psychological detachment)是指个体在非工作时段从心理上与工作脱离。要实现心理脱离,不仅需要在行动上停止与工作相关的活动,还需要停止考虑与工作相关的各类事件。当个体实现心理脱离时,心理需求得到减轻,从而促进个体的恢复[22]。

(2)放松体验(relaxation)是一种应激水平低且积极情绪水平高的状态[23]。个体通过冥想[24]等目的性策略或者散步、听音乐等非目的性策略实现身体和心理的放松,从而达到上述状态。

(3)掌握体验(mastery)包括一系列有挑战的、学习新事物的活动,如参加语言学习班、爬山等,这些活动能够扩展眼界,同时增强个体的自信心[25]。尽管为了学习和掌握新的活动技能可能需要消耗一定量的个体已有的资源,但个体仍然可以通过这一过程获得资源,尤其是胜任感、自我效能感、积极情绪等内部资源[26],从而有助于个体恢复[27]。

(4)控制体验(control)是指在非工作时段,个体可选择参与的活动以及决定参与时间与方式的自主性体验。这种体验可以被视为一种重要的外部资源,有助于增强个体的自我效能感,从而促进从工作压力中恢复的过程。

(三)恢复体验与员工健康

在恢复体验对情绪状态的影响方面,有研究发现,心理脱离、放松体验以及掌握体验与个体的积极情绪状态正相关,心理脱离与情绪衰竭负相关[28]。在恢复体验与健康问题的直接效应方面,有的研究表明,恢复体验的四个维度均与健康问题、睡眠问题、精神抑郁、健康抱怨(health complain)以及情感耗竭等负相关[29]。

(四)长时工作与恢复体验

在恢复体验的前因变量研究中,工作需求或者工作压力源,被许多学者视为阻碍恢复的重要因素。但工作需求是如何具体影响恢复体验的各维度的研究则相对不那么丰富。长时工作作为一项重要的工作需求,其对恢复体验的直接效应研究也较为少见。索南塔格等(Sonnentag & Fritz)的研究表明,时间压力、超时工作小时数均负向影响心理脱离及控制体验这两个维度[30]。

(五)现有研究的局限

1. 长时工作与健康关系的内在作用原理不明晰

如上文所述,已有许多的横向、纵向研究以及元分析研究都证明长时工作与健康有着显著的负向影响,但对于二者关系背后的作用原理却少见探寻,对于二者相关系数相对较小的解释也基本是从情境或其他调节或边界条件入手的。

要明晰二者之间的作用原理,就要研究二者之间所存在的中介机制。也只有弄清楚变量关系背后的作用机制,才能更好地理解二者的关系,从而为寻找干预与缓解机制提供可能,为企业进行员工健康管理提供理论上的支持。

2. 缺乏中国情景下的恢复体验研究及跨文化比较

我们根据资源保存理论等理论基础,以及上述已有相关实证研究结果提出了恢复体验的中介变量。但事实上,恢复体验的变量在中国情境下的研究还相当有限,其较为广泛认同的测量量表还未在中国人群中得到实证运用和验证。其前因变量、结果变量及其作用机制等相关研究也处于较为稀少的状态,对跨文化比较的相关研究就更无从谈起。基于此,我们也希望本研究能为丰富恢复体验相关研究做出贡献。

3. 长时工作的衡量方式不完善

如上文所述,现有研究对长时工作的衡量方式各有不同,所使用的指标或者较为单一,或者相互交叉,并没有形成一个较为广泛的共识。这对后续研究的持续开展以及比较研究造成了很大的障碍。本研究依据美国国家职业安全卫生研究所的相关研究框架,将使用一定时间段内,周平均工作小时数、超过法定周工作时间小时数、无中断周工作小时数以及有中断周工作小时数等作为长时工作的衡量指标,以期在长时工作衡量方式的标准化方面做出尝试。

4. 缺乏不同特征人群的比较研究

不同特征人群对长时工作的应激反应不同,当前虽有少量针对特定人群的研究,但比较研究仍然少见。体力劳动者和脑力劳动者在工作内容等方面都存在差异,长时工作是否会对两类人群产生不一样的影响,又具体表现在哪些方面?对这些问题的探究和回答都会使我们进一步看清楚长时工作领域的全貌,从而为健康干预、管理乃至预防提供更好的支持。本研究期望能在长时工作对体力劳动者和脑力劳动者的影响结果比较方面做出尝试。

三、研究构想

恢复体验有两个主要的理论基础,即努力—恢复模型(effort-recovery model, E-R model)与资源保存理论(conservation of resources theory, COR)。E-R 模型认为,个体在工作中的努力会造成个体的工作负荷反应,当个体得以不再面对工作需求时,这一工作负荷反应会得到释放,从而个体能够实现恢复过程[31]。心理脱离与放松体验均是个体的机能系统不再面对更多的工作需求的状态,因此二者都将有助于个体恢复过程。

掌握体验与控制体验则主要基于资源保存理论。资源保存理论认为,当个体资源面临损失威胁或已经损失或者资源投资没有得到预期回报时,压力就会产生。而当个体能够获得新的资源来恢复流失的资源时,个体就能从压力中得到恢复[32]。掌握体验与控制体验分别为个体提供了新的内部资源与外部资源,从而促进了个体恢复过程。

基于上述两个理论,我们认为,恢复体验是长时工作与健康的中介机制。模型如图 1 所示。

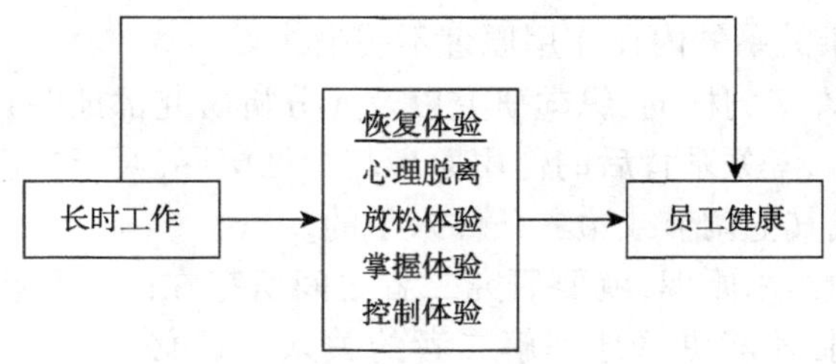

图 1　研究模型

(一)研究假设

1. 中国情景下恢复体验结构维度验证

鉴于恢复体验问卷(Recovery Experience Questionnaire)还未在中国情境下的实证研究中使用过,其结构维度的稳定性还有待验证。在研究恢复体验对长时工作与健康的中介作用之前,我们先对恢复体验的四个维度进行验证,基于此,提出假设 1。

H1:中国情境下恢复体验问卷包含四个维度,分别是心理脱离、放松体验、掌握体验及控制体验。

2. 长时工作对健康的影响的传导机制

在长时工作与健康的直接效应方面,依据资源保存理论,长时工作作为一种工作需求,会引起个体的资源损耗,进而造成疲劳等身体机能下降或者抑郁、情绪耗竭等健康问题。基于此,提出假设 2。

H2:长时工作对健康有显著负向影响。

在长时工作与健康的传导机制方面,我们认为,长期从事长时工作的个体,更容易在工作结束之后仍然在考虑或者担心工作相关的事项。也就是说,处于长时工作的个体更不容易从工作中心理脱离,也更不容易进入放松体验的恢复过程。

根据 E-R 模型,个体因满足工作需求而付出的努力会造成一系列的负荷反应(如急性疲劳、心率加快等),如果个体能够通过心理脱离、放松体验等策略及时从努力的状态脱离,得以不再面对更多的工作需求,那么其负荷反应将会减缓直至消失,各项身体机能也将恢复到应激前的水平。反之,如果个体不能及时得到恢复,身心系统在恢复到正常水平之前再次被激活,正常的努力—恢复过程受到阻碍,那么处于这一状态下的员工为应对工作需求就需要额外的努力,其负荷反应程度会进一步加深。反过来又会进一步加深需要恢复的程度。长此以往,就会导致心血管疾病、慢性疲劳综合征、睡眠问题等健康问题。基于此,提出假设 3 和假设 4。

H3a:长时工作对心理脱离有负向影响;

H3b:心理脱离对员工健康有正向影响;

H3c:心理脱离是长时工作与健康之间的中介变量。

H4a:长时工作对放松体验有负向影响;

H4b:放松体验对员工健康有正向影响;

H4c:放松体验是长时工作与健康之间的中介变量。

根据资源保存理论,个体在经历长时间高密度的工作之后,为应对工作需求会造成生理与心理资源很大程度的消耗。这极有可能会影响到个体能够再投入新的活动和学习的资源数量,从而造成对掌握体验的负向影响。同时,暴露于长时工作的情境中,也会降低个体对非工作时段的控制体验。例如,长时工作中超出平均工作时长的加班时间对个人其他活动安排及时间的侵占,会负向影响个人的控制体验。

资源保存理论认为,个体在面临资源损失时,会采取一系列资源保存策略。诸如掌握体验、控制体验策略将会产生新的内部资源和外部资源,重新补足资源池(resource pools),从而避免损害个人健康以及幸福感。反之,如果个体不能成功采取相应的策略,资源无法得到补足,则会出现消极情绪并对个体机能造成负向影响。同时,处于资源匮乏状态下的个体将会更容易受到资源损失的威胁,从而出现资源二次流失形成资源损耗螺旋,资源池将进一步缩减,最终导致各类生理及心理健康问题。基于此,提出假设 5 和假设 6。

H5a:长时工作对掌握体验有负向影响;

H5b:掌握体验对员工健康有正向影响;

H5c:掌握体验是长时工作与健康的中介变量。

H6a:长时工作对控制体验有负向影响;

H6b:控制体验对员工健康有正向影响;

H6c:控制体验是长时工作与健康的中介变量。

(二)研究内容

本文拟以企业一线员工以及中高层管理者为研究对象。将周平均工作小时数、超过法定周工作时间小时数、无中断周工作小时数以及有中断周工作小时数等作为长时工作的衡量指标。使用已在中国情景下被证明信效度良好的 SF-12 量表中的两个主要题项用于测量健康变量,这两个自评题项对健康变量的解释度已得到广泛认可[33]。本研究拟采用访谈法和问卷调查等方法,依次验证上述假设。同时将一线员工与中高层管理者进行分组,以期研究长时工作对体力劳动者和脑力劳动者的健康影响是否存在差异。

数据收集过程中,为避免同源方差问题,在允许的情况下,将采取分阶段收集的办法。对于可能出现的关于工作时间的作答顾虑,拟使用代号取代姓名的方式进行规避。

四、总结

随着以人为本与员工关怀的观念进一步深入人心,员工健康管理、健康干预以及预防将是职业健康领域的重点与热点议题,将影响到员工与组织双方的绩效、满意度等,从而影响到组织与员工能否双赢。本研究着眼于恢复体验角度,探究现代企业较常出现的一种现象——长时工作对员工健康的影响,以期找到二者关系的作用机制,并探究体力劳动者与脑力劳动者是否会在二者关系上出现不同。同时,我们也将丰富恢复体验在国内的测量、前因变量及后果变量等相关研究,以期能够推动恢复体验的相关跨文化比较研究,从而为企业健康管理实践提供理论支撑和实践指导。

参考文献

[1]Song J-T G. Lee J Kwon, et al. The association between long working hours and self-rated health[J]. Annals of Occupational and Environmental Medicine,2014(2): 1-12.

[2]黄庆波,萨支红.农民工工作时间与其身心健康的关系[J].中国健康心理学杂志,2015(3).

[3]罗胜强,姜嬿.调节变量和中介变量//.陈晓萍,徐淑英,樊景立.组织与管理研究的实证方法[M].北京:北京大学出版社,2012:419.

[4]Demerouti E, Bakker A B, Geurts S A, et al. Daily recovery from workrelated effort during non-work time[M]. In S Sonnentag, P Perrewe, D Ganster (Eds.). Current perspectives on job-stress recovery[M]. Bingley, UK: Emerald,2009:85-123.

[5] Lonnie Golden. A brief history of long work time and the contemporary sources of overwork[J].Journal of Business Ethics, 2009(84): 217-227.

[6]刘贝妮.高校教师工作时间研究[J].开放教育研究,2015(2).

[7]Dembe A E, Erickson J B, Delbos R G, et al. The impact of overtime and long work hours on occupational injuries and illness: new evidence from the united states[J]. Occup Environ Med,2005(62): 588-597.

[8]Claire C Caruso, Tim Bushnell, Donald Eggerth et al. Bryan vila[J].American Journal of Industrial Medicine,2006(49): 930-942.

[9]WHO. The first ten years of the world health organization[R].WHO,1948.

[10]Marianna Virtanen, Katriina Heikkilä, Markus Jokela, et all. Long working hours and coronary heart disease: a systematic review and meta - analysis [J]. American Journal of Epidemiology,2012,176(7):586 - 596.

[11]Lipscomb J A, Trinkoff A M, Geiger-Brown J, et al. Work-schedule characteristics and reported musculoskeletal disorders of registered nurses[J]. Scan J Work Environ Health, 2002(28):394-401.

[12]Jeffrey V Johnson, Jane Lipscomb. Long working hours, occupational health and the changing nature of work organization[J].American Journal of Industrial Medicine, 2006(49): 921-929.

[13]Shields M. Long working hours and health[J]. Health Rep, 1999(11):33-48.

[14]Sparks K, Cooper C, Fried Y, et al. The effects of hours of work on health: a meta-analytic review//. In C L Cooper (ed). From stress to wellbeing[M]. New York: Palgrave Macmillan, 2013:292-314.

[15]Nixon A E, Mazzola J J, Bauer J , et al. Can work make you sick? a meta-analysis of the relationships between job stressors and physical symptoms[J]. Work & Stress, 2011, 25(1): 1-22.

[16]Artazcoz L, I Cortès, V Escribà-Agüir, et al. Long working hours and health status among employees in europe: between-country differences[J]. Scandinavian Journal of Work, Environment & Health, 2013, 39(4):369 - 378.

[17]Sparks K, Cooper C, Fried Y, et al. The effects of hours of work on health: a meta-analytic review//. In C L Cooper (ed). From stress to wellbeing[M]. New York: Palgrave Macmillan, 2013:292-314.

[18]Craig A, Cooper R E. Symptoms of acute and chronic fatigue//. Smith A, Pand Jones D M(Eds.). Handbook of human performance[M]. London: Academic Press, 1992:289-339.

[19] Sonnentag S, Fritz C. The recovery experience questionnaire: development and validation of a measure for assessing recuperation and unwinding from work[J]. Journal of Occupational Health Psychology, 2007(12): 204-221.

[20]Ulla Kinnunen , Taru Feldt , Marjo Siltaloppi, et al. Job demands-resources model in the context of recovery: testing recovery experiences as mediators[J].European Journal of Work and Organizational Psychology, 2011, 20 (6): 805-832.

[21] Shimazu A, et al. Validation of the japanese version of the recovery experience questionnaire[J]. Journal of Occupationa Health, 2012, 54(3): 196-205.

[22]Kaplan S. The restorative benefits of nature: toward an integrative framework[J]. Journal of Environmental Psychology, 1995(15): 169-182.

[23]Stone, Kennedy Moore, Neale. Association between daily coping and end-of-day mood [J]. Health Psychology, 1995, 14(4): 341-349.

[24]Grossman P, Niemann L, Schmidt S, et al. Mindfulness-based stress reduction and health benefits: a meta-analysis[J]. Journal of Psychosomatic Research, 2004(57): 35-43.

[25]Fritz C, Sonnentag S. Recovery, well-being, and performance-related outcomes: the role of workload and vacation experiences[J]. Journal of Applied Psychology, 2006(91): 936-945.

[26]Bandura A. Self-efficacy: the exercise of control[M]. New York: Freeman, 1997.

[27]Sonnentag S, Binnewies C, Mojza E J. Did you have a nice evening? a day-level study on recovery experiences, sleep, and affect[J]. Journal of Applied Psychology, 2008(93): 674-684.

[28] Fritz, Sonnentag, Spector, et al. The weekend matters: relationships between stress recovery and affective experiences[J]. Journal of Organizational Behavior, 2010, 31(8): 1137-1162.

[29] Sonnentag S, Fritz C. The recovery experience questionnaire: development and validation of a measure for assessing recuperation and unwinding from work [J]. Journal of Occupational Health Psychology, 2007(12): 204-221.

[30] Meijman T F, Mulder G. Psychological aspects of workload. In Drenth P J D, Thierry H (Eds.), handbook of work and organizational psychology [M]. Hove, England: Psychology Press, 1998: 5-33.

[31] Hobfoll S E. Stress, culture and community: the psychology and physiology of stress [M]. New York: Plenum Press, 1998.

[32]王海棠,任利民,刘瑶,等. SF-12健康调查量表的评价研究现状[J].中华全科医师杂志,2015(7).

构建和谐劳动关系背景下农民工超时工作问题分析

刘璐宁[1] 孟续铎[2]

（1. 北京财贸职业学院商学院
2. 美团点评法律政策研究中心高级研究员）

摘 要：保障农民工休息休假权是构建和谐劳动关系的重要内容之一。本文基于对13个省份农民工的调查，构建Ologit回归模型，发现性别、受教育程度、月收入、本工作工龄、工作需否培训、工伤保险、劳动合同类型、所属行业、职业类型、单位类型是影响农民工超时工作的显著因素。然后利用边际效应对显著因素的实际作用大小进行计算，发现受教育程度、劳动合同类型和单位类型是影响农民工超时工作的重要因素。最后，本文提出需要从法律规制、提升农民工人力资本、构建劳动力市场一体化的角度保障农民工的休息休假权，构建和谐的劳动关系。

关键词：超时工作；工作时间；农民工；过度劳动

一、文献综述

构建和谐劳动关系是加强和创新社会管理、保障和改善民生的重要内容，是建设社会主义和谐社会的重要基础。《中共中央国务院关于构建和谐劳动关系的意见》明确提出，“切实保障职工休息休假的权利”是构建和谐劳动关系的重要任务之一。农民工是职工队伍的重要群体，关注和构建农民工群体的和谐劳动关系是构建整个社会劳动关系的关键。2017年4月28日，国家统计局发布的《2016年农民工监测调查报告》显示，我国2016年农民工总量已经超过2.8亿人，超越了人口总量世界排名第五的巴西。然而农民工群体在就业过程中普遍存在着超时工作的现象，日从业时间超过8小时的农民工占64.4%，周从业时间超过44小时的农民工占78.4%。因超时工作而造成绩效下降、工作失误甚至伤残事故的案例屡见不鲜。

作为城市从业者中的弱势群体，农民工就业主要进入的是城市的次要劳动力市场，超时工作问题会更为突出。从现有文献看，国内针对农民工工作时间的研究比较少，实证研究更是凤毛麟角。罗俊峰等利用流动人口监测数据测量了流动人口的工作时间，研究发现有45%的流动人口周工作时间超过60小时，呈现出在劳动密集型企业、私营企业、个体户打工的流动人口工作时间更长的特点[1]。赖德胜等基于权威的统计数据和微观调查数据，提出了中国劳动者在工作时间方面的八大特征，其中城乡劳动者工作时间差异大，农村非农就业人员劳动时间更长、农村男性非农就业人员比城市男性就业人员工作时间更长等特点突出[2]。石丹淅等从代际差异角度，针对新生代农民工的日工作时间的影响因素建立计量模型进行了分析，研究发现年龄、子女数量、受教育程度、是否为蓝领、劳动合同关系、工作单位规模、是否为工会会员、是否亲自照看孩子、求职途径等因素，显著影响新生代农民工的工作时间[3]。王静等基于对839名进城务工人员的调查,认为农民工求职过程中的瓶颈与工作的稳定性、工资收入的生存需求及在城市中的发展需求,是使该群体超时工作的关键原因[4]。王小洁等利用CHIP2007数据发现贸易开放对技能较高农民工工时的负向影响高于对低技能农民工的影响[5]。当然,除了对农民工工作时间的研究,对于一些特殊职业工作者工作时间的研究也值得借鉴,如高校教师[6~8]、医务工作者[9~10]在工作时间上也有各自的职业特色。此外,也有学者将农民工工作时间作为自变量,研究其对农民工身心健康、市民化意愿、生活满意度和幸福感的影响[11~14]。还有学者从劳动保障角度和法律角度分析了农民工休息休假权被侵害的原因,如法律法规不完善、用人单位不守法、城乡分割的二元体制等[15~17]。

从以往的研究看,学者对农民工工作时间的影响因素做了一些探索,为后续研究的开展提供了一定的思路,但是还有进一步探索的空间。一方面,从已有自变量的选择看,有些可能会影响到农民工工作时间的自变量没有被纳入,如工龄、技能水平、社会保障情况等;另一方面,现有的研究大多采用有序回归模型中的回归系数不同,真实反映各自变量对因变量的影响程度的大小,应在技术上做进一步的深化处理。鉴于此,本文将在微观调研的基础上,衡量我国农民工工作时间的现状,并建立计量模型,实证分析影响农民工超时工作的主要因素及各因素的作用大小。

二、农民工超时工作现状

(一)数据来源

本文的数据来自中国劳动保障科学研究院课题组2015年组织开展的一次农民工调查,该调查采用的是典型抽样和随机抽样相结合的方式,涉及全国13个省、市、自治区,分别是广东、江苏、上海、四川、新疆、重庆、河北、河南、湖北、海南、山东、陕西和北京。调查问题涉及农民工的个人基本信息(性别、年龄、受教育程度等)、就业情况(所属行业、单位类型、具体职业、工作转换时间、工作时间、工资收入、支出等)、权益保护和社会保障情况(劳动保护情况、社会保障情况等)、农村土地情况等方面。共发放问卷2 267份,回收有效问卷2 245份,有效率为99.03%。具体的变量描述见表1所示。

表1　变量描述统计分析

变量名称	变量描述	样本量	均值	标准差
周工作时间	1=≤40小时,2=40~48小时,3=48~66小时,4=66小时以上	2 112	2.425	1.089
性别	1=男,0=女	2 176	0.553	0.497
年龄	1=小于30岁,0=大于30岁及以上	2 222	0.509	0.5
婚姻状况	1=已婚,0=单身	2 177	0.627	0.484
受教育程度	1=初中及以下,2=高中、中专,3=大学及以上	2 231	1.799	0.785
技能水平	1=没等级,2=初中级技工,3=高级技工及以上	2 201	1.476	0.641
所属行业	1=农林牧渔业,2=工业,3=建筑业,4=交通运输业,5=文教卫生,6=邮电通信业,7=批零贸易业,8=个体经营服务业	1 890	4.11	2.461
单位类型	1=国有,2=外资、合资,3=私企、民营	1 846	2.472	0.764

续表

变量名称	变量描述	样本量	均值	标准差
职业类型	1=经理人员,2=专业技术人员,3=办事人员和有关人员,4=商业服务业员工,5=一线生产工人,6=农林牧渔业水利生产人员 F=其他	2 179	4.063	1.658
月收入	1=3 000元以下,2=3 000~5 000元,3=5 000元以上	2 186	1.549	0.68
本工作工龄	1=少于3年,0=3年及以上	2 126	0.528	0.499
工作需否培训	1=需要,0=不需要	2 073	0.744	0.437
工伤保险	1=有,0=无	2 223	0.358	0.48
劳动合同类型	1=无固定期限,2=有固定期限,3=无或口头	1 939	1.806	0.769
劳动保护	1=非常好,2=一般,3=没有	2 120	1.771	0.534

(二)农民工超时工作现状分析

1. 农民工超时工作总体情况

我国《劳动法》《劳动合同法》以及《国务院关于职工工作时间的规定》等相关法律和文件对劳动者的劳动时间做出了比较明确的规定,无论是标准工时还是综合工时的工作,日工作8小时、周工作40小时是法定标准工时的界限。《劳动法》第38条规定:“用人单位应当保证劳动者每周至少休息一天。”这种情况下的工作时间即为6×8小时=48小时。《劳动法》第41条还规定,“延长工作时间每日不得超过三小时”,如果按照每日3小时加班,周工作6天,那么周工作时间即为6×11小时=66小时。因此,本文确定将40小时、48小时、66小时三个时间作为划分节点,以此将农民工的劳动时间划分为三个阶段,即周工作时间≤40小时(适时工作),40小时<周工作时间≤48小时(低超时工作),48小时<周工作时间≤66小时(中超时工作),66小时<周工作时间(高超时工作)。

通过对农民工工作时间的调查分析可以得出农民工平均每日工作8.90小时,每周工作5.91天,53.06小时(见表2)。从每日工作时间看,超过8小时工作的农民工占43.1%,尤其是9~10小时的居多,占30.4%;从每周工作天数看,超过5天的农民工占70.1%,其中每周工作6天的占41.4%;而从每周工作小时数看,超过40小时标准的更是占了73%。与城镇就业人员的平均周工作时间相比,农民工较之多了近7个小时。这说明,农民工的工作时间无论是按日工时还是周工时,都存在普遍较长的现象。

表2 农民工工作时间分布及与城镇就业人员对比

每日工作小时			每周工作天数			每周工作小时			城镇就业人员平均周工时
	频数	比重(%)		频数	比重(%)		频数	比重(%)	46.6小时*
≤8小时	1 220	56.9	<5日	57	2.7	≤40小时	571	27.0	
9~10小时	651	30.4	5日	573	27.2	40~48小时	498	23.6	
11~12小时	254	11.8	6日	873	41.4	48~66小时	618	29.3	
>12小时	19	0.9	7日	606	28.7	66小时以上	425	20.1	
平均值	8.90小时		平均值	5.91天		平均值	53.06小时		

资料来源:中国统计局《中国劳动统计年鉴》。

注:*为2014年9月的调查数据。

2. 分农民工个人特征的工作时间分布

从性别看,女性农民工工作时间较男性短,有近30%的周工时集中在48~66小时,有23.5%的男性农民工周工作时间超长,导致在农民工群体中过度劳动和劳动不足现象并存。从年龄看,30岁及以上的农民工群体在中高超时工作状态的比重高于新生代农民工(小于30岁),有57%的30岁及以上农民工的工作时间超过了48小时。从不同的受教育程度看差别比较明显,初中及以下学历的农民工大多处在中高超时工作状态,而高学历农民工多处在适时工作状态。从不同的技能水平看,高级技工及以上(技师和高级技师)分别有29.7%和29.1%处在适时工作和中超时工作状态,没有经过技能鉴定的农民工在四种工时状态的分布比较平均(见表3)。

表3 分农民工个人特征的工作时间分布 小时,%

		≤40小时		40~48小时		48~66小时		66小时以上	
		频数	比重(%)	频数	比重(%)	频数	比重(%)	频数	比重(%)
性别(GENDER)	女	273	29.8	233	25.4	270	29.4	141	15.4
	男	280	24.7	251	22.2	336	29.7	266	23.5
年龄阶段(YEAR)	30岁及以上	246	23.7	201	19.3	345	33.2	247	23.8
	小于30岁	322	30.5	294	27.8	267	25.3	173	16.4
婚姻状况(MS)	单身	243	32.8	202	27.3	184	24.8	112	15.1
	已婚	310	23.7	278	21.2	421	32.1	301	23.0
受教育程度(EDU)	初中及以下	178	19.5	157	17.2	317	34.8	260	28.5
	高中、中专	184	25.5	201	27.8	208	28.8	129	17.9
	大学及以上	205	44.0	138	29.6	90	19.3	33	7.1
技能水平(SL)	没有等级	326	26.2	293	23.6	360	28.9	265	21.3
	初级技工	185	27.9	157	23.7	200	30.2	121	18.3
	高级技工及以上	51	29.7	38	22.1	50	29.1	33	19.2

3. 分农民工就业状况的工作时间分布

从农民工就业的行业和职业看,对体力要求比较高的处在次要劳动力市场的行业和职业的农民工工作时间比较长,如建筑业从业者、商业服务业和一线生产工人。从单位类型看,私企或者民营企业的农民工平均工时最长,国有、外资和合资企业的周工时相差不大。从本工作工龄看,在现在的工作超过3年的农民工工作时间更长。从月收入看,农民工的周工时出现了“中间高,两头低”的特点,中等收入农民工工作时间最长。最后,工作是否需要专门培训是工作复杂程度和对人力资本要求的体现,不需要专门培训的简单工作的工作时间要比需要专门培训的复杂工作的工作时间长(见表4)。

表4　分农民工就业状况的工作时间分布状况

小时,%

		≤40小时		40~48小时		48~66小时		66小时以上	
		频数	比重(%)	频数	比重(%)	频数	比重(%)	频数	比重(%)
所属行业(IT)	农林牧渔业	47	45.6	8	7.8	35	34.0	13	12.6
	工业	135	22.1	195	31.9	193	31.5	89	14.5
	建筑业	50	15.1	71	21.5	99	29.9	111	33.5
	交通运输业	17	22.1	19	24.7	24	31.2	17	22.1
	文教卫生	52	45.2	24	20.9	31	27.0	8	7.0
	邮电通信业	22	51.2	13	30.2	7	16.3	1	2.3
	批零贸易餐饮	39	20.6	43	22.8	61	32.3	46	24.3
	个体经营服务业	81	24.6	65	19.8	88	26.7	95	28.9
职业类型(ZY)	经理人员	41	44.1	18	19.4	18	19.4	16	17.2
	专业技术人员	103	27.6	91	24.4	115	30.8	64	17.2
	办事人员和有关人员	123	40.5	85	28.0	58	19.1	38	12.5
	商业服务业员工	88	24.2	77	21.2	105	28.9	93	25.6
	一线生产工人	139	21.2	164	25.0	217	33.1	136	20.7
	农林牧渔业水利生产人员	16	28.1	5	8.8	26	45.6	10	17.5
	其他	54	23.7	50	21.9	69	30.3	55	24.1
单位类型(ET)	国有	121	40.7	64	21.5	70	23.6	42	14.1
	外资、合资	125	36.3	97	28.2	80	23.3	42	12.2
	私企、民营	242	21.3	266	23.5	366	32.2	261	23.0
本工作工龄(WY)	少于3年	229	23.5	207	21.3	288	29.6	250	25.7
	3年及以上	326	29.7	285	26.0	320	29.1	167	15.2
月收入(INCOME)	3 000元以下	358	30.8	296	25.5	314	27.0	195	16.8
	3 000~5 000元	128	18.1	169	23.9	231	32.7	178	25.2
	5 000元以上	81	35.7	30	13.2	69	30.4	47	20.7
工作需否培训(WT)	不需要	106	20.4	85	16.4	175	33.7	154	29.6
	需要	421	28.6	361	26.6	419	28.5	241	16.4

4. 分农民工劳动保障情况的工作时间分布

由表5可知,劳动保障情况的不同对农民工工作时间长短的影响也有所不同。从劳动合同类型看,没有劳动合同或者仅是口头约定合同的农民工工作时间最长;有固定期限劳动合同的农民工平均工时最短。从工伤保险的情况看,有工伤保险的农民工的工时相对较短,31.4%的农民工处在适时工作状态;而无工伤保险的农民工有55.4%都处在中高超时工作状态。所以,劳动保障情况与农民工工作时间的长短有一定的关系。

表5　分农民工劳动保障情况的工作时间分布

		≤40 小时		40~48 小时		48~66 小时		66 小时以上	
		频数	比重(%)	频数	比重(%)	频数	比重(%)	频数	比重(%)
劳动合同类型(CT)	无固定期限	211	30.8	144	21.1	189	27.6	140	20.5
	有固定期限	256	33.3	225	29.3	202	26.3	86	11.2
	口头或无合同	58	14.4	59	14.6	150	37.2	136	33.7
工伤保险(IJ)	无	320	24.2	270	20.4	410	31.0	322	24.4
	有	243	31.4	224	28.9	205	26.5	102	13.2
劳动保护(LP)	非常好	184	32.3	144	25.3	141	24.8	100	17.6
	一般	339	25.4	321	24.0	408	30.5	269	20.1
	没有	18	15.9	12	10.6	43	38.1	40	35.4

三、农民工超时工作影响因素的实证分析

(一)研究方法

为了进一步验证农民工超时工作状态影响因素的显著性,需要建立计量模型.由于农民工工作时间的长短往往属于有序的等级评价,如"≤40 小时""40~48 小时""48~66 小时""66 小时以上",因此本文选择使用 STATA 11.0 中的 Ologit 命令来解决有序响应的问题,基本分析模型如下:

$$p(Y_i > i) = \phi(\theta_i - x\beta) = \frac{\exp(\theta_i - x\beta)}{1 + \exp(\theta_i - x\beta)}, i = 1,2,3,4 \tag{1}$$

在式(1)中,Y_i 表示在{1,2,3,4}上所取得值的有序响应,x 为解释变量,假定潜变量 $Y_i^* = x\beta + e$,其中 β 表示 K×1 向量,残差 e 服从 Logistics 分布。x 为可能会影响农民工工作时间长短的解释变量,包含三类,即农民工个人特征因素(性别、年龄、婚姻状况、受教育程度、技能水平)、就业状况因素(所属行业、单位类型、职业类型、本工作工龄、月收入、工作需否培训)、劳动保障因素(劳动合同类型、工伤保险、劳动保护)。

(二)多响应回归结果

1. 多响应回归结果分析

为了保证自变量之间的相对独立性,避免出现多重共线性问题,对自变量的方差膨胀因子 VIF 值进行测量,由 VIF 命令可知,VIF 均值=1.279(小于5),且各变量的 VIF 值均小于5,因此各变量之间多重共线性问题较小。由多响应回归分析结果可知,有效观察量为 N=1 601,Pseudo R^2=0.065 1,LR chi2(11)=286.49,Prob>chi2=0.000 0,说明以农民工"周工作时间"作为因变量的回归方程具有统计学意义,具体统计结果见表6。

表 6　多响应回归分析结果及共线性检验

代码	变量名称	系数	z 值	VIF
GENDER	性别	0.266 8***	2.76	1.104
YEAR	年龄	0.097 1	0.79	1.829
MS	婚姻状况	0.166 3	1.31	1.749
EDU	受教育程度	−0.423 7***	−6.04	1.471
SL	技能水平	0.105 6	1.39	1.174
INCOME	月收入	0.131 3*	1.78	1.218
WY	本工作工龄	−0.330 4***	−3.17	1.300
WT	工作需否培训	−2.999 9***	−2.66	1.135
IJ	工伤保险	−0.288 9***	−2.85	1.174
CT	劳动合同类型	0.367 0***	5.59	1.226
LP	劳动保护	0.144 4	1.61	1.086
IT	所属行业	−0.349 2**	−1.96	1.135
ZY	职业类型	−0.366 1***	−3.46	1.263
ET	单位类型	0.457 9***	4.84	1.044
/cut1		−0.741 2		
/cut2		0.414 8		
/cut3		1.995 5		

注：*** 表示 $p< 0.01$，** 表示 $p< 0.05$，* 表示 $p < 0.1$。

根据上文描述性统计分析中不同行业、不同职业以及不同单位类型样本的周工作时间长度的分布规律，在进行回归时，“所属行业”中，1＝文教卫生和邮电通信业，0＝其他行业；“职业类型”中，1＝经理人员、专业技术人员和办事人员等相关人员，0＝其他职业；“单位类型”中，1＝私企、民营，0＝其他单位类型。

2. 显著变量多响应回归结果分析

可以看出，在自变量中性别、受教育程度、月收入、本工作工龄、工作需否培训、工伤保险、劳动合同类型、所属行业、职业类型、单位类型是影响农民工周工时长短的显著因素，其中性别、教育程度、本工作工龄、工作需否培训、工伤保险、劳动合同类型、职业类型和单位类型为非常显著因素。为进一步验证各显著影响因素对工作时间的实际影响作用，剔除不显著因素后再次进行 Ologit 回归分析。由多响应回归分析结果可知，有效观察量为 N＝1 695，Pseudo $R^2=0.062\ 5$，LR chi2(10)＝291.36，Prob>chi2＝0.000 0，有统计学意义，且 VIF 均值等于 1.150（小于 5），因此变量之间多重共线性问题较小。由于 Ologit 回归模型的回归系数不能反映各自变量对因变量的影响程度的真实大小，只能作为各自变量相互比较、排序的依据，回归系数的符号也无法说明中间选择的影响方向。因此，各自变量对企业员工过劳的影响程度和方向需要通过定量的计算得到具体数值，而将各自变量的影响程度进行比较、计算，必须通过常对数模型，换成弹性进行分析，即计算出各自变量对因变量的边际贡献。某个自变量对因变量的边际贡献是指在其他变量取均值时，该变量变动 1 个单位对因变量选择的概率影响[18]。在STATA中,运用mfx命令,计算各变量的边际贡献。而要计算各组变量对因变量实际作用的效果,则需要通过以下公式进行计算(按照$y=2$计算)。

$$e_n = \frac{\partial_y}{\partial_x}, E = \frac{e_n}{\sum e_n} \quad n = 1,2,3,\cdots,10 \tag{2}$$

其中,e_n是自变量对因变量的边际效应,即弹性系数。E为各自变量作用所占比例。

根据上文描述性统计分析中不同行业、不同职业以及不同单位类型样本的周工作时间长度的分布规律,在进行回归时,"所属行业"中,1=文教卫生和邮电通信业,0=其他行业;"职业类型"中,1=经理人员、专业技术人员和办事人员等相关人员,0=其他职业;"单位类型"中,1=私企民营,0=其他单位类型。

3. 不同因素的作用效果分析

分析结果见表7。

表7　显著变量多响应回归分析结果、共线性检验及边际效应

	代码	变量名称	系数	z值	VIF	e_n	E(%)
个人特征因素	GENDER	性别	0.232 3**	2.51	1.073	0.031 9**	4.5
	EDU	受教育程度	−0.417 8***	−2.29	1.288	−0.191 6***	27.1
就业状况因素	INCOME	月收入	0.160 8**	2.27	1.181	0.064 4**	9.1
	WY	本工作工龄	−0.349 1***	−3.76	1.094	−0.046 2***	6.5
	WT	工作需否培训	−0.255 5**	−2.36	1.107	−0.047 8**	6.7
	IT	所属行业	−0.400 5**	−2.29	1.135	−0.008 3**	1.2
	ZY	职业类型	−0.334 4***	−3.32	1.219	−0.033 0***	4.7
	ET	单位类型	0.485 4***	5.30	1.037	0.067 6***	9.5
劳动保障因素	IJ	工伤保险	−0.290 1***	−2.96	1.171	−0.028 7***	4.1
	CT	劳动合同类型	0.414 4***	6.54	1.196	0.188 7***	26.6
	/cut1		−0.741 2				
	/cut2		0.414 8				
	/cut3		1.995 5				

注:*** 表示$p< 0.01$,** 表示$p< 0.05$,* 表示$p< 0.1$。

个人特征因素方面。

(1)性别。男性农民工比女性农民工工作时间长,由于在现实职场中,男性的社会角色比女性更多,而且农民工在城市中从事的工作多为体力型劳动,体力型劳动又普遍存在工作时间长的特点,男性农民工的身体素质也更适合高强度的体力劳动,因此男性农民工超时工作现象突出。边际效应回归结果表明,男性农民工工作时间比女性农民工高0.031 9,其对超时工作影响作用的强弱在所有变量中占4.5%。

(2)受教育程度。受教育程度是影响农民工工作时间最重要的因素,在所有自变量中的作用也是最大的,占27.1%,边际效应结果表明,学历水平每提高一个层次,超时工作的概率会降低0.191 6。人力资本水平越高的农民工进入薪酬福利好、劳动保障高、劳动关系规范的相对主要的劳动力市场的可能性会越高,因此他们的工作时间相对也比较规范。

就业状况因素方面。本文所选择的6个因素皆是影响农民工超时工作的显著因素,总影响效应占所有变量的37.7%。按照重要性排序,依次为单位类型、月收入、工作需否培训、本工作工龄、职业类型、所属行业。

(1)单位类型。从边际效应回归结果看,在私营民企工作的农民工比在外企或者国企超时工作的概率高0.067 6,在所有自变量中,因单位类型的不同造成工作时间不同所起的作用占9.5%。私营和民企单位的劳动关系较国企或外企更为灵活,加之缺乏监管,因而工作时间超时比较普遍。

(2)月收入。月收入每提高1个层次,劳动时间超时的概率就会增加0.064 4,说明对于农民工来说,高工资的获得是建立在长时间工作基础上的。

(3)工作需否培训。需要培训才能完成的工作对技术水平和员工人力资本水平要求高,而这种工作相对于技术含量低的工作更多存在于相对主要的劳动力市场中,劳动关系规范程度也更高,这个因素对农民工超时工作的影响占6.7%。

(4)本工作工龄。本工作工龄少于3年的农民工超时工作的概率比工龄长于3年的农民工低0.046 2,在所有变量中的重要性占6.5%。

(5)职业类型。从边际效应看,蓝领工人的工作时间超时概率比专业技术人员和经营管理人员高0.033 0。一方面,由于职业的不同,有些职业不属于标准工时工作;另一方面,由于劳动力市场分割的影响,所谓的蓝领工作多存在于次要劳动力市场,而白领和金领工作则在主要劳动力市场中比较常见。

(6)所属行业。所属行业对农民工超时工作的影响占比较小,仅占1.2%。

劳动保障因素方面。劳动合同类型因素和工伤保险因素的解释力度分别为26.6%和4.1%,两个因素体现着用人单位对劳动者的劳动保护情况。没有劳动合同或者仅是口头约定的劳动合同不具有法律效力,对劳动者在劳动时间上没有保障力度。同样,是否缴纳工伤保险也表明了用人单位对待员工健康和生命安全的态度。

综上所述,从整体看,在影响农民工工作时间的显著因素中,个人特征因素在影响农民工超时劳动方面的作用占31.6%,劳动保障因素的作用占30.7%,就业状况因素的作用占37.7%。

四、结论

本研究通过调研揭示了目前中国农民工工作时间的现状,周工作时间超过40小时的农民工占73%,超过66小时的农民工占20%,超时工作现象非常普遍。利用Ologit回归模型对影响农民工超时工作的因素进行了分析提炼,随后通过对显著性变量边际效应的测量得出了各因素对农民工超时工作影响作用的大小。研究发现,受教育程度、劳动合同类型和单位类型是影响农民工超时工作的重要因素,其作用大小分别占27.1%,26.6%,9.5%。

与OECD 36个国家相比,中国2012年城镇就业者的年平均工作时间为2 348小时[①],比排在第一位的墨西哥高122小时,而比美国高31.2%,比日本高34.5%,比德国高68.1%。

① 除中国外的数据来自OECD Employment Outlook(2016)外,中国的数据根据《中国劳动统计年鉴(2013)》中“城镇就业人员调查周平均工作时间”计算所得。年平均工作时间计算方法为:当年的全年天数减去国家法定节假日,除以7再乘以周平均工作时间。

这是城镇就业者的平均情况,农民工的工作时间则更长[19]。同时,在 OECD 的调查中,排名前 10 位的国家中有 9 个发展中国家,表明劳动者普遍超时工作对于一个发展中国家尤其是一个转型时期的新型工业化国家而言是一个必经阶段。但是,这并不意味着农民工就应该透支自己的体力和精力过度劳动。

为了使更多的农民工适度劳动、体面劳动,提高他们的就业质量和生活质量,确保农民工群体的劳动关系日益和谐,基于本文的研究结论,有以下几点启示:第一,规制农民工超时工作的法律法规,完善劳动基准立法,修改工作时间的有关规定,从法律层面保障农民工的休息休假权;第二,从制度层面降低劳动力市场分割程度,为有知识、有技能、有水平的农民工进入主要劳动力市场提供更多的机会;第三,提高农民工人力资本水平,加大教育资源向农村地区的倾斜力度,大力开展职业技能培训,提升农民工进入主要劳动力市场的可能性;第四,在社会舆论层面加大对超时工作、过度劳动等问题危害的宣传力度,帮助用人单位树立健康的用人观,明确企业的侵权赔偿责任,同时帮助农民工树立新的适度劳动观。

参考文献

[1]罗俊峰,童玉芬. 流动人口工作时间及影响因素研究——基于 2013 年流动人口动态监测数据的经验分析[J].贵州财经大学学报,2016(3).

[2]赖德胜,孟大虎,王琦. 我国劳动者工作时间特征与政策选择[J].中国劳动,2015(2).

[3]石丹淅,赖柳华. 新生代农民工的工作时间及其影响因素[J].现代财经,2014(7).

[4]王静,王欣. 进城农民工超时工作的成因与特征研究[J].统计研究,2013(10).

[5]王小洁,李磊,刘鹏程. 贸易开放对农民工工时的影响研究——来自 2007 年外来务工人员调查数据的经验分析[J].财经研究,2014(5).

[6]刘贝妮. 高校教师工作时间研究[J].开放教育研究,2015(2).

[7]沈红,谷志远,刘茜. 大学教师工作时间影响因素的实证研究[J].高等教育研究,2011(9).

[8]朱依娜,何光喜. 高校教师工作与科研时间的性别差异及其中介效应分析——基于全国科技工作者状况调查数据[J].科学与社会,2014(3).

[9]赵天. 中国农村基层医生工作量及其影响因素——基于三省医疗机构调研数据的实证分析[J].经济评论,2014(1).

[10]王伯军,张华,曲永清,等. 护士的职业倦怠与抑郁焦虑情绪[J].中国心理卫生杂志,2013(4).

[11]程名望,史清华,潘烜. 工作时间、业余生活与农民工城镇就业——基于上海市 1446 个调查样本的实证分析[J].农业经济问题,2012(5).

[12]石智雷,彭慧. 工作时间、业余生活与农民工的市民化意愿[J].中南财经政法大学学报,2015(4).

[13]黄庆波,萨支红. 农民工工作时间与其身心健康的关系[J]. 中国健康心理学杂志,2015(3).

[14]王笑天,李爱梅,等. 工作时间长真的不快乐吗? 异质性视角下工作时间对幸福感的影响[J].心理科学进展,2017(1).

[15]潘泽泉,林婷婷．劳动时间、社会交往与农民工的社会融入研究——基于湖南省农民工“三融入”调查的分析[J].中国人口科学,2015(3).

[16]王朝新,黄志勇．保护农民工劳动权益的对策研究[J].江西社会科学,2009(4).

[17]徐伟,章元,万广华．社会网络与贫困脆弱性——基于中国农村数据的实证分析[J].学海,2011(4).

[18]孟续铎,王欣．企业员工“过劳”现状及其影响因素的研究——基于“推—拉”模型的分析[J].人口与经济,2014(3).

[19]经济合作与发展组织．经济合作与发展组织就业报告 2016[EB/OL]. www. oecd. org/els/employmentoutlook-previouseditions. htm.

中国流动人口工作时间及影响因素研究

——基于2013年流动人口动态监测数据的经验分析

罗俊峰　童玉芬

（首都经济贸易大学劳动经济学院）

摘　要：本文基于2013年流动人口动态监测数据，描述性统计方法与有序多元回归计量分析方法相结合，用周工作小时数对流动人口工作时间进行度量，并深入探讨了流动人口工作时间的影响因素。研究发现：高达36.91%的流动人口处于过度劳动状态，且有3.64%的流动人口为严重过度劳动。流动人口的工作时间较长，尤其是乡城流动人口过度劳动现象更为严重。年龄、受教育程度、性别、户口性质、婚姻状况、外出务工年限、健康状况等个体特征和就业职业、就业行业、就业单位性质、就业地区、工资收入等就业特征对流动人口工作时间影响显著。

关键词：流动人口；工作时间；影响因素

一、问题的提出

国家统计局《2014年国民经济和社会发展统计公报》显示，截至2014年年末，全国共有流动人口2.53亿人。流动人口就业状况及就业质量是决定劳动力合理流动和有效配置的重要因素，也是决定乡城流动人口能否在城市立足的关键，关乎其自身生存发展状况和社会的和谐与稳定。工作时间是衡量劳动者就业质量的一个重要指标，农民工作为流动人口的主体，其劳动时间长、劳动强度大已经成为公共政策研究的一个焦点问题。中国人民银行2006年公布的一份调查数据显示，85%的农民工工作时间超过法定标准，其中有一半农民工每周工作时间在41~60小时，近1/3的农民工周工作时间超过61小时。根据2007年中国家庭收入课题组对外来务工人员的调查数据计算，农民工周工作时间达61小时以上的比例为43.97%，远大于城镇居民的4.85%。农民工的平均工作时间远超过国家《劳动法》规定的标准。农民工工作时间长、劳动强度大已经成为不争的事实，长时间的体力透支和较差的就业环境所带来的身心不适已经成为农村劳动力向城市转移的障碍之一。对于农民工工时较长的原因，有学者认为是由于其所处次级劳动力市场监管不力造成的，还有学者认为在强资本、弱劳动的态势下，贸易开放是造成农民工工时过长的主要原因，但与此同时，技术进步带来劳动生产率的提高以及技术溢出效应降低了部分工种的工时，均使得劳动者的劳动用时标准更为合理。研究流动人口工作时间及影响因素是研究包括农民工在内的流动人口就业质量、劳动权益保障等问题的重要层面，对于加快推进城镇化进程、农民工融入城市、劳动力有效配置、构建和谐劳动关系有着重要的现实意义。

对已有研究成果进行梳理，发现国内针对劳动者工作时间的研究时间不长，专门针对流动人口工时问题的研究远远不够，相关文献屈指可数，且多以小范围的统计性描述为主，缺乏具有代表性、针对性的实证研究。另外，在进行工作时间分析时，学者们更多从每日工作小时数①分析工作时间。笔者认为，不仅应该考虑日工作小时数，还应该兼顾每周工作天数，因为作为次级劳动力市场主体的流动人口休息休假的机会很少，周六日加班是正常现象。因此，本文同时考虑日工作小时数和周工作天数分析周工作小时数，这样使得对于流动人口工作时间的度量更为精确。

本文在已有文献研究的基础上做了三方面改进：第一，使用样本量大、代表性强、较新的流动人口专项调查数据进行分析，分析结果更具普遍性。第二，以周工作 40 小时、60 小时、84 小时为分界点对流动人口适度工作时间进行界定和度量，将流动人口劳动强度按照工作时间划分为舒适劳动、可承受劳动、过度劳动、严重过度劳动四种情况。第三，分析的角度全面，从性别、受教育程度、户口性质、婚姻状况等人口学特征，以及就业行业、就业职业、就业单位性质、就业地域、工资收入等就业特征全面分析流动人口的工作时间。

二、数据来源与研究方法

（一）数据来源

本文使用的数据是原卫生和计划生育委员会流动人口司 2013 年流动人口动态监测数据②，此数据为流动人口专项调查数据，且调查过程中采用了分层、多阶段、与规模成比例的 PPS 抽样方法。调查对象为 2013 年 5 月年龄为 15~59 岁在本地居住一个月及以上，非本区（县、市）户口的流动人口；调查范围覆盖了 31 个省、自治区、直辖市和新疆生产建设兵团，使得调查结果对全国和各省份都有代表性；调查内容主要包括被调查者基本情况、就业与收入支出情况、公共服务与社会保障、婚育情况与计划生育服务四方面，其中被调查者基本情况、就业与收入支出情况包括了流动人口就业者的性别、年龄、户口性质、受教育程度、户籍地、流动范围、外出工作年限、就业状况、未工作原因、流入本地原因、流入本地时间、就业行业、就业职业、就业单位性质、就业身份、工资收入、每周工作天数、每日工作小时数等信息。丰富的调查信息使得本文在实证分析中可以使用很多影响流动人口工作时间的个人特征和就业特征的变量。调查的流动人口样本数为198 795人，其中乡城流动人口占多数，为 169 650 人，所占比重为 85.3%。剔除掉不符合要求的样本，共有处于就业状态的流动人口 167 210 人，其中男女流动人口就业者占比分别为 59.3%，40.7%；乡城流动人口为 142 843 人，城城流动人口为 24 367 人，占比分别为 85.4%，14.6%。

根据流动人口动态监测数据，与工时有关的问题有两个：①每周工作的天数是多少？②每日工作的小时数是多少？本文利用周工时数对流动人口的工作时间进行测度，其中周工时数=每周工作天数×每天工作小时数。在计量分析中为了便于进行对比，仅使用就业身份为雇员的流动人口。

（二）研究方法

本文分别以周工作小时数 40 小时、60 小时、84 小时为临界点③，将周工作小时数≤40 小时

---

① 孙汝祥（2006）、谢勇等（2013）、王小洁等（2014）从周工作小时数分析农民工的工作时间。

② 如无特殊标注，本文中的数据均来自流动人口动态监测数据。

③ 选这三个时间段作为临界点是因为若按每天工作 8 小时、每周工作 5 天计算，周工作小时数为 40 小时，这是法定标准工时；若按每天工作 10 小时、每周工作 6 天计算，周工作 60 小时，周末还可以休一天，能够为劳动者身心所承受；周工作 84 小时，则可以看成即使每周工作 7 天，每天也得工作 12 小时，这就远超出了劳动者的可承受范围。

为舒适劳动;40 小时<周工作小时数≤60 小时为可承受劳动;60 小时<周工作小时数≤84 小时为过度劳动;周工作小时数>84 小时为严重过度劳动。由于被解释变量流动人口工作时间的取值具有序列等级特点,因此本文选用了有序概率模型(有序多分类回归)展开研究。

假定 y 表示流动人口工作时间,y 值由 $y*$ 决定,且 $y* = x\beta + e$

若 $y* \leq 40, y=1$

若 $40 < y* \leq 60, y=2$

若 $60 < y* \leq 84, y=3$

若 $y* > 84, y=4$

其中,x 表示影响周工作时间的流动人口特征变量和就业特征变量。

(三)变量设定及定义

模型所采用的因变量是流动人口的工作时间,为有序多分类变量,作为解释变量的 x 包括性别、年龄、受教育程度、户口性质、婚姻状况、外出务工年限等个人特征变量,以及就业行业、就业职业、就业单位性质、就业地区、工资收入等就业特征变量。各变量的具体设定见表 1。

表 1　变量设定及定义

变量名称		变量定义
工作时间		=1,若周工作小时数≤40 小时;=2,若 40 小时<周工作小时数≤60 小时;=3,若 60 小时<周工作小时数≤84 小时;=4,若周工作小时数>84 小时
个人特征变量	户口性质	乡城流动人口为 1,城城流动人口为 0
	年龄	(201205——调查者出生年月)/100,四舍五入保留两位小数
	性别	男性为 1,女性为 0
	受教育程度	小学及以下=1,初中=2,高中中专=3,大专及以上=4
	婚姻状况	已婚=0,未婚=1
	健康状况	一年内生病为 0,一年内未生病为 1
	外出务工年限	2013 年 5 月——离开户籍地外出打工年月
就业特征变量	就业行业	低知低薪服务行业=1,制造业=2,采掘建筑水电煤供应业=3,第一产业=4,高知高薪服务业=5,高知低薪服务业=6,其他不便分类行业=7
	就业职业	生产类职业=1,专业技术类职业=2,服务类职业=3,管理办事人员=4,其他不便分类职业=5
	就业身份	雇员=1,雇主=2,自营劳动者=3
	就业单位性质	公有制单位=1,个体工商户=2,私营企业=3,外资企业=4,其他单位性质=5
	就业地区	东部=1,中部=2,西部=3
	工资收入	流动人口的小时工资收入

三、流动人口工作时间描述性分析

根据调查数据对流动人口周工作小时数进行分析,结果显示(见表 2):流动人口周平均工作小时数为 60 小时,其中仅有 14.7%的流动人口的工作时间在《劳动法》规定的时间范围之内,40~60 小时的占 44.74%,周工作小时数超过 60 小时的比重高达 40.55%,说明流动人口工时普遍较长,且长此以往较长的工作时间和较强的劳动强度会有损流动人口的身心健康。如果进行乡城对比不难发现,乡城流动人口的超工时工作现象比城城流动人口更为严重,乡城流动人口平均周工作小时数为61小时,城城流动人口为54小时,且乡城流动人口周工作小时数为40小时之内的占比仅为11.88%,比城城流动人口低近20个百分点,说明农民工的就业环境较为恶劣,工作时间明显超时,存在较为严重的过度劳动。

表2　流动人口工时分布与乡城对比

	全体		乡城流动		城城流动	
	频数(人)	比重(%)	频数(人)	比重(%)	频数(人)	比重(%)
≤40小时	24 583	14.7	16 968	11.88	7 615	31.25
40~60小时	74 817	44.74	64 522	45.17	10 295	42.25
60~84小时	61 718	36.91	55 883	39.12	5 835	23.95
>84小时	6 092	3.64	5 470	3.83	622	2.55
合计	167 210	100	142 843	100	24 367	100
平均工作小时	60小时		61小时		54小时	

注:表中数据根据流动人口动态监测数据分析得出。

表3为流动人口周平均工时、工时分布及劳动者特征对比。从年龄分布看,35~44岁的流动人口周平均工时最长,其次为45岁以上流动人口,再次为25~34岁的流动人口,15~24岁流动人口的周平均工作时间最短。具体到各年龄段的工时分布,年龄越大,过度劳动的流动人口所占比重越大。从受教育程度看①,小学及以下、初中、高中中专、大专及以上的流动人口周平均工时分别为:62.8小时、62.1小时、58小时、48.9小时,说明受教育程度越高,流动人口的周工作时间越短,且初中及以下劳动者过劳现象严重。从性别看,男性流动人口无论是周平均工时还是在过度劳动时间的比重值均比女性高。从婚姻状况看,已婚者周平均工作时间比未婚者长,且周工时超过60小时的比重比未婚者高17个百分点,说明已婚者为了家里开销不得不靠延长工作时间甚至过度劳动来挣得较多的工资。将外出务工年限分为5个区段,结果发现外出务工年限越长,流动人口的工作时间负荷越大,外出务工年限小于等于1年的流动人口周平均工时为57.8小时,有33.09%的流动人口周工时超过了60小时(即处于过度劳动状态),而与之相比较有10年及以上外出务工经验的劳动者周平均工时为62.3小时,且有47.08%的劳动者周工时超过了60小时,其中有5.42%为严重过度劳动。

表3　流动人口周平均工时、工时分布及劳动者特征对比

	样本量(人)	平均周工作小时数	小于等于40小时(%)	40~60小时(%)	60~84小时(%)	84小时以上(%)	合计(%)
15~24岁	31 870	57.4	14.52	54.3	29.22	1.96	100

① 调查问卷中受教育程度主要分为未上过学、小学、初中、高中、中专、大学专科、大学本科、研究生8类,考虑到研究对象的实际受教育程度分布情况,为了研究方便,本文将未上过学和小学合并为第一类即小学及以下,初中为第二类,高中中专合并为第三类,将大学专科、大学本科、研究生合并为第四类即大专及以上。

续表

	样本量(人)	平均周工作小时数	小于等于40小时(%)	40~60小时(%)	60~84小时(%)	84小时以上(%)	合计(%)
25~34岁	61 091	58.8	17.86	44.58	34.28	3.29	100
35~44岁	53 026	62.1	12.25	40.82	42.2	4.74	100
45~59岁	21 223	62.2	12.02	40.67	42.83	4.48	100
小学及以下	23 613	62.8	9.85	41.56	43.76	4.83	100
初中	90 714	62.1	9.61	44.35	41.76	4.18	100
高中中专	36 135	58	16.54	49.22	31.49	2.75	100
大专及以上	16 748	48.9	45.15	41.18	12.69	0.98	100
女	67 993	59.3	15.94	45.45	34.99	3.62	100
男	99 217	60.5	13.86	44.26	38.23	3.66	100
已婚	129 660	61.2	13.97	41.64	40.09	4.31	100
未婚	37 550	56	17.23	55.47	25.94	1.36	100
外出务工年≤1	23 920	57.8	14.91	51.99	31.34	1.75	100
1<外出务工年≤3	27 277	58.0	15.53	50.25	32.11	2.1	100
3<外出务工年≤6	33 062	59.2	15.92	45.41	35.56	3.1	100
6<外出务工年≤9	23 332	60.1	15.53	42.85	38	3.61	100
外出务工年≥10	59 619	62.3	13.24	39.69	41.66	5.42	100
总计	167 210	60	14.7	44.74	36.91	3.64	100

注:pr=0.000,说明差异显著。表中数据根据流动人口动态监测数据分析得出。

表4为流动人口周平均工时分布及劳动者就业特征对比。从就业身份看,自营劳动者的工作时间最长,周平均工作时间为67.7小时;雇主为66.9小时,雇员为55小时,有六成多的雇主和自营劳动者处于过度劳动状态,且近8%的雇主和自营劳动者为严重过度劳动。从就业行业看,批发零售、住宿餐饮、社会服务等低知低薪服务行业流动人口周工作工时最长,且超时劳动严重,其次为第一产业就业者,第二产业中制造业和采掘建筑水电煤供应行业周工作时间相当,高知服务行业工作时间较短,且在高知服务行业内部工作时间与工资收入呈正相关关系,包括教育文化及广播电影电视、卫生体育、社会福利、党政机关和社会团体等在内的高知低薪服务行业周工作时间较短,比流动人口周平均工作时间少12个小时。从就业职业看,机关管理办事人员工作时间较短,平均周工作小时数为43.7小时,专业技术人员为50.8小时,生产人员为57.5小时,服务人员最长为62.3小时。从工时分布看,专业技术人员机关管理办事人员标准工时所占的比重较大,而服务人员、生产人员的过度劳动严重。从就业单位性质看,公有制单位和外资企业工作时间最短;而个体户工作时间最长,且有52.72%属于过度劳动状态,6.77%属于严重过度劳动状态,说明非正规就业单位过劳现

象更为严重,应该引起高度重视。从就业地域[①]看,东部周工作时间最短,平均为58.9小时,中部最长为61.9小时。东部地区周工作超过60小时的比重为36.47%,中西部过度劳动现象比东部更为严重,说明经济越是发达的地方由于技术进步所带来的溢出效应,使得劳动者劳动生产率提高,工时得到缩短。从月工资收入看,工资水平越高,周工作时间越长,月工资4 000元及以下的流动人口周工作时间在40~60小时的居多,而月收入为4 000元以上的流动人口有45%左右工作时间集中在60~84小时,说明流动人口的高工资不是劳动价值的真实体现,而是需要耗费更多的工作时间获得。

表4　流动人口周平均工时与工时分布及劳动者就业特征对比

	样本量（人）	平均周工作小时数	小于等于40小时(%)	40~60小时（%）	60~84小时（%）	84小时以上（%）	合计（%）
雇员	99 826	55	19.62	55.58	23.84	0.95	100
雇主	15 023	66.9	7.63	31.09	54.14	7.15	100
自营劳动者	52 361	57.7	7.36	28	56.88	7.77	100
低知低薪服务业	80 377	64.2	8.71	39.16	46	6	100
制造业	34 624	56.6	16.34	55.39	27	1	100
采掘建筑煤电	18 327	56.6	17.12	51.71	30.31	0.86	100
第一产业	4 646	59.3	14.14	42.25	41.33	2.28	100
高知高薪服务	10 780	53.3	31.76	43.75	23.16	1.33	100
高知低薪服务业	4 657	48.2	49.13	37.84	11.55	1.48	100
其他不便分类行业	13 799	58.3	17.52	45.26	34.4	2.82	100
生产人员	49 215	57.5	14.22	53.85	31	1	100
专业技术人员	10 106	50.8	37.93	45.24	16	1	100
服务人员	98 723	63.0	10.57	40.41	44	5	100
机关管理办事人员	2 796	43.7	69.46	26.47	3.86	0.21	100
其他不便分类职业	6 370	55.2	21.55	48.71	28.37	1.37	100
公有制单位	14 359	50.6	37.63	46.27	15.28	0.82	100
个体户	70 372	66.6	6.32	34.19	52.72	6.77	100
私营企业	53 684	55.2	16.88	58.62	23.55	0.95	100
外企	8 052	51.8	32.84	50.16	16.84	0.16	100
其他性质单位	20 743	59.9	14.6	41.47	40.61	3.32	100
东	78 970	58.9	16.89	46.64	33.07	3.4	100

① 就业地域主要是指农民工在何处就业,本文按照国家统计局对于三大经济地带的划分将就业地域分为东部地区、中部地区、西部地区。其中,东部地区包括:北京市、上海市、天津市、河北省、山东省、广东省、浙江省、江苏省、海南省、辽宁省、福建省11省、市;中部地区包括:山西省、河南省、安徽省、江西省、湖北省、湖南省、黑龙江省、吉林省8省;西部地区包括:陕西省、甘肃省、青海省、宁夏回族自治区、西藏自治区、重庆市、四川省、贵州省、云南省、广西壮族自治区、内蒙古自治区、新疆维吾尔自治区12省、市、自治区。

续表

	样本量(人)	平均周工作小时数	小于等于40小时(%)	40~60小时(%)	60~84小时(%)	84小时以上(%)
中	35 310	61.9	11.44	42.06	42.13	4.37
西	52 930	60.4	13.62	43.7	39.16	3.52
月工资≤2 000元	53 495	59.0	15.01	47.45	33.85	3.69
2 000~4 000元	83 552	59.7	14.07	46.91	35.94	3.08
4 000~6 000元	21 329	62.5	14.6	36.07	44.57	4.77
大于6 000元	8 834	62.9	19.04	28.83	46.14	5.99
总计	167 210	60	14.7	44.74	36.91	3.64

注:pr=0.000,说明差异显著。表中数据根据流动人口动态监测数据分析得出。

四、流动人口工作时间影响因素的计量分析

(一)流动人口工作时间影响因素的相关分析

为了筛选可能对流动人口工作时间有显著影响的因素,本研究分别就年龄、受教育程度、外出务工年限、工资收入等数值型解释变量,性别、户口性质、婚姻状况、健康状况等0-1变量与被解释变量(工作时间) 进行相关分析①,输出结果见表5。结果显示,流动人口工作时间与上述个体特征变量和就业特征变量都有显著相关关系,适合纳入后面的回归分析模型。

表5 流动人口工作时间影响因素的相关分析

	周工作小时	性别	户口	年龄	受教育程度	外出务工年限	婚姻状况	健康状况	工资收入
周工作小时	1								
性别	0.034 3*	1							
	0.000								
户口	0.145 8*	0.008 3*	1						
	0.000	0.000 7							
年龄	0.112 6*	0.090 1*	-0.017 5*	1					
	0.000	0.000	0.000						
受教育程度	-0.217 9*	0.029 4*	-0.370 3*	-0.286 7*	1				
	0.000	0.000	0.000	0.000					
外出务工年限	0.111 7*	0.092 0*	0.018 8*	0.513 6*	-0.176 5*	1			

① 虽然从理论上讲工作时间与就业行业、就业职业、就业单位性质、就业地区有相关性,但是由于这些变量属于分类变量,故在相关分析中略去,在回归分析时加入。

续表

	周工作小时	性别	户口	年龄	受教育程度	外出务工年限	婚姻状况	健康状况	工资收入
	0.000	0.000	0.000	0.000	0.000				
婚姻状况	-0.133 6*	0.009 9*	-0.017 6*	-0.580 7*	0.201 3*	-0.390 4*	1		
	0.000	0.000 1	0.000	0.000	0.000	0.000			
健康状况	-0.006 9*	0.033 6*	0.012 3*	-0.052 6*	0.017 8*	-0.079 1*	0.032 7*	1	
	0.005 1	0.000	0.000	0.000	0.000	0.000	0.000		
工资收入	0.075 2*	0.176 8*	-0.094 5*	0.058 1*	0.117 7*	0.096 5*	-0.115 9*	0.013 4*	1
	0.000	0.000	0.000	0.000	0.000	0.000	0.000	0.000	

注：*代表 p≤0.01（双尾）。

（二）流动人口工作时间影响因素的有序多分类回归分析

在一般情况下，有序多分类回归的结果相当于线性回归和二元 logistic 回归中的系数 b 值，正向的参数估计值表示随着位置自变量取值的上升，序次因变量取较大分类值的可能性也上升；相反，负向参数估计值意味着随着位置自变量值的上升，序次因变量取较小分类值的可能性更大①。

表 6　流动人口工作时间影响因素的有序多分类回归结果

	Coef.	Std. Err.	z	P>z	[95% Conf.	Interval]	Odds Ratio
性别	0.197 584 2	0.013 948 3	14.17	0.000	0.170 246 1	0.224 922 3	1.218 456
户口性质	0.399 529 6	0.019 626 5	20.36	0.000	0.361 062 3	0.437 996 9	1.491 123
年龄区间							
25~34 岁	-0.200 439 3	0.020 326 5	-9.86	0.000	-0.240 278 6	-0.160 6	0.818 371 2
35~44 岁	-0.142 758 1	0.024 580 3	-5.81	0.000	-0.190 934 6	-0.094 581 6	0.866 963 7
45~59 岁	-0.116 818 2	0.029 672 8	-3.94	0.000	-0.174 975 8	-0.058 660 7	0.889 746 9
受教育程度							
初中	-0.231 000 2	0.020 673 8	-11.17	0.000	-0.271 520 1	-0.190 480 3	0.793 739 3
高中中专	-0.721 251 6	0.024 262 2	-29.73	0.000	-0.768 804 7	-0.673 698 5	0.486 143 4
大专及以上	-1.523 319	0.030 603 6	-49.78	0.000	-1.583 301	-1.463 337	0.217 987 2
外出务工年限							
1<外出务工年≤3	-0.042 200 1	0.020 796 5	-2.03	0.042	-0.082 960 5	-0.001 439 7	0.958 678
3<外出务工年≤6	-0.034 479 7	0.021 028 1	-1.64	0.101	-0.075 694	0.006 734 6	0.966 107 9
6<外出务工年≤9	-0.007 442 5	0.024 453 7	-0.3	0.761	-0.055 370 9	0.040 485 8	0.992 585 1
外出务工年≥10	0.001 927 3	0.022 126 4	0.09	0.931	-0.041 439 7	0.045 294 2	1.001 929

① 杨菊华．数据管理与模型分析：STATA 软件应用[M].北京：中国人民大学出版社，2012：266.

续表

	Coef.	Std. Err.	z	P>z	[95% Conf.	Interval]	Odds Ratio
婚姻状况	0.032 555 7	0.019 175 1	1.7	0.09	-0.005 026 9	0.070 138 2	1.033091
健康状况	-0.090 538 8	0.021 019	-4.31	0.000	-0.131 735 3	-0.049 342 4	0.913 438 9
就业行业							
制造业	0.035 809 6	0.025 528 2	1.4	0.161	-0.014 224 8	0.085 843 9	1.036 458
采掘建筑煤电	-0.074 815 2	0.026 526 6	-2.82	0.005	-0.126 806 3	-0.022 824 1	0.927 914 9
第一产业	0.050 177 8	0.050 851 6	0.99	0.324	-0.049 489 5	0.149 845	1.051 458
高知高薪服务	-0.474 553 9	0.029 313 2	-16.19	0.000	-0.532 006 8	-0.417 101	0.622 162 5
高知低薪服务业	-0.523 915 2	0.038 765 5	-13.52	0.000	-0.599 894 1	-0.447 936 4	0.592 197 4
其他不便分类行业	-0.260 477 8	0.029 676 8	-8.78	0.000	-0.318 643 2	-0.202 312 4	0.770 683 3
就业职业							
专业技术人员	-0.533 868 3	0.025 530 4	-20.91	0.000	-0.583 907	-0.483 829 6	0.586 332 5
服务人员	-0.215 075 8	0.022 323 2	-9.63	0.000	-0.258 828 4	-0.171 323 2	0.806 480 3
机关管理办事人员	-1.276 397	0.049 010 7	-26.04	0.000	-1.372 456	-1.180 337	0.279 041
其他不便分类职业	-0.392 840 4	0.040 044 6	-9.81	0.000	-0.471 326 3	-0.314 354 4	0.675 136 5
就业单位性质							
个体户	1.114 03	0.025 132 2	44.33	0.000	1.064 772	1.163 289	3.046 613
私营企业	0.529 128 1	0.021 228 5	24.93	0.000	0.487 521	0.570 735 2	1.697 452
外企	-0.127 262 1	0.031 137	-4.09	0.000	-0.188 289 5	-0.066 234 6	0.880 502 9
其他性质单位	0.743 298 8	0.032 657 6	22.76	0.000	0.679 291 2	0.807 306 5	2.102 861
就业地区							
中	0.093 985 4	0.018 421 5	5.1	0.000	0.057 879 9	0.130 090 9	1.098 544
西	0.049 929 2	0.015 801	3.16	0.002	0.018 959 8	0.080 898 6	1.051 197
收入区间							
2 000~4 000 元	0.292 131 1	0.015 087 2	19.36	0.000	0.262 560 7	0.321 701 5	1.339 279
4 000~6 000 元	0.527 660 6	0.025 374 3	20.8	0.000	0.477 927 9	0.577 393 3	1.694 962
大于 6 000 元	0.158 066 3	0.045 664 3	3.46	0.001	0.068 565 9	0.247 566 8	1.171 244
/cut1	-1.353 257	0.051 971			-1.455 118	-1.251 396	-1.353 257
/cut2	1.577 664	0.051 960 3			1.475 823	1.679 504	1.577 664
/cut3	5.214 296	0.060 893 9			5.094 946	5.333 646	5.214 296
Pseudo R^2 = 0.093 4　Number of obs = 99 826　LR chi2(33) = 19 252.97　Prob>chi2 = 0.000 0							

注:为了便于进行对比分析,此处仅使用就业身份为雇员的流动人口。表中分析结果依次为位置变量系数、标准误阐述、Z 值及其对应的 P(P>|Z|)值、置信区间、风险比。输出结果中的下半部分为附属参数估计结果、可调整的 R^2、样本量、似然比卡方检验、LR 检验统计量的概率。

表 6 显示,在个体特征变量方面,性别变量的系数显著为负,说明由于男女流动人口生

理特征和家务分工的不同,在高强度工作中男性在体力和精力方面比女性有优势,因此男性工作时间更长,过度劳动和超过劳的可能性更大。户口性质为正,说明由于劳动力市场隔离的存在,乡城劳动者较多集中在劳动密集型生产和服务企业,工作时间较长。年龄系数显著为负,说明工时随年龄增长呈现下降的趋势,年龄大者可能由于体力和精力方面的原因,难以承受严重的过劳,这一分析结果与描述性分析结果不一致,可能是在分析中所使用变量类型不一样所致。婚姻状况系数显著为正,说明由于婚后需要供养家庭生活压力较大,已婚流动人口的工作时间高于未婚者。流动人口周工作时间与其受教育程度呈负相关关系,说明随着受教育程度的提高,流动人口从事技能型工种的概率增大,工作时间减少,且工作时间减少的幅度随着受教育程度的提高而增大。外出务工年限对劳动者的工时影响不显著。流动人口健康状况的系数显著为负值,说明一年内未生病、身体健康状态好的流动人口工作时长小于身体状态差的员工,这也间接隐含了流动人口长期的超负荷劳动已经严重影响了其身心健康。

就业特征变量方面,与低知低薪服务行业相比较,其他行业从业的流动人口周工作时间均较短,且制造行业的过度劳动现象明显高于其他行业。而高知服务行业工作时间较短,尤其是教育文化及广播电影电视、卫生体育、社会福利、党政机关和社会团体等高知低薪服务行业工作时间最短。若进行职业对比的话,专业技术类职业、服务类职业、机关管理办事人员等非生产类职业的工作时间均比生产类职业工作时间短。排除外企,在其他非公有制企业就业的流动人口工作时间比公有制企业短,说明公有制企业的劳动者往往能够按时上下班,休息休假的机会明显多于非公有制企业。个体户的过度劳动最为严重,而外资企业管理更为规范,周工作时间相对较少。与东部相比,中西部流动人口周工作小时数较长,这与东部经济发达且相应的劳动法制也较为健全有关,也与东部更为合理的产业布局和相对较高的现代化程度所带来的劳动生产率提高有关。工资收入对工作时间的影响显著为正值,说明对于流动人口来讲,高工资的获得是建立在过度劳动甚至严重过度劳动基础上的。

五、结论与政策建议

本文基于 2013 年流动人口动态监测数据,采取周工作 40 小时、60 小时、84 小时为分界点,将流动人口劳动强度按照工作时间划分为舒适劳动、可承受劳动、过度劳动、严重过度劳动四种情况。通过描述性统计发现,仅有 14.7%的流动人口在标准劳动时间范围之内;有 44.74%的流动人口周工时为 40~60 小时,处于可承受劳动状态;周工时 60~84 小时的流动人口高达 36.91%,为过度劳动;有 3.64%的流动人口周工时数超过 84 小时,为严重过度劳动。流动人口工作时间较长,且乡城流动人口过度劳动现象更为明显。将流动人口工作时间区间作为被解释变量,劳动者个人特征变量和就业特征变量作为解释变量,采用有序多分类回归进行分析,结果发现在控制了其他特征变量的前提下,流动人口男性比女性、乡城比城城、已婚比未婚、不健康者比健康者周工作时间长,且过劳的概率大,工资收入与工作时间呈正相关关系,高工资的获得是建立在过度劳动甚至严重过度劳动基础上的,在个体户就业、从事生产服务一线职业、中西部欠发达地区的流动人口过劳现象较为严重。

基于上述结论,本文针对流动人口工作时间过长、过度劳动问题提出如下建议:第一,应加大对流动人口特别是农民工的人力资本投资力度,通过人力资本存量的提高来增加工资收入,改变靠增加工作时间、过度劳动的方式来获取高工资的处境;第二,严格规范劳动标准制度,政府相关立法部门应制定工作时间法,对过度劳动及其处罚措施做出明确规定;第三,加大对劳动密集型企业和低技能职位的监管力度,限制用人单位超时用工,要求用人单位与劳动者签订劳动合同时,明确规定标准工作时间和延时报酬支付标准;第四,加快经济发展和产业结构升级,用技术进步及其溢出效应提高劳动生产率,缩减工时。

参考文献

[1]谢勇,史晓晨.农民工的劳动时间及其影响因素研究——基于江苏省的调研数据[J].河北大学学报(哲学社会科学版),2013(1):113-118.

[2]程名望,史清华,潘烜.工作时间、业余生活与农民工城镇就业——基于上海市1446个调查样本的实证分析[J].农业经济问题,2012(5):47-52.

[3]钱箭星.全球化时代发达国家劳资关系的演变及其新动向[J].社会主义研究,2009(6):113-116.

[4]王小洁,李磊,刘鹏程.贸易开放对农民工工时的影响研究——来自2007年外来务工人员调查数据的经验分析[J].财经研究,2014(5):112-121.

[5]朱玲.农村迁移工人的劳动时间和职业健康[J].中国社会科学,2009(1):133-149,207. [6]马秀颖,王志涛,杨雪娇.农民工日均劳动时间及其影响因素研究——基于长春市382位外来农民工调查[J].调研世界,2013(1):41-44.

[7]石丹淅,赖柳华.新生代农民工的工作时间及其影响因素[J].现代财经,2014(7):103-113.

[8]杨春江,李雯,逯野.农民工收入与工作时间对生活满意度的影响——城市融入与社会安全感的作用[J].农业技术经济,2014(2):36-46.

劳动力价值实现程度对工作时间的影响研究

王素娟　雷婷婷

（山东大学（威海）商学院）

摘　要：本文基于劳动价值理论，运用中国城镇生活的面板数据，测量了中国城镇居民劳动力价值水平及其实现程度，并实证分析了工资水平、劳动力价值及其实现程度对工作时间的影响。结果表明：中国劳动者的工资和劳动力价值量在不断增长；60%的中低收入群体无法充分实现劳动力价值；高收入群体和低收入群体的劳动力价值实现程度相差悬殊；中低收入群体的工资、劳动力价值及其实现程度对工作时间具有显著正向影响；高收入群体的劳动力价值及其实现程度与劳动时间则没有显著相关性；我国劳动力价值的实现程度低诱发劳动者超时工作。由此提出基于充分实现劳动力价值的超时劳动的管理对策。

关键词：工资；劳动力价值；劳动力价值实现程度；工作时间

一、问题的提出

改革开放40年来，中国经济获得了快速发展，人民的生活条件得到了极大改善。但由于中国长期以来实行资本主导的粗放型经济发展方式，过度尊崇和追求利润的增长，资本对劳动者权益、生存和发展空间过度挤占，导致中国劳动者的收入水平长期偏低，劳动力价值实现乏力，极大地影响了劳动者的生活水平和生活质量的持续提升。劳动者为了获得更多的生活资料，拓展生存空间，往往自愿或被迫超时劳动。据统计，2013年，中国劳动者的周平均工作时间为47小时，年平均工作时间为2 200~2 400小时，九成行业的劳动者都超过了法定的工作时间。长时间超时劳动严重危害了劳动者的身心健康和社会的持续稳定发展。因此，近年来，超时劳动问题引起了我国各界的高度关注，对超时劳动的研究也日益广泛与深入。

对于超时劳动的形成路径，国内外学者进行了多层面的研究，部分学者从劳动者收入和消费对工作时间影响的视角进行了分析，但研究结论差异性很大。

劳动供给理论认为，工资率的变动会影响劳动时间和劳动供给量，其影响效应包括收入效应和替代效应。当收入效应占主导时，人们会减少工作时间而加大闲暇时间；当替代效应大于收入效应时，人们会减少闲暇时间、延长工作时间以增加收入。人力资本理论认为，劳动者的知识水平和小时工资会影响劳动时间。劳动者的人力资本投资越高，越期望获得更高的工资收入，当替代效应占主导时，劳动者便会增加工作时间以寻求更多、更快的投资回报。依据消费主义理论，劳动者为达到个人和家庭更高水平的消费，期望提高收入水平，因此愿意更长时间地工作。工作规范理论则认为，由于员工期望获得认可、晋升和权力，而且不容易被解雇从而延长工作时间。

德拉戈（Drago）等研究了澳大利亚劳动者工作时间的特点，并验证了劳动者长时间工作的消费主义假说。加里·贝克尔证明了收入、报酬和工作生产率的变化会对工作时间产生影响。戈尔登(Lonnie Golden)研究了美国长时间工作的变化历程和工人“过劳”背后的根源。孟续铎、杨河清认为,一国劳动者的劳动时间与该国所处的发展阶段有关,中国的现状是劳动者长时间超时工作以致过劳,中国已成为过度劳动大国。

依据劳动供给理论,随着劳动者收入水平的提高,收入效应将占主导,人们会增加闲暇时间从而减少工作时间。但中国的实际情况是,1990 年后,虽然劳动者的工资收入不断增长,但工作时间却呈现先减少后增加的趋势,违背了经典理论的预测,而工资收入与工作时间的这种演变特点带来了很多的社会问题,这是我国当前经济发展所遭遇的困境。从理论上分析,由于劳动者的实际工资收入与劳动力价值水平存在一定偏差,如果劳动者的工资收入无法保障其对生活资料的消费需求,就意味着劳动力价值难以得到充分实现,劳动力的生产和再生产就会受到抑制,必然会诱发劳动者通过延长工作时间以增加工资收入,满足劳动力价值实现的需求。但劳动力价值实现程度对工作时间究竟存在着怎样的影响,目前仍缺乏有价值的实证研究,针对中国劳动力价值实现程度进行实际测量的成果也很少。由此,本文基于中国劳动者的收入与消费特点,测量劳动力价值的实际状况,并实证检验劳动力价值实现程度对工作时间的影响,揭示中国劳动者超长工作时间的形成路径。

二、中国劳动力价值实现的困境

关于劳动力价值的内容,众所周知,马克思提出劳动力价值的构成包括三部分,即维持劳动者个人正常生活所必不可少的生活资料的价值,维持劳动者家庭所必要的生活资料的价值,教育和培训费用。随着经济的发展和技术的进步,如果劳动力价值的量是动态变化的,劳动力价值要素中的费用有任何一项缺少或不足,劳动力价值则处于较低实现状态,劳动力的再生产必然会受到抑制。

工资是劳动力价值的转化形式,但在现实社会中,由于多种因素的影响,劳动力价值本身并不完全等同于实际工资。为满足劳动力生产和再生产的要求,工资必须要根据劳动力价值的变化和社会经济发展的状况而变化。实际工资水平必须基本等于或高于劳动力的全部价值,才能够保证劳动力生产与再生产的顺利进行,否则便无法保障劳动力价值的充分实现。因此,本文研究的劳动力价值实现程度就是劳动力价值量与实际工资的比较分析,劳动力价值的实现程度直接受制于劳动者的实际工资水平和劳动力价值量的大小。

近年来,我国经济迅速发展,劳动者的工资水平逐步提高,但劳动报酬的增长却没有与劳动生产率同步提高,中国劳动报酬的比重长期偏低。据统计,改革开放以来,居民人均收入的增长速度平均低于 GDP 增长的 2.5%。图 1 的数据显示,在 2006—2012 年,中国劳动者的平均年薪同比增长分别为 14.59%,18.53%,16.90%,11.58%,13.32%,14.40%,11.89%,除了 2007 年同比增幅较大外,2008 年之后平均年薪增幅出现明显下滑的态势。我国货币工资与名义人均 GDP 之比,2002 年为 1.37,之后一路下降,2012 年则降为 0.91。

目前,我国除少数群体工资水平较高外,大部分劳动者仍处于中低收入水平,且收入差距大。2014 年,全国居民人均工资收入仅为 11 420 元,而人均消费性支出则为14 491.4元。全国平均收入最高和最低的家庭各占 20%,二者的收入差距达到 21 倍,城市家庭平均总收入高低相差 12 倍,农村的差距则高达 27 倍。与世界其他国家相比,2013—2014 年,美国、英

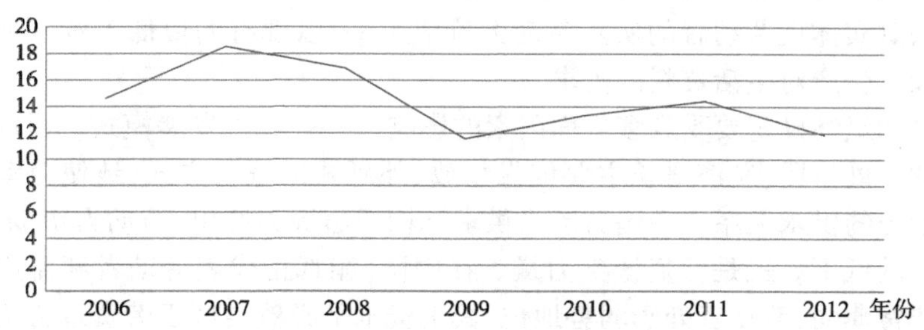

图 1　2006—2012 年中国劳动者平均年薪同比变化(%)

资料来源:中国国家统计局。

国、德国、日本、韩国的人均工资分别是 3 263 美元、3 065 美元、2 720 美元、2 500 美元、2 903 美元,中国劳动者为获得同样收入所付出的工作时间是最长的。

为了维护和保障劳动者的基本生活,中国实行最低工资制度。最低工资实际上是由国家规定的全社会最低的劳动力价值。表 1 是中国 2014 年各省份城镇居民最低工资水平和家庭人均消费情况。

表 1　2014 年中国各省份城镇居民最低工资标准与家庭人均消费　　元

地区	最低工资	家庭人均消费	差值	地区	最低工资	家庭人均消费	差值
上海	1 820	1 664	156	湖北	1 300	1 821	-521
河南	1 250	1 311	-61	湖南	1 265	1 528	-263
天津	1 680	2 024	-344	山西	1 450	1 220	230
北京	1 560	2 335	-775	广西	1 200	1 254	-54
内蒙古	1 500	1 740	-240	海南	1 120	1 459	-339
辽宁	1 300	1 710	-410	重庆	1 250	1 523	-273
吉林	1 320	1 430	-110	四川	1 200	1 502	-302
黑龙江	1 160	1 372	-212	贵州	1 250	1 271	-21
河北	1 320	1 350	-30	云南	1 420	1 356	64
江苏	1 480	1 698	-218	新疆	1 520	1 474	46
浙江	1 650	2 270	-620	陕西	1 280	1 462	-182
安徽	1 260	1 342	-82	甘肃	1 350	1 292	58
福建	1 170	1 850	-680	青海	1 270	1 458	-188
江西	1 390	1 262	128	西藏	1 200	1 305	-105
山东	1 500	1 527	-27	广东	1 808	1 967	-159
宁夏	1 300	1 434	-134				

数据来源:国家统计局。

数据显示,全国除上海、云南、新疆、山西、江西和甘肃外,其他地区的最低工资都低于家庭人均消费支出,而人均消费支出反映了劳动者对生活资料的需求水平。表明我国的最低工资水平无法真实体现劳动者的实际劳动力价值水平,以现有的最低工资水平无法保障劳动力的生产和再生产对生活资料的需求。

工资水平的最终确定要受到多方面因素的影响。一是经济发展模式。目前中国处于二元经济结构的发展阶段,经济增长主要依靠粗放、外延式的发展方式,致使劳动报酬增长缓慢。二是劳动力的供求关系。中国劳动力供求结构矛盾极为突出,劳动力市场竞争激烈,造成了工资水平的低下。三是劳资谈判力量。在中国,能真正代表劳动者利益进行报酬谈判的组织力量非常薄弱,劳动者处于弱势地位,其工资水平必然会低于劳资双方力量均等条件下的均衡工资水平。

现阶段,虽然我国多数劳动者的实际工资水平较低,但经济发展和科技进步所带来的劳动者对生活资料和教育培训等需求却日益提高,所以劳动力价值在不断增长。国家统计局的数据显示,2013—2016 年,我国人均消费支出分别为 13 220. 42 元、14 491. 4 元、15 712. 4 元、17 111 元,呈逐年增加的态势。其中,2014 年人均消费支出累计增长 7. 5%,2015 年为 6. 9%,2016 年为 6. 8%。说明我国劳动力价值水平不断提升,但增长的幅度却呈下降趋势。

劳动力价值的实现受制于很多因素,包括自然因素、历史因素、社会因素和劳动者自身因素。我国实行国家和私人资本共同主导的社会生产和分配的发展模式,劳动力价值实现由劳动者个人和社会共同承担。目前我国社会发展的阶段性特点和各种条件的局限性,导致劳动者处于总体工资水平较低而劳动力价值量却不断增长的现实困境中,所以劳动力价值的实现程度受到抑制,从而制约了劳动力生产和再生产需求的满足。

三、劳动力价值实现程度的现实测量

随着经济的发展和技术的进步,劳动力价值构成应该得到相应的延伸和扩展,但究竟应包括哪些内容,已有的研究并没有形成统一的结论。本研究在马克思劳动价值论的基础上,将劳动力价值的内容界定为:基本生活资料支出、居住消费支出、医疗费用支出和教育费用支出。

由于多重因素的影响,劳动者的实际工资水平会偏离劳动力价值而上下浮动。若以 *LP* 表示劳动力价值水平,以 *W* 代表实际工资水平,则劳动力价值的实现程度(*DL*)可以表示为:$DL = W/LP \times 100\%$。

当 $W<LP$ 时,说明实际工资水平无法保障劳动力价值的实现;当 $W>LP$ 时,说明劳动力价值能够完全实现。二者的比例越大则说明劳动力价值实现程度越大,反之越小。

由于缺乏对劳动力价值衡量指标的统一界定,本文结合张晨、冯志轩和高文提出的方法,并进行适当修正,构建劳动力价值的测量函数,其表达式为:

$$LP = [f + \frac{1-q}{q}D + (\frac{1}{\gamma} \cdot \frac{c'}{n} \cdot \frac{t}{p} - 1)C] \cdot S$$

上述函数式中指标的描述见表 2。

表 2 劳动力价值测量指标的描述

符号	含义	描述
f	基本现金消费支出	扣除医疗与教育支出
q	每期医疗费用支出概率	45 岁以上居民两周患病率的均值作近似
D	平均每人医疗费用支出	医疗保健消费现金支出
y	教育费用储蓄期数	15(高中阶段入学年龄)
$\frac{c'}{n}$	为子女支付教育费用的人口比例	35~39 岁人口占比
t	需个人支付的教育年限	2 年
p	需要支付的教育费用的概率	0.825(高中、中专入学率)
C	平均每人的教育支出费用	从高中阶段计算
S	养育系数	平均家庭人口数/平均家庭就业人口数

在上述指标中,概率性指标采用近似值,其中需个人支付的教育年限 w 为 2,即用我国新增劳动力平均受教育年限 11 年,扣减 9 年义务教育。9 年义务教育相当于初中阶段的教育,所以教育费用储蓄的期数从高中阶段计算,相当于 15 岁。需要支付的教育费用的概率用高中、中专入学率 0.825 代替。为子女支付教育费用的主要群体集中于35~39 岁。

测量数据来源于《中国城市(镇)生活与价格年鉴》和《中国统计年鉴》,研究对象为城镇居民。基于收入水平的差异性,将居民分为七个收入组,即最低收入户(10%)、较低收入户(10%)、中等偏下收入户(20%)、中等收入户(20%)、中等偏上收入户(20%)、较高收入户(10%)和最高收入户(10%)。

由于国家数据统计口径从 2013 年发生改变,不再进行分组收入的数据统计,因此本文采用 2006—2011 年的分组收入数据进行测量。将相关数据代入上述函数式,计算结果如表 3 所示。

表 3 我国城镇居民劳动力价值测量

项目		2006 年	2007 年	2008 年	2009 年	2010 年	2011 年
劳动力工资(元)	最低收入户	2 434.11	2 981.82	3 361.62	3 864.73	4 319.69	5 006.92
	较低收入户	4 040.28	4 807.36	5 175.38	5 822.01	6 886.72	7 881.69
	中等偏下收入户	5 669.97	6 622.03	7 427.34	8 333.34	9 350.23	10 364.65
	中等收入户	7 744.63	9 082.90	10 097.99	11 288.45	12 563.32	14 059.51
	中等偏上收入户	10 579.93	12 232.34	13 717.52	15 271.69	16 709.65	18 747.11
	较高收入户	14 207.10	16 552.82	19 153.53	20 351.80	22 296.60	25 126.10
	最高收入户	23 724.14	26 979.75	30 638.65	32 539.08	35 197.89	39 817.11

续表

项目		2006 年	2007 年	2008 年	2009 年	2010 年	2011 年
劳动力价值(元)	最低收入户	4 555.04	5 097.08	6 018.14	5 837.07	6 318.94	7 099.64
	较低收入户	4 968.11	6 068.05	6 799.92	6 982.49	7 880.77	8 529.44
	中等偏下收入户	6 138.54	6 864.48	7 757.56	8 195.04	9 506.90	9 855.31
	中等收入户	7 050.06	8 125.67	9 603.95	9 886.61	11 433.63	12 717.48
	中等偏上收入户	8 566.78	9 552.16	11 432.91	12 641.73	14 102.63	15 962.04
	较高收入户	10 222.05	12 319.32	14 852.53	15 816.62	17 956.33	19 694.27
	最高收入户	17 843.19	19 129.87	22 623.95	23 963.08	26 424.58	28 732.31
	平均劳动力价值	8 477.68	9 593.80	11 298.42	11 903.23	13 374.83	14 655.78
劳动力价值实现程度(%)	最低收入户	28.71	31.08	29.75	32.47	32.30	34.16
	较低收入户	47.66	50.11	45.81	48.91	51.49	53.78
	中等偏下收入户	66.88	69.02	65.74	70.01	69.91	70.72
	中等收入户	91.35	94.67	89.38	94.84	93.93	95.93
	中等偏上收入户	124.80	127.50	121.41	128.30	124.93	127.92
	较高收入户	167.58	172.54	169.52	170.98	166.71	171.44
	最高收入户	279.84	281.22	271.18	273.36	263.17	271.68

测量结果表明:

(1)2006—2011 年,我国城镇居民的工资和劳动力价值水平呈现逐年增长的态势。2011 年平均劳动力价值比 2006 年增长了 72.8%,是 2006 年的 1.73 倍。说明我国劳动者的生活水平得到了普遍提高。

(2)各收入组间的工资和劳动力价值水平差异性显著。2006—2011 年,最低收入户的工资分别仅占最高收入户的 10.26%,11.05%,10.97%,11.88,12.28%,12.57%,而最低收入户的劳动力价值分别占最高收入户的 25.52%,26.64%,26.6%,24.35%,23.91%,24.71%。相关数据表明,各收入组间的工资差距远大于其劳动力价值的差距。

(3)劳动力价值的实现程度随收入水平的变化呈现分化状态。总体来说,中等以下收入组的劳动力价值实现程度基本呈平稳小幅增长趋势,而较高收入户和最高收入户却呈下降态势。这说明中低收入群体的工资增长幅度在逐渐提高,而高收入群体的工资增幅却在逐步放缓。

(4)高低两端收入群体的劳动力价值实现程度差距悬殊。2006 年最高收入户的劳动力价值实现程度是最低收入户的 10 倍,是 2007 年和 2008 年的 9 倍,2009 年的 12 倍,2010 年和 2011 年的 8 倍,充分表明我国居民生活质量的两极分化状况非常严重。图 2 显示了 2006—2011 年我国年平均劳动力价值的实现程度。2006—2011 年,从最低收入户到最高收入户的年平均劳动力实现程度分别为 31.41%,49.62%,68.71%,93.35%,125.81%,169.79%,273.41%,6 年间最高收入户的平均劳动力实现程度是最低收入户的 9 倍。

由图 2 还可以看出,我国劳动力价值实现程度总体较低,如果以 100%为衡量标准,只有中等偏上收入户、较高收入和最高收入户,即 40%的群体能充分实现劳动力价值,其余 60%

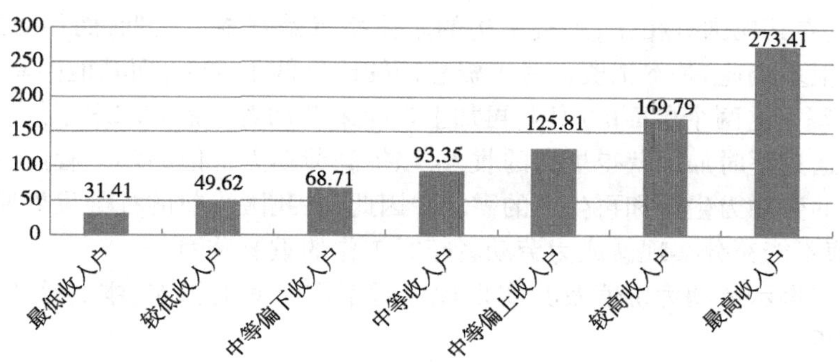

图 2　中国城镇居民劳动力价值实现程度(%)

的中低收入群体都无法正常实现劳动力价值。

四、劳动力价值及实现程度对工作时间影响的实证分析

为了保障劳动者的合法权益,世界各国都确立了法定的劳动时间,欧洲多数国家的法定工时是每周 35~40 小时,中国的法定工时是每周 40 小时,但实际上超时劳动现象普遍存在,中国劳动者的年平均工作时间比大部分国家都要长。国际劳工组织的数据显示,2015 年,中国劳动者的平均周工作时间比加拿大、法国、英国多 30. 5%,比美国、日本多 20. 5%,比德国和瑞典多 34. 2%,比韩国多 6. 8%。对中国劳动者来说,加班已经成为常态,其中外资合资企业雇员每月平均加班人数占 52. 66%,国有企业占 39. 39%,党政机关占 37. 52%。

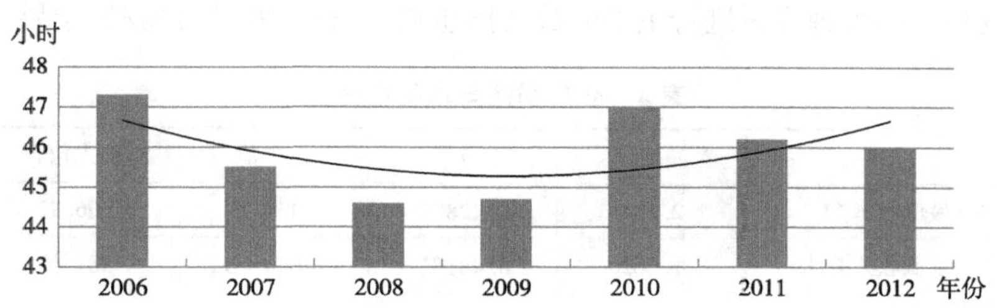

图 3　2006—2012 年中国劳动者的平均周工作时间

资料来源:国际劳工组织(ILO)。

图 3 显示, 2006—2012 年,我国劳动者的平均工作时间远超过法定的劳动时间,其中 2006 年和 2010 年,我国劳动者的平均周工作时间高达 47 小时。而有些群体,如农民工、服务性行业劳动者的工作时间则更长。国家统计局的数据显示,2015 年,中国外出农民工平均月工作时间约 25. 2 天、平均日工作小时达 8. 7 小时,部分农民工和服务业群体的周工作时间已经超过 50 小时,甚至达到 60 小时以上。

由此可见,近年来,虽然我国劳动者的工资水平得到了提高,但平均工作时间并没有呈现下降的趋势,而是经过短暂下降后又迅速上升,呈现出一种"U"形变化态势。这表明在过去很长一段时期,我国劳动者工资的替代效应总是大于收入效应,工资提高的幅度还不足以让劳动者减少工作时间而增加闲暇时间。究其原因,一是因为我国多数劳动者都位于工资分布的中低端,属于中低收入群体;二是我国劳动者的工资构成主要包括基本工资、加班费

和奖金等,与世界其他国家相比,工资结构的总体特点是基本工资低,而加班工资的倍数标准却较高。在很多企业,基本工资占月工资总额的比重低于30%,而其他国家这一比重基本在50%以上。基于这两个层面的原因,再加上近年来劳动者生活需求水平的不断增加,导致很多员工需要通过超时加班获得更高的收入,以提高劳动力价值的实现程度,满足其自身和家庭不断增长的劳动力生产和再生产的需求。因此,在我国当前的社会发展阶段,工资水平低、劳动力价值不能充分实现就成为劳动者超时工作的重要诱因。

为了进一步揭示劳动力价值及其实现程度对工作时间的影响,本文采用 SPSS 21.0 软件进行实证分析。

(一)变量设定与模型构建

被解释变量:年工作时间(T)

解释变量:工资水平(W)、劳动力价值(P)、劳动力价值实现程度(D)

各解释变量分别为7组收入类别,分析数据来源于2006—2011年《中国城市(镇)生活与价格年鉴》和《中国统计年鉴》。

为了提高分析的有效性,避免出现变量的共线性问题,分别构建3个模型:

$$T=\alpha_1+\beta_{1i}W_i+Z_1$$

$$T=\alpha_2+\beta_{2i}P_i+Z_2$$

$$T=\alpha_3+\beta_{3i}D_i+Z_3$$

其中,α 为截距;β 为各变量系数;Z 为随机变量;$i=1,2,\cdots,7$,代表7个收入组。

(二)相关性分析

对解释变量和被解释变量进行主要的数据描述和 Pearson 相关性检验,结果如表4所示。

表4 变量描述与相关性分析

项目	组别	标准差	r	最小值	最大值	均值
工资水平	最低收入户	2.251	0.428**	2 434.11	5 006.92	3 661.48
	较低收入户	1.662	0.481**	4 040.28	7 881.69	5 768.91
	中等偏下收入户	2.795	0.486**	5 669.97	10 364.65	7 961.26
	中等收入户	10.122	0.495**	7 744.63	14 059.51	10 806.13
	中等偏上收入户	20.533	0.476	10 579.93	18 747.11	14 543.04
	较高收入户	15.986	0.463	14 207.10	25 126.10	19 614.66
	最高收入户	21.864	0.482	23 724.14	39 817.11	31 482.77
劳动力价值	最低收入户	3.301	0.465**	4 555.04	7 099.64	5 820.98
	较低收入户	5.987	0.456**	4 968.11	8 529.44	6 781.46
	中等偏下收入户	8.099	0.569**	6 138.54	9 855.31	8 052.97
	中等收入户	21.879	0.525**	7 050.06	12 717.4	9 802.904
	中等偏上收入户	16.871	0.504	8 566.78	15 962.04	12 043.04
	较高收入户	29.632	0.235	10 222.05	19 694.27	15 143.52
	最高收入户	34.571	0.440	17 843.19	28 732.31	23 119.50

续表

项目	组别	标准差	r	最小值	最大值	均值
劳动力价值实现程度（%）	最低收入户	2.431	−0.582 **	28.71	34.16	31.41
	较低收入户	3.214	0.751 **	47.66	53.78	49.63
	中等偏下收入户	5.009	0.763 **	65.74	66.88	68.71
	中等收入户	1.783	0.821 **	89.38	95.93	93.35
	中等偏上收入户	15.884	0.732	121.41	127.92	125.81
	较高收入户	20.732	0.535	166.71	171.44	169.79
	最高收入户	18.638	0.439	271.1	281.22	273.41

注：r 为相关系数，** 表示在 0.01 水平上显著相关。

相关性分析的结果表明：我国城镇居民的工资、劳动力价值及其实现程度与工作时间都具有显著相关关系。其中，从最低收入户到中等收入户的工资和劳动力价值与工作时间具有显著正相关关系；最低收入户的劳动力价值实现程度与工作时间具有显著负相关关系；较低收入户、中等偏下收入户和中等收入户的劳动力价值实现程度与工作时间具有显著正相关关系；中等偏上收入户、较高收入户和最高收入户的工资、劳动力价值及其实现程度与劳动时间的相关性不显著。

（三）回归分析

相关性分析只是表明了劳动力价值及其实现程度与工作时间的关联性，但并不能揭示出其相互之间的因果关系。为了更有效地检验劳动力价值及其实现程度对工作时间的影响，需要进一步做回归分析。由于中等偏上收入户、较高收入户和最高收入户的工资、劳动力价值及其实现程度与劳动时间缺乏显著相关性，因此，将 3 个变量剔除，将剩余的 4 个变量纳入回归方程进行分析。回归检验的结果显示，3 个模型回归的 DW 值分别为 2.12，2.85，2.55，说明方程具有较好的稳定性。调整的 R^2 分别为 0.787，0.796，0.728，表明模型拟合度较好，具有良好的回归效果。F 统计值分别为 2.469，9.730，4.345，$p<0.01$，拒绝模型整体不显著假设。

表 5 的回归结果表明，3 个方程的回归系数都通过了 T 检验，说明工资、劳动力价值和劳动力价值实现程度对工作时间都具有显著影响，而劳动力价值实现程度对工作时间的影响作用最大。工资和劳动力价值对工作时间具有显著正相关关系，说明在中低收入群体中，随着工资水平的提高，工作时间没有减少反而增加，工资的替代效应大于收入效应。最低收入群体的劳动力价值实现程度对工作时间具有显著负向影响，说明这部分群体，当通过工资能够获得较高生活需求的满足后，就会相应减少工作时间。而较低收入户、中等偏下收入户和中等收入户的群体，随着劳动力价值实现程度的提高，其工作时间也在增长。

实证研究表明，我国劳动力价值及其实现程度对工作时间发挥着直接影响作用。在中低收入群体占多数且其劳动力价值没有充分实现的情况下，工资水平提高的速度难以满足劳动力生产和再生产的实际需求，其结果是劳动者只能通过延长工作时间以获得更多收入，实现劳动力价值。因此，我国劳动力价值补偿不足就成为超时劳动的重要诱因，劳动者为了获得更多收入不得不过度劳动。

表5 回归检验结果

项目	组别	sig	B	标准	t
人均工资	最低收入户	1.071	0.62	1.116	0.000
	较低收入户	2.500	0.113	2.649	0.000
	中等偏下收入户	0.487	4.119	0.400	0.000
	中等收入户	1.221	3.88	8.187	0.001
劳动力价值	最低收入户	0.252	0.273	0.922	0.000
	较低收入户	0.667	0.18	0.891	0.000
	中等偏下收入户	0.735	0.227	0.155	0.000
	中等收入户	0.432	0.225	8.789	0.001
劳动力价值实现程度(%)	最低收入户	-5.574	-1.116	-1.765	0.000
	较低收入户	3.371	2.649	1.029	0.000
	中等偏下收入户	6.341	0.400	3.612	0.002
	中等收入户	4.276	8.187	2.265	0.001

五、研究结论与管理对策

(一)研究结论

通过对我国劳动力价值实现程度的测量及其对工作时间影响的实证分析,得出如下结论:

(1)我国劳动力价值实现程度较低。其中,60%的中低收入者不能完全实现劳动力价值,只有40%的中等偏上收入户、较高收入户、最高收入户能够充分实现劳动力价值。

(2)高收入群体和低收入群体劳动者的工资、劳动力价值量和劳动力价值实现程度之间差距巨大,平均相差8至12倍,这也体现了我国劳动者贫富差距悬殊的现实特点。

(3)劳动者工资、劳动力价值及其实现程度对工作时间具有显著影响。2006—2011年,我国劳动者的工资和劳动力价值水平都呈逐年增长态势,但中低收入劳动者工资的增长幅度低于劳动力价值的增长幅度,从而导致劳动力价值实现程度较低。

(4)中低收入群体的劳动力价值实现程度对工作时间的影响最大。中低收入群体的劳动力价值实现程度对工作时间具有显著正向影响,虽然劳动力价值实现程度提高了,但并没有得到完全的实现,其结果是劳动者的工作时间也在增加。

总之,由于我国60%的劳动者属于中低收入群体,虽然近年来其工资水平在不断提高,但工资的增长幅度仍满足不了劳动者对日益增长的生活资料的消费需求,致使劳动力价值无法充分实现,劳动力的生产和再生产水平受到严重制约。为了摆脱这种困境,中低收入劳动者的唯一出路就是延长工作时间,增加工资收入,以提高劳动力价值的实现程度。因此,我国劳动力价值实现程度普遍较低是社会分配制度亟待解决的突出问题。

目前,我国已成为世界上平均劳动时间长的国家之一。当加班成为加薪、能否留职的重要指标,甚至成为一种企业文化时,员工就自愿或不自愿地进行超时、超强度的劳动,劳动者的身心被无休止地透支使用。这不仅严重制约了劳动者的生存和生活质量的提升,也降低了生产效率。现有的研究表明,长时间超时劳动所带来的直接后果就是过度劳动。因为长时间的劳动负荷,会导致劳动者休息时间严重不足,容易罹患各种疾病,经过长时间的累积,便出现“过劳”甚至导致“过劳死”的发生。2008 年,在日本被认定为“过劳死”的人中有约六成周平均加班时间超过 100 小时。据统计,我国每年过劳死的劳动者达到 60 万人,劳动者的过劳程度已远超日本,成为过劳死大国。北京地区的知识工作者中 70%的员工处于“过劳”状态,近 4 成人已迈入危险区,处于中度或重度“过劳”状态。我国近 2/3 的企业员工存在“过劳”现象,并且中度和重度“过劳”者已超过 1/3。服务群体中旅游饭店业员工的过劳程度已达到中等偏上的水平,30%左右的员工已经出现过度劳动的状态。

(二)管理对策

超时劳动不仅是个人的问题,更是社会的问题。长时间超时工作不仅对劳动者个人,也对整个劳动力市场,甚至对整体社会经济均会产生不利影响。因此,必须采取科学的对策和措施对此进行有效的管理。

1. 科学合理地界定与评估劳动力价值

长期以来,我国现行的报酬分配制度没有充分体现劳动力的真实价值,劳动者实际分配所得远低于其真实的劳动力生产成本,而且由于资本持有者控制着价值分配的主导权,资本逐利的本质决定了资本持有者必然将新价值的较低份额分配给劳动者。因此,解决这一问题的核心是合理界定劳动力价值的内容,科学评价劳动力价值水平,对劳动者及其家庭成员的日常消费以工资的形式进行足额补偿,在保证积累、补偿劳动力价值的同时,合理有效地分配剩余的价值,使剩余价值更多地惠及劳动者,保障劳动者更高层次、更高水平的发展。

2. 构建提高劳动报酬比重的有效机制

要保障劳动者的生活水平得到不断提高,就必须使劳动报酬份额与劳动生产率的增长协调同步,并随着经济的增长不断进行动态调整。资本产出比影响着劳动报酬占比,世界上绝大多数国家的劳动报酬占比是不断变化的。因此,多年来中国初次收入分配格局的主要问题不是劳动报酬份额的下降,而是该比例长期维持在较低水平。这种分配格局严重影响了劳动力价值的实现和社会生产的发展。为此,一方面要求政府构建规范、公平、有序的劳动力市场体系,改革目前不合理的收入分配制度,确保劳动者能更充分、有效地分享经济快速发展的成果;另一方面要改变不合理的经济和社会发展模式,整合各种资源,建立完善的社会保障和财政税收制度,构建逐步提高劳动报酬比重的长效机制和协同机制,使收入水平低下的劳动者除了满足基本的生活需求外,还能得到更高层次的生活扩展,从根本上消除超时劳动的诱发因素。

3. 强化政府职能,严格监管超时劳动

政府要尽快制定和完善有关工作时间和加班劳动的法律法规,明确规定工作时间、劳动定额标准、劳动强度限额、加班工资标准等。采取有效措施对工作时间进行规范性、法制化的管理,突出人文关怀,重点关注劳动者的生命权、健康权和休息权。完善劳动者的养老、医疗、教育、救济等社会保障制度,做到预防与补救相结合。同时要进一步强化政府、企业和个人的三方联动机制,加强劳动法规的执行力度,通过多种途径严肃处理企业超时用工的违法行为,避免用工单位钻法律的漏洞,消除企业强迫性加班的现象,推动劳动标准的全面落实,提高劳动者的自我保护和维权意识,使超时劳动的监管和预防制度得到共同实施。

4.构建三方协同机制,提升劳动者的可行能力

“可行能力”是人可能实现的、各种可能的功能性活动组合,即凭借人的劳动、能力和智慧能够保障他们生存和发展的能力。可行能力的提升会扩展人的生产力,进一步增强人们通过多种途径获得更多收入的能力,提高工作效率,而不需要依赖延长劳动时间、提高劳动强度的方式增加工资报酬,从而减少超时劳动的现象,以适度劳动的方式参与社会化的生产活动。而可行能力的提升需要有效的教育制度的保障,良好的教育能提升人们参与经济、社会活动的能力,提高人们获取收入的能力,扩大其享受更好生活的实质自由。所以,必须构建个人、企业和政府的三方协同机制,政府要进一步推进教育体制改革,完善养老保障制度,实现充分就业;企业应重视对人力资本的投资,不断加强对劳动者的教育培训,提升人力资源能力;个人要重视自身知识和技能的提升,为全面发展提供源源不断的动力。

劳动报酬是满足劳动力生产和再生产需求的基础条件。因此,只有合理评价劳动力价值,不断提高劳动者的收入水平,促进劳动力价值的充分实现,从而避免超长时间工作,以适度劳动的方式参与社会生产,才能达到人的更高层次、更加自由而持续的发展。

参考文献

[1]张流,王政武. 和谐劳动关系与经济可持续发展动力培育探析——以广西为例[J].学术论坛,2015(10):82.

[2] Dessing, Maryke. Labor supply, the family and poverty: the s-shaped labor supply Curve [J].Journal of Economic Behavior & Organization, 2002,49(4) :433-458.

[3] Bell, Linda, Richard Freeman. The incentive for working hard: Explaining hours worked differences in the US and germany [J].Labor Economics,2001,8(2) :181-202.

[4] Lonnie Golden. A brief history of long work time and the contemporary sources of overwork [J]. Journal of Business Ethics, 2009,84(2): 217 - 227.

[5]孟续铎,杨河清. 工作时间的演变模型及当代特征[J].经济与管理研究,2013(12):85-90.

[6]叶华靓.“民工荒” 的政治经济学思考[J].华中农业大学学报(社科版),2006(4):33-34.

[7]张士斌. 工业化过程中劳动报酬比重变动的国际比较[J].社会经济体制比较,2012(6):55.

[8]张车伟,赵文. 中国工资水平变化与增长问题[J].中国经济问题,2015(5):4.

[9]统计局. 中国统计年鉴 2015[M].北京:中国统计出版社,2016.

[10]蔡禾. 中国劳动力动态调查:2015 年报告[M].北京:社会科学文献出版社,2015:162.

[11]高文. 我国劳动力价值实现程度的指标构建、测度及影响因素分析[J].经济问题探索,2015(5):5-7.

[12]伍旭中. 劳动力价值理论与中国劳动收入分配公正:一个多层视角的解析[J].安徽大学学报(哲学社会科学版),2011(6):140-141.

[13]巫文强. 社会生产和分配与人的生存发展——保障人生存发展的经济基础和途径

选择研究[M].北京:线装书局,2014:168.

[14]张晨,冯志轩．资本积累视角下的劳动力价值：识别、测算与中国现实[J]. 经济学家,2014 (6)：5-13.

[15]郭凤鸣,曲俊雪．中国劳动者过度劳动的变动趋势及影响因素分析[J].劳动经济研究,2016(4):102.

[16]熊沢誠．働きすぎに斃れて——過労死・過労自殺の語る労働史[M].東京:岩波書店,2010:334.

[17]王丹．我国知识工作者过度劳动的理论与实证研究[D].首都经济贸易大学,2010:110-114.

[18]孟续铎,王欣．企业员工"过劳"现状及其影响因素的研究——基于"推—拉"模型的分析[J].人口与经济,2014(3):93.

[19]王素娟．饭店业员工过度劳动的实证分析与管理[J].旅游学刊,2014,29(9):97.

[20] Cha Y, Weeden K. Overwork and the slow convergence in the gender gap in wages [J]. American Sociological Review, 2014, 79(3): 457-484.

[21] Bentolia S, Saint-Paul G. Explaining movement in the labor share [J].Contributions to Macroeconomics, 2003,3(1):1-32.

[22]张车伟,张士斌．中国初次分配格局的变动与问题——以劳动报酬占 GDP 份额为视角[J].中国人口科学,2010(5):24-35.

缩减工时还是维持原状：迈向高收入国家进程中的最优工时选择

朱志胜

（北京第二外国语学院旅游科学学院）

摘　要：本文基于中国家庭追踪调查2010年数据并利用改进的半参有序Probit模型对工作时间与工时效用的非线性关系进行了估计和拟合。研究结果表明：总体上，当前我国劳动力市场上普遍存在的超时加班现象并非劳动者的自愿选择，而更多的是迫于用工制度或竞争压力而被动接受的时间安排。同时，从整体看，我国现行的双休日和8小时工作制依然是一项比较合理的工时制度，但相比于最优工时，劳动者的意愿工作时间仍要略低于现行的法定工时标准，按照现行月工作22天进行换算，相当于每天工作7小时左右。不仅如此，具有投入和回报双重异质性的劳动者对于工作时间的偏好存在着显著差异。

关键词：超时加班；工时满意度；投入异质性；回报异质性

一、引言

当前，我国正处于由中低收入国家迈向高收入国家的进程中，劳动时间过长甚至过度劳动致死的现象日益普遍。国家统计局的官方数据显示，目前我国非农就业人员的周均工作时间高达46小时，已经超出了法定44小时的周工时标准。《2014年中国劳动力市场发展报告》数据显示，当前我国劳动者的年工作时间为2 000～2 200小时，大约相当于发达国家20世纪的工时标准。国际经验表明，当一国或地区处于经济快速发展阶段，往往会伴随较长的工作时间，而随着人均收入水平的提高，时间的经济价值也不断提升，劳动者的意愿工作时间和实际工作时间都会逐渐缩短。从世界范围看，当前绝大多数的国家和地区实行的都是每天8小时、每周40小时工作制，而法国、瑞典等欧洲发达国家甚至普遍采用每天7小时、每周35小时工作制，美国2013年的平均每周工作时间仅为34小时。近年来，许多国家如俄罗斯、瑞典等也在酝酿进一步缩短本国法定工时的规定。在我国，自1995年起采用国际通行的每日工作8小时、每周工作40小时工作制，这是我国经济快速发展的20年，那么，我们不禁要问，现行的法定工时标准是否仍然能够适应我国当前的经济发展阶段？广大劳动者对于现行的工时制度是否依然满意？在我国迈向高收入国家进程中的最优工时究竟是多长呢？

本文试图对上述问题进行较为全面的回答，并从两个方面对现有文献进行拓展：其一，有别于已有多数文献仅停留在定性层面的分析，本文尝试利用全国性的微观调研数据，通过构建计量模型实证检验劳动者的工时效用如何随工作时间的延长而发生变化，在对工作时间与工时满意度的非线性关系进行估计与拟合的基础上，定量测算了使劳动者效用最大化的最优工作时长；其二，对已有研究中工作时间的同质性假设提出了质疑，从投入和回报双重异质性的视角重新审视了工作时间对劳动者工时效用的影响，丰富了劳动经济学领域关于时间配置问题的研究。研究发现，当前我国劳动力市场上普遍存在的超时加班现象总体而言并不是劳动者的自愿选择，而更多的是迫于用工制度或竞争压力而被动接受的时间安排。总体上，我国现行的每日工作 8 小时、每周工作 40 小时的工作制仍然是一项比较合理的工时制度，但劳动者的意愿工作时间要略低于现行的法定工时标准，按照现行月工作 22 天进行换算，相当于每天工作 7 小时左右。同时，具有投入异质性和回报异质性的劳动者对于工作时间的偏好存在着显著差异。

二、文献述评及命题提出

长期以来，关于劳动者的工作时间配置以及最优工时问题一直是理论界和学界关注的基本问题，其中被学者们讨论最多的是：近些年时有发生的“过劳自杀”和“过劳死”等现象。为此，国内诸多学者呼吁要强化约束性法律法规的建设和执行，严格限制延长工作时间的条件，甚至有部分学者提出应对我国现行的法定工时标准进行重新审视和调整。而另有部分学者对此提出了质疑，认为我国自 20 世纪 90 年代以来进行的几轮工时调整都并非基于对工时问题的充分讨论，而是在政府的主导推动下得以实施的。不仅如此，有部分学者指出，尽管从法律角度看，超时加班将会损害劳动者的合法权益，但并不意味着超时加班就必然有悖于劳动者的行为逻辑，如刘林平等的研究发现，大部分农民工都是自愿加班的，获得更高的工资收入是该群体选择加班的主要原因。从上述事实和观点看，学者们对于我国现行工时制度的适用性以及超时加班的合理性问题依然存在争议，且已有文献大多仅停留在定性层面的分析，鲜有文献对此问题进行严谨的实证检验。显然，如果相关部门对于劳动者工作时间的调整不是立足于客观标准，而是盲目地跟随发达国家经验，甚至采用一刀切式的调整，必将会损害劳动供需双方的主观效用，也与我国经济发展的福祉目标相悖。

从理论角度看，微观劳动供给理论告诉我们，当实际工资率趋于上升时，在收入效应和替代效应的相互作用下，劳动者的意愿工作时间很可能表现为一条向后弯曲的曲线。而基数效用理论则认为，即使在保持工资水平既定的条件下，由于边际效应递减规律的存在，劳动者对于工作时间的偏好也将经历先递增后递减的变化过程，相对于最大化的效用水平存在着某种最优的工作时长，工作时间与工时效用之间表现为倒“U”形的非线性关系。当然，真实劳动力市场的实际工作时间并不完全由劳动供给一方决定，会受到诸多因素的影响。事实上，劳动者的工作时间与一国或地区所处的经济发展阶段密切相关。在一国或地区人均收入水平较低的经济发展早期阶段，劳动者为了提高收入愿意放弃闲暇而增加工作时间；而当人均收入提高到一定水平后，劳动者对于闲暇的偏好就会增强，此时如果没有极强的激励，劳动者就会选择增加闲暇而缩短工作时间。发达国家在不同阶段的工时变化证实了这一规律。当前我国正处于由中低收入国家迈向高收入国家的进程中，劳动者对于工作时间的偏好是否已经发生变化，现行的工时标准是否仍适应劳动力市场的变化？成为本文第一个待检验的命题。

同时，传统的经济学理论及其后续研究大多假定劳动者的工作时间是同质的，然而，在现实中，从事不同职业的劳动者在薪酬福利、工作时间等方面存在着明显差异，呈现出“长工时低收入”与“短工时高收入”并存的不平衡现象。由于市场、技能、岗位和行业等因素的影响，投入相同工作时间的劳动者获得的工资收入会有所不同。不仅如此，即使在工作时间投入相同的情况下,拥有不同收入回报的劳动者对于工作时间的偏好也存在差别。可见,劳动者对于工作时间的偏好将会受到投入异质性和回报异质性的影响。因此,可以预期,具有异质性特征的劳动者,尤其是拥有不同收入条件和职业特征的劳动者对于工作时间的偏好将有所差异。这构成了本文后续拟检验的第二个命题。

三、研究设计

(一)计量模型设定

本文关注的核心问题是劳动者的工时效用如何随工作时间的延长而发生变化,即考察工作时间对于劳动者工时效用的影响。由于本文对于工时效用的度量取决于劳动者对于目前工作时间是否满意问题的回答,属于有序离散变量,因此,本文采用和改进已有文献中被广泛使用的有序 Probit(ordered Probit)模型进行估计。在借鉴已有文献的基础上,本文的模型形式设定如下:

$$y_i = F(\beta worktime_i + \gamma X_i + \varepsilon_i) \ , \ i = 1,2,\cdots,n \tag{1}$$

式中,y_i 为被解释变量,即工时效用,用劳动者的主观工时满意度表示;核心解释变量 $worktime_i$ 表示工作时间;X_i 为影响劳动者工时效用的一系列控制变量,主要包括劳动者的个体特征变量和工作特征变量。β 和 γ 为待估参数,ε_i 为误差项。$F(\cdot)$ 为某非线性函数,具体形式为:

$$F(y_i^*) = \begin{cases} 1 \ , \ y_i^* < \mu_1 \\ 2 \ , \mu_1 \leqslant y_i^* < \mu_2 \\ \cdots \\ J \ , \ \mu_{J-1} \leqslant y_i^* \end{cases} \tag{2}$$

式中,$\mu_1 < \mu_2 < \cdots < \mu_{J-1}$ 为待估参数,称为“切点”(cut);y_i^* 是 y_i 背后不可观测的连续变量,该潜变量满足:

$$y_i^* = \beta worktime_i + \gamma X_i + \varepsilon_i, \ i = 1,2,\cdots,n \tag{3}$$

上述的待估参数可以利用最大似然方法估计得到。然而,传统的基于参数估计的有序 Probit 模型要求误差项 ε_i 服从正态分布,显然,这是一个过于严苛的假定。因此,本文尝试放宽这一假定,使用半参有序 Probit 模型对上述的待估参数进行估计。借鉴格兰特等(Gallant & Nychka)学者的研究,将误差项 ε_i 的分布设定为 Hermit 形式的概率密度函数,其函数形式为:

$$f_k(\varepsilon) = \frac{1}{\theta}\left(\sum_{k=0}^{K}\gamma_k\varepsilon^k\right)^2\phi(\varepsilon) \tag{4}$$

式(4)中,$\phi(\cdot)$ 表示服从标准正态分布的密度函数,γ_k 为含有参数 k 的待估参数;同时,式中 θ 的展开式表示为:

$$\theta = \int_{-\infty}^{\infty}\left(\sum_{k=0}^{K}\gamma_k\varepsilon^k\right)^2\phi(\varepsilon)\mathrm{d}\varepsilon \tag{5}$$

由式(5)便可推导得到相应的分布函数:

$$F_K(u) = \frac{\int_{-\infty}^{u}\left(1 + \sum_{k=1}^{K}\gamma_k\varepsilon^k\right)^2\phi(\varepsilon)\mathrm{d}\varepsilon}{\int_{-\infty}^{\infty}\left(1 + \sum_{k=1}^{K}\gamma_k\varepsilon^k\right)^2\phi(\varepsilon)\mathrm{d}\varepsilon} \tag{6}$$

由式(6)可知，即使式(2)的分布函数未知，但只要其满足一定的平滑条件，我们便可以通过不同增大 K 使得 Hermit 序列无限地逼近。由于允许任何形式的偏度、峰度和高阶矩，从而保证了密度函数形式的多样性。因此，通过将式(2)的未知分布函数替换为式(6)，便可使用伪最大似然估计法(Pseudo MLE)估计得到所有的待估参数。

值得注意的是，由式(4)可以证明，当 $K\leqslant2$ 时，$\gamma_k=0$，此时，半参有序 Probit 模型便退化成普通的有序 Probit 模型。因此，在利用有序 Probit 模型进行半参数估计时，要求 $K\geqslant3$，换句话说，为了选取合适的参数 K 值以便正确地设定模型，需要从 $K=3$ 开始逐渐增大进行筛选。由于 K 的低阶模型嵌套于高阶模型之中，因而我们可以通过似然比(LR)检验来确定参数 K 的合适取值。

同时，前已述及，由于收入效应和替代效应的此消彼长，工作时间与工时效用之间可能表现为倒“U”形的分布特征，因此，本文还利用半参数模型对工作时间与工时效用的非线性关系进行了估计。

(二)数据来源和变量设置

本文使用的数据来源于中国家庭追踪调查(CFPS)2010 年数据。CFPS 是由北京大学中国社会科学调查中心(ISSS)组织实施的一项全国性的长期追踪调查，旨在通过追踪采集个体、家庭、社区三个层面的历史数据，反映中国社会、经济、人口、教育、婚姻、健康和社会意识等的变迁，为学术研究和政府公共决策提供基础数据支持。该调查每两年一轮，自 2010 年正式实施基线调查至今已追踪采集三期数据，调查样本覆盖了全国 25 个省份(不含香港、澳门、台湾、新疆、西藏、青海、内蒙古、宁夏、海南)162 个县 635 个村庄(社区)的 14 798 个城乡家庭户和家庭户中的所有家庭成员，中国家庭追踪调查采取的多阶段分层随机抽样设计使得样本能够代表大约 95%的中国人口。

中国家庭追踪调查 2010 年数据的成人问卷详细记录了受访对象的个人信息和劳动力市场情况，为本文的深入挖掘提供了充足的样本和数据选择。同时，考虑到处于不同就业状态以及从事不同就业形式的劳动者对于工作时间的效用感知存在差异，为此，我们进一步对研究对象进行了严格的限定。

(1)选取 16~60 岁受雇于企业的全日制就业个体，剔除了自主创业或在家庭企业工作的就业个体，以及从事个体经营、零散工和自由职业者的样本。因为这几类就业人员在就业环境以及工时制度等方面差别很大，剔除这些样本将有助于控制体制和制度等差异对估计结果的影响。

(2)为了确保受访对象工时效用感知的稳定性，仅保留过去一年没有发生工作单位变更且从事有酬劳动为 12 个月的样本。

(3)剔除主要变量和控制变量观察值缺失或不合理的样本，最终得到有效样本 3 852 个。各变量的具体定义以及数据信息来源如表 1 所示。

表 1　主要变量定义及数据信息来源

变量名称	变量定义	数据信息来源及说明(CFPS 2010)
Time_sat	工时满意度	回答：您对目前的工作时间有多满意？变量赋值 1~5
Worktime	工作时间	回答：去年工作的月份里，您平均每个月工作多少天？去年工作的天数里，您平均每天工作了多少小时？

续表

变量名称	变量定义	数据信息来源及说明(CFPS 2010)
Overtime	超时加班	将工作时间多于法定的 176 小时界定为超时加班;0=未加班,1=超时加班
Age	年龄	根据出生日期(公历)信息,用(调查年-出生年)计算
Sex	性别	选择性别:0=女性,1=男性
HuKou	户籍性质	回答:您现在的户口状况?(0=农业户口,1=非农户口)
Party	党员身份	回答:您参加了以下哪些组织?(0=其他,1=中共党员)
Edu	受教育程度	回答:到目前为止,您已完成(毕业)的最高学历是?
Married	婚姻状况	选择婚姻状况:0=未婚(包括同居、离婚、丧偶),1=在婚
Health	健康状况	回答:您认为自己的健康状况如何?
Status	家庭经济地位	回答:您的个人收入在本地属于?变量赋值 1~5
Income_sat	工资收入	回答:您对目前的工作收入有多满意?变量赋值 1~5
Condition_sat	工作环境	回答:您对目前的工作环境有多满意?变量赋值 1~5
Opportunity_sat	晋升机会	回答:您对目前工作的晋升机会有多满意?变量赋值 1~5
State	单位性质	回答:您现在主要工作的机构属于?

注:表中 Time_sat, Income_sat, Condition_sat, Opportunity_sat 等变量的赋值 1~5 分别对应"非常不满意、不太满意、一般、比较满意、非常满意";Status 的变量赋值 1~5,"1"分最低,"5"分最高。

表 2 报告了主要变量和控制变量的描述性统计结果。第一,超时加班现象在我国确实普遍存在,且超时程度较为严重。有效样本中有超过 60%的受访对象的月工作时间在法定的 176 小时以上。同时,从分组统计结果看,非加班组(≤176 小时)劳动者的月平均工作时间比较接近法定的 176 小时,而加班组(>176 小时)劳动者的月平均工作时间则高达 242 小时,远高于法定的工时标准。此外,相比于加班组,非加班组表现出更高的工资满意程度,为我们质疑工作时间与工资收入的正比假定提供了依据,事实上已有的诸多研究也都否认了这一点。第二,总体上,受访对象的工时满意度处于一般水平,受访对象回答"非常不满意""不太满意""一般""比较满意""非常满意"的比例分别为 3.66%, 15.39%, 32.17%, 42.00%, 6.78%。可见,尽管劳动者在工时满意度方面存在差异,但对工作时间"非常不满意"和"非常满意"的比例都相对较小。同时,进一步比较发现,非加班组(≤176 小时)劳动者的工时满意度要明显高于加班组(>176 小时)劳动者,这似乎意味着超时加班在总体上会对劳动者的效用产生负面的影响,当然,究竟劳动者最满意的工作时间是多长还有待于更深入地检验。

表 2　各变量的描述性统计结果

变量名称	全部样本(N=3 852)				≤176 小时(N=1 514)		>176 小时(N=2 338)	
	均值	标准差	最小值	最大值	均值	标准值	均值	标准值
Time_sat	3.328	0.940	1.000	5.000	3.701	0.764	3.087	0.964
Worktime	212.300	54.220	132.000	348.000	165.800	15.470	242.400	48.830
Overtime	0.607	0.488	0.000	1.000	0.000	0.000	1.000	0.000
Age	39.050	9.912	16.000	60.000	40.380	9.606	38.180	10.010
Sex	0.603	0.489	0.000	1.000	0.565	0.496	0.627	0.484

续表

变量名称	全部样本(N=3 852)				≤176 小时(N=1 514)		>176 小时(N=2 338)	
	均值	标准差	最小值	最大值	均值	标准值	均值	标准值
HuKou	0. 644	0. 479	0. 000	1. 000	0. 789	0. 408	0. 550	0. 498
Party	0. 187	0. 390	0. 000	1. 000	0. 260	0. 439	0. 139	0. 346
Edu	3. 799	1. 314	1. 000	8. 000	4. 282	1. 319	3. 487	1. 212
Married	0. 853	0. 354	0. 000	1. 000	0. 873	0. 334	0. 841	0. 366
Health	4. 462	0. 699	1. 000	5. 000	4. 461	0. 670	4. 463	0. 718
Status	2. 504	0. 872	1. 000	5. 000	2. 587	0. 873	2. 450	0. 868
Income_sat	2. 845	0. 926	1. 000	5. 000	2. 898	0. 963	2. 811	0. 900
Condition_sat	3. 372	0. 890	1. 000	5. 000	3. 561	0. 848	3. 250	0. 896
Opportunity_sat	2. 889	0. 813	1. 000	5. 000	2. 983	0. 802	2. 827	0. 814
State	0. 426	0. 495	0. 000	1. 000	0. 585	0. 493	0. 322	0. 468

四、实证结果

(一)基础回归结果:超时加班对工时满意度的影响

依据前述研究设计,首先对基准模型设定进行检验。表 3 报告了不同参数 K 取值下对有序 Probit 模型进行半参数估计的 LR 检验结果。由表 3 可知,无论是工作时间(Worktime)还是超时加班(Overtime)虚拟变量,LR 检验结果都表明仅对基准模型进行参数估计并不恰当,需要使用非参数估计。而从 $K-1$ 阶模型的 LR 检验值及相应的 P 值看,当 $K=4$ 时,P 值最小且高度显著,因而参数 $K=4$ 应该是最优取值。同时,当 $K=4$ 时,基于半参数估计后的误差项的偏度为 0. 184、峰度为 4. 131、标准差为 1. 128,明显区别于标准正态分布,这也表明采用非参数进行估计更为合适。

表 3　LR 检验结果

Panel A:Worktime					Panel B:Overtime				
K	检验值	P 值	$K-1$ 阶模型检验值	P 值	K	检验值	P 值	$K-1$ 阶模型检验值	P 值
3	27. 234	0. 000	—	—	3	26. 548	0. 000	—	—
4	61. 824	0. 000	34. 59	0. 000	4	57. 115	0. 000	30. 57	0. 000
5	61. 825	0. 000	0. 00	0. 973	5	58. 751	0. 000	1. 64	0. 201
6	61. 826	0. 000	0. 00	0. 987	6	60. 312	0. 000	1. 56	0. 212

下面主要围绕 $K=4$ 的半参数估计结果进行分析。表 4 报告了基于不同变量选择或样本分组下工作时间对工时满意度的影响估计结果。从表 4 中模型 1 的估计结果看,在控制劳动者个体特征变量和工作特征变量后,工作时间变量的回归系数在 1%的水平下显著为负,表明当工作时间超过一定水平后,延长工作时间将会显著降低劳动者对于工作时间的满意程度。表 4 中模型 2 至模型 4 的估计结果更加清晰地证实了这一结论。估计结果显示,

当劳动者的月工作时间超过法定的176小时,劳动者对于工作时间的满意程度会显著下降,估计系数在1%的水平下显著为负,而对于月工作时间没有超过176小时的劳动者而言,这种负面效应似乎并不显著存在。同时,模型2的估计结果也表明,相比而言,月工作时间超过176小时的劳动者的工时满意度要显著低于没有超时加班(≤176小时)的劳动者。上述结论与劳动经济学经典理论是一致的,在一定程度上证实了工作时间与工时效用的倒"U"形关系。

表4 半参数估计和参数估计结果(全样本)

变量	半参数估计				参数估计	
	模型1(K=4)	模型2(K=4)	模型3(K=4)	模型4(K=4)	模型5	模型6
	全样本	全样本	≤176小时样本	>176小时样本	全样本	全样本
Worktime	-0.009***	—	-0.000	-0.011***	-0.008***	—
	(-12.048)	—	(-0.146)	(-13.475)	(-19.635)	—
Overtime	—	-0.787***	—	—	—	-0.672***
—	—	(-11.117)	—	—	—	(-16.504)
Age	0.006***	0.006***	0.001	0.012***	0.005**	0.006**
	(2.831)	(2.668)	(0.403)	(3.465)	(2.289)	(2.482)
Sex	0.015	0.002	-0.045	0.088	-0.003	-0.010
	(0.374)	(0.052)	(-0.768)	(1.436)	(-0.074)	(-0.267)
HuKou	-0.016	0.028	0.033	-0.071	-0.028	0.007
	(-0.347)	(0.569)	(0.421)	(-1.066)	(-0.644)	(0.153)
Party	0.147***	0.137**	0.069	0.254***	0.115**	0.099**
	(2.581)	(2.342)	(0.982)	(2.652)	(2.301)	(2.023)
Edu	-0.084***	-0.072***	-0.073***	-0.128***	-0.073***	-0.051***
	(-4.547)	(-3.697)	(-2.672)	(-4.559)	(-4.063)	(-2.835)
Married	-0.015	-0.020	0.099	-0.091	0.004	0.009
	(-0.253)	(-0.323)	(1.115)	(-1.021)	(0.067)	(0.163)
Health	0.148***	0.142***	0.071*	0.221***	0.135***	0.138***
	(5.059)	(5.395)	(1.766)	(5.478)	(4.887)	(5.034)
Status	-0.028	-0.051**	-0.052	-0.027	-0.022	-0.033
	(-1.150)	(-1.979)	(-1.456)	(-0.719)	(-0.901)	(-1.379)
Income_sat	0.253***	0.252***	0.159***	0.379***	0.222***	0.206***
	(7.867)	(8.175)	(4.388)	(8.086)	(8.243)	(7.775)
Condition_sat	0.558***	0.595***	0.721***	0.525***	0.483***	0.485***
	(10.469)	(11.912)	(8.769)	(10.019)	(16.780)	(17.001)

续表

变量	半参数估计				参数估计	
	模型 1(*K*=4)	模型 2(*K*=4)	模型 3(*K*=4)	模型 4(*K*=4)	模型 5	模型 6
	全样本	全样本	≤176 小时样本	>176 小时样本	全样本	全样本
Opportunity_sat	0.258***	0.270***	0.180***	0.344***	0.232***	0.236***
	(7.576)	(7.975)	(4.186)	(7.670)	(8.292)	(8.514)
State	0.018	0.042	0.167***	−0.152**	0.025	0.034
	(0.407)	(0.911)	(2.625)	(−2.232)	(0.617)	(0.865)
N	3852	3852	1514	2338	3852	3852
Std Dev	1.128	1.190	1.025	1.382	1	1
Skewness	0.184	0.228	0.572	0.131	0	0
Kurtosis	4.131	3.979	5.726	3.650	3	3
Log likelihood	−4 172.247	−4 287.011	−1 401.983	−2 699.391	−4 203.159	−4 315.569
chi2	165.977	231.869	117.033	245.761	1 286.504	1 199.733
P	0.000	0.000	0.000	0.000	/	/
Pseudo R^2	/	/	/	/	0.174	0.152

注：*，**，*** 分别表示在 10%，5%，1%的水平下显著，括号内为 z 值。

考虑到在进行有序 Probit 模型估计时，解释变量对被解释变量取最小值（最大值）的边际效应方向与系数符号相反（相同），而对于居中的被解释变量取值，系数符号并不总是与特定的变量取值下某个解释变量的边际效应方向一致。不仅如此，边际效应估计能够在验证整体参数估计结果的同时，给出更多有价值的信息。因此，在前述基准模型设定的基础上，我们估计各个解释变量对劳动者工时满意度的边际影响，结果如表 5 所示。由表 5 不难发现，工作时间和超时加班虚拟变量的边际效应估计结果一致显示，适当地延长工作时间甚至超时加班将使得劳动者“非常不满意”“不太满意”和“一般”的概率增加，但与此同时会降低劳动者“比较满意”和“非常满意”的概率。

表 5　基于有序 Probit 估计的边际效果

	(1)	(2)	(3)	(4)	(5)
	非常不满意	不太满意	一般	比较满意	非常满意
Panel A：Worktime					
工作时间	0.000 2***	0.002***	0.002***	−0.003***	−0.001***
	(8.346)	(16.569)	(15.202)	(−17.698)	(−12.262)
控制变量	是	是	是	是	是
N	3 852	3 852	3 852	3 852	3 852
Panel B：Overtime					
超时加班	0.036***	0.123***	0.108***	−0.183***	−0.084***

续表

	(1)	(2)	(3)	(4)	(5)
	非常不满意	不太满意	一般	比较满意	非常满意
	(11.246)	(15.348)	(13.917)	(-15.908)	(-13.176)
控制变量	是	是	是	是	是
N	3 852	3 852	3 852	3 852	3 852

注:*,**,*** 分别表示在 10%,5%,1%的水平下显著,括号内为 z 值。

同时,由表 4 中各控制变量的估计结果看,所有变量的系数符号均符合预期。总体来看,劳动者的年龄、党员身份、受教育程度、健康状况等个体特征变量以及工资收入、工作环境、晋升机会等工作特征变量,都会对工时满意度产生显著影响。具体而言,劳动者对于工作时间的满意程度将伴随其年龄的增长而有所提高,两者呈现显著的正相关。这与沃尔等(Warr & Bernal)学者的研究结论是一致的。一般而言,相比于年轻劳动者,年龄较大的劳动者拥有相对更长的工作经验,在工资收入、职业地位等方面具备一定的优势,且后者也往往表现出更高的职业稳定性,使其对于工作时间表现出更高的满意度。同时,拥有党员身份和身体健康的劳动者对于工作时间的满意程度也相对较高,而受教育程度越高的劳动者则越倾向于工作更短的时间,这与已有的研究结论相符。不仅如此,那些对于目前所从事工作的工资收入、工作环境和晋升机会满意的劳动者,同样表现出更高的工作时间容忍度,他们对于工作时间的满意程度相对较高。

(二)最满意的工作时间

上述针对基准模型的分析结果告诉我们,在总体上,超时加班的确降低了劳动者对于工作时间的满意程度,然而,究竟多长的工作时间带给劳动者的效用是最大的呢?我们进一步通过构建非参数模型对工作时间与工时满意度的非线性关系进行估计和拟合,结果如图 1 所示。

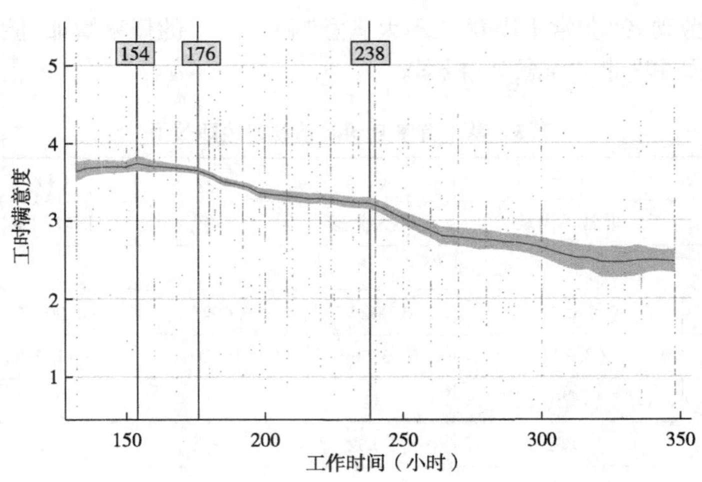

图 1 基于非参数估计的工作时间与工时满意度非线性关系

资料来源:根据中国家庭追踪调查(CFRS)2010 年全国基线调查成人问卷数据计算得到。

观察图 1 不难发现，工作时间与工时满意度确实呈现显著的非线性关系，且这种非线性关系表现为左半部分相对平缓而右半部分相对陡峭的倒“U”形分布特征，符合经典的工作—闲暇理论预期，同时也与前述的分析结论一致。可见，在保持时间偏好和工资条件不变的情况下，对于劳动者而言，确实存在着某种最优的意愿工作时间。当实际的工作时间低于意愿工作时间时，适当地延长工作时间将有助于提高劳动者的工时效用，而一旦越过最优时点，劳动者对于工作时间的满意程度则会明显降低，甚至是急剧性的加速下降。

同时，根据图 1 所示的工作时间—工时满意度曲线，大体上可划分成四个渐进的区段。

(1)当实际工作时间少于 154 小时，劳动者对于工作时间的满意度会随着工作时间的延长而缓慢提高，并最终达到最高的工时满意程度。按照现行月工作 22 天进行换算，相当于每天工作 7 小时左右。

(2)当工作时间介于 154~176 小时，随着工作时间的进一步延长，劳动者的工时满意程度逐渐下降，但降低幅度非常小，且依然维持在中等偏上的效用水平。可见，尽管现行的法定工时标准(176 小时)并不是劳动者最为满意的工作时长，但从总体看，现行的工时要求能够被广大劳动者接受和认可。

(3)当工作时间介于 176~238 小时，劳动者的工时满意程度将随着工作时间的延长呈现“先快速下降，后缓慢下降”的变化趋势。

(4)当劳动者的实际工作时间大于 238 小时，劳动者的工时满意程度将再次快速下降，并最终降至中等偏下的满意水平。

综上可知，在总体上，我国现行的双休日和 8 小时工作制依然能够被劳动者认可和接受，仍是一项比较合理的工时制度。但相比于效用最大化的最优工时，劳动者的意愿工作时间(154 小时)仍要略低于现行的法定工时标准，按照现行月工作 22 天进行换算，相当于每天工作 7 小时左右。

(三)考虑投入和回报双重异质性的最优工时估计

前已述及，劳动者对于工作时间的满意程度将受到异质性特征的影响。因此，有别于已有文献的同质性假设，接下来我们进一步尝试从投入异质性和回报异质性视角重新审视工作时间对于劳动者工时满意度的影响差异。投入异质性指的是劳动者为获得相同水平的工资收入所付出的工作时间可能是不同的，而回报异质性则反映的是劳动者付出相同的工作时间但收入回报不同的情形。表 6 报告了异质性视角下工作时间对劳动者工时满意度的影响估计结果。由表 6 的估计结果可知，不论劳动者的收入高低，工作时间的延长特别是超时加班都将显著降低劳动者的工时满意度，但两者的影响程度有所差异，相比而言，低收入劳动者对于延长工作时间和超时加班的容忍程度相对更高。上述影响差异也体现在从事白领职业和非白领职业的劳动者之间，更长的工作时间和超时加班对于从事非白领工作劳动者的负面效应要小于白领劳动者。

表 6　考虑投入和回报双重异质性的最优工时估计结果

	半参数估计($K=4$)				半参数估计($K=4$)			
	模型 7	模型 8	模型 9	模型 10	模型 11	模型 12	模型 13	模型 14
	收入低	收入高	非白领	白领	收入低	收入高	非白领	白领
工作时间	-0.007***	-0.013***	-0.008***	-0.013***	—	—	—	—
	(-6.329)	(-7.827)	(-8.331)	(-10.058)	—	—	—	—

续表

	半参数估计(K=4)				半参数估计(K=4)			
	模型 7	模型 8	模型 9	模型 10	模型 11	模型 12	模型 13	模型 14
	收入低	收入高	非白领	白领	收入低	收入高	非白领	白领
超时加班	—	—	—	—	-0.764***	-0.964***	-0.706***	-0.787***
	—	—	—	—	(-6.281)	(-6.600)	(-7.498)	(-11.117)
控制变量	是	是	是	是	是	是	是	是
OP 模型 LR 检验	28.902	7.068	37.102	34.177	23.172	12.531	28.034	57.115
	[0.000]	[0.029]	[0.000]	[0.000]	[0.000]	[0.002]	[0.000]	[0.000]
K-1 阶模型 LR 检验	20.53	6.52	20.66	20.77	14.23	8.27	16.65	22.97
	[0.000]	[0.011]	[0.000]	[0.000]	[0.000]	[0.001]	[0.000]	[0.000]
N	1 514	909	2 565	1 287	1 514	909	2 565	3 852
Std Dev	0.973	1.331	1.073	1.224	1.203	1.253	1.133	1.190
Skewness	0.003	0.158	0.158	0.174	-0.079	0.276	0.162	0.228
Kurtosis	4.935	3.756	4.162	4.746	4.035	4.213	3.949	3.979
Log likelihood	-1 699.780	-905.957	-2 907.095	-1 232.556	-1 748.905	-925.540	-3 005.782	-4 287.011
chi2	47.696	163.377	83.819	166.856	84.974	284.956	87.587	231.869
p	0.000	0.000	0.000	0.000	0.000	0.000	0.000	0.000

注：*，**，*** 分别表示在 10%，5%，1%的水平下显著，圆括号内为 z 值，方括号内为 p 值。

图 2 进一步利用非参数模型分别估计和拟合了拥有不同收入条件和职业类型劳动者工作时间—工时满意度的非线性关系。由图 2(a)可知，总体上，不同工作时长下高收入劳动者的工时满意度要低于低收入劳动者，但相比于低收入劳动者，高收入劳动者对于工作时间的敏感性相对更高。低收入劳动者的意愿工作时间要长于高收入劳动者，而一旦实际工作时间超过法定的 176 小时，高收入劳动者对于工作时间的满意程度将急剧下降，且无论降速还是降幅都要快于低收入劳动者。可见，高收入劳动者的意愿工作时间相对更短，且对超时加班更为厌恶。如图 2(b)所示，从事白领职业和非白领职业的劳动者对于工作时间的偏好也表现出了类似的特征。相比于从事非白领职业的劳动者，从事白领职业的劳动者对于法定工作时间内的工时满意度明显较高，但后者最优的意愿工作时间较之前者相对较短，随着工作时间的延长，从事白领职业的劳动者对于工作时间的满意程度表现出更加快速的下降趋势。不难理解，从事白领职业的劳动者在工作环境、工资收入、晋升机会等方面，相比于非白领职业劳动者具有一定的优势。同时，白领职业劳动者本身拥有相对更好的人力资本条件，使得他们对法定工作时间内的工时满意度较高，而对超时加班更加厌恶。

为了进一步考察投入异质性和回报异质性的交互效应对劳动者工时满意度的影响，我们进一步区分了具有相同收入水平但从事不同类型职业，以及职业类型相同但收入水平不同情形下，劳动者对于工时满意度的偏好差异，结果如图 3 所示。由图 3(a)和图 3(b)可知，即使是从事相同类型的职业，不同收入水平的劳动者对于工作时间的满意程度是不一样的。相比而言，无论是从事白领职业还是非白领职业，高收入劳动者对于工作时间的总体满意程度都较低，工作时间替代效应相对较大，且对超时加班的厌恶程度也相对更为严重，这与前述结论是一致的。而从图 3(c)和图 3(d)看，在劳动者工资收入水平相同的情况下，相比于非白领职业劳动者，从事白领职业的劳动者对于法定工作时间内的工时满意度相对较高，而

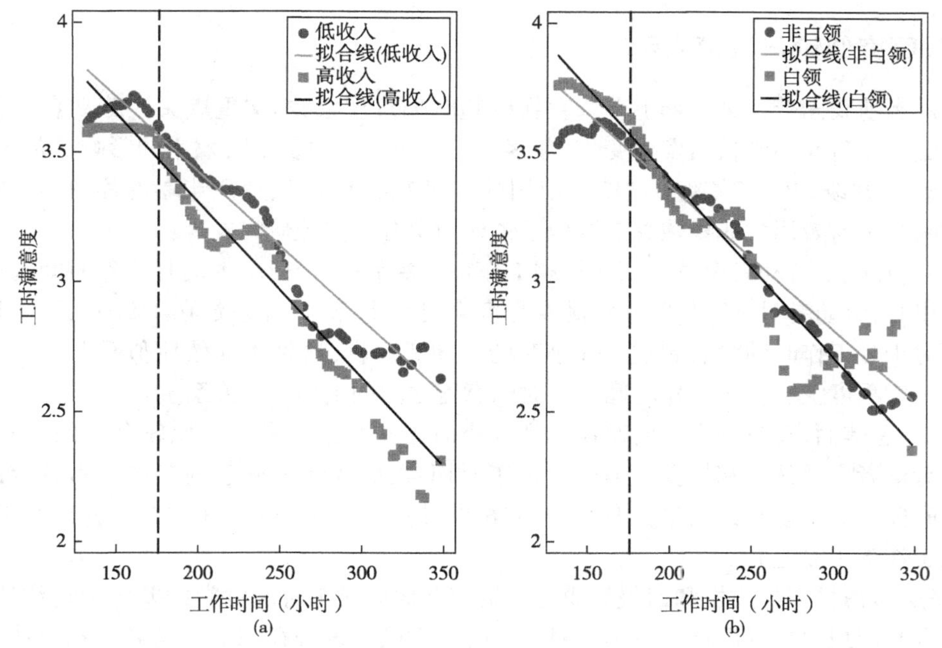

图 2　工作时间对工时满意度的异质性影响

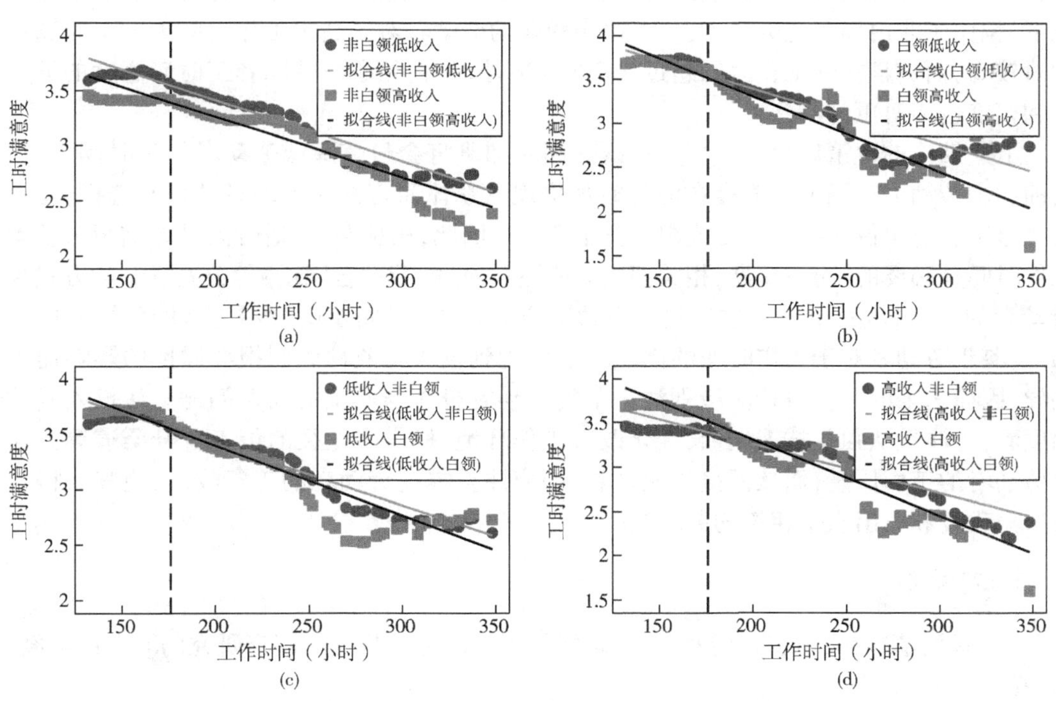

图 3　投入和回报双重异质性视角下工作时间对工时满意度的影响

一旦实际工作时间超过法定的 176 小时，白领职业劳动者工时满意度的下降速度和幅度也相对更为剧烈。

五、研究结论与政策启示

针对当前我国劳动力市场上普遍存在的超时加班现象,本文重点关注劳动者的工时效用如何随工作时间的延长而发生变化,考察工作时间对劳动者工时效用的影响。基于 CFPS 2010 年数据并改进已有文献中被广泛使用的有序 Probit 模型,使用半参有序 Probit 模型对工作时间与工时效用的非线性关系进行了估计和拟合。实证研究发现:

第一,在控制劳动者个体特征变量和工作特征变量后,当劳动者的月工作时间超过法定的 176 小时,劳动者对于工作时间的满意程度会显著下降,估计系数在 1%的水平下显著为负。而对于月工作时间没有超过 176 小时的劳动者而言,这种负面效应似乎并不显著。该结论在一定程度上证实了工作时间与工时满意度之间的倒“U”形关系。

第二,总体而言,我国现行的双休日和 8 小时工作制依然是一项比较合理的工时制度,能够被劳动者广泛认可和接受。但就最优工时而言,劳动者最满意的工作时间或者说意愿工作时间要略低于现行的法定工时标准(176 小时),按照现行月工作 22 天进行换算,相当于每天工作 7 小时左右。

第三,考虑投入异质性和回报异质性及其交互效应对工时满意度的差异影响估计发现,具有投入和回报双重异质性的劳动者对于工时满意度的偏好存在显著差异。不论从事白领职业还是非白领职业,高收入劳动者对于工作时间的总体满意程度都较低,工作时间替代效应相对较大,且对超时加班的厌恶程度也相对更严重。而在劳动者工资收入水平相同的情况下,相比于非白领职业劳动者,从事白领职业的劳动者对于法定工作时间内的工时满意度相对较高,而一旦实际工作时间超过法定的 176 小时,白领职业劳动者工时满意度的下降速度和幅度也相对更为剧烈。

上述结论的政策启示在于:第一,既然超时加班将会显著降低劳动者的工时满意度,而当前我国劳动力市场上普遍存在的超时加班现象总体而言并非劳动者的自愿选择,而更多的是迫于就业单位的制度安排或岗位竞争压力。因此,从长期看,适时渐进地缩短劳动者的工作时间是必要的;而在短期,相关部门既要注重通过《劳动合同法》等公共规制的方式维护劳动者的合法权益,也要注重通过劳资协商方式形成“民间规则”维护劳动者的法外权益。第二,鉴于劳动者对于工作时间的满意程度将受到投入异质性和回报异质性的影响而有所差异,因而未来的制度设计应特别注重平衡劳动者投入与回报的失调问题。从投入异质性角度看,应注重从强化技能培训、优化改善工作环境、提供多途径的员工晋升渠道等方面提升劳动者的工作质量;而从回报异质性看,则应注重提高劳动者的工资收入,使其获得与自身努力程度和付出水平相符的劳动报酬。

参考文献

[1]杨河清,韩飞雪,肖红梅．北京地区员工过度劳动状况的调查研究[J].人口与经济,2009(2):33-41.

[2]张春雨,张进辅,张苹平,张静秋．员工过劳现象的形成机理与管理方法——立足工作要求—资源模型的分析[J].中国人力资源开发,2010(9):30-34.

[3]孟续铎．劳动者过度劳动的若干理论问题研究[J].中国人力资源开发,2014(3)29-35.

[4]Lecturer V. M. S. , Smyth R. Working hours in Chinese enterprises: Evidence from matched employer - employee data [J]. Industrial Relations Journal, 2013, 44(1):57-77.

[5]王天玉．工作时间基准的体系构造及立法完善[J]. 法律科学(西北政法大学学报),2016(34)122-133.

[6]曾湘泉,卢亮．标准化和灵活性的双重挑战——转型中的我国企业工作时间研究[J].中国人民大学学报,2006(1):110-116.

[7]刘林平,张春泥,陈小娟．农民的效益观与农民工的行动逻辑——对农民工超时加班的意愿与目的分析[J].中国农村经济,2010(9):48-58.

[8]赖德胜,孟大虎,王琦．我国劳动者工作时间特征与政策选择[J]. 中国劳动,2015(2):36-40.

[9]吴伟炯．工作时间对职业幸福感的影响——基于三种典型职业的实证分析[J]. 中国工业经济,2016(3):130-145.

[10]Gallant A R, Nychka D W. Semi-nonparametric maximum likelihood estimation [J]. Econometrica, 1987, 55(2):363-90.

[11]Stewart M B. A Comparison of semiparametric estimators for the ordered response model [J]. Computational Statistics & Data Analysis, 2005, 49(2):555-573.

[12] Wooldridge J M. Econometric analysis of cross section and panel data [M]. Cambridge,MA:The MIT Press, 2010.

[13]Warr P. Age and occupational well-being [J]. Psychology and Aging. 1992, 7(1): 37-45.

[14]Bernal D. , Snyder D. , McDaniel M. The age and job satisfaction relationship: Does its shape and strength still evade US? [J]. Journals of Gerontology, 1998, 53(5):287-293.

第三编　不同职业的过度劳动

绩效工资制度对知识型员工过度劳动的影响研究

潘小庆　黄宏伟

(中南财经政法大学公共管理学院)

摘　要:本文研究了绩效工资制度背景下知识型员工的过度劳动问题。本文利用抽样调查获得的第一手数据,采用Logit模型进行回归分析,得出三个主要结论:对知识型员工而言,绩效工资制度的实施会增加其过度劳动的概率;绩效工资比例越高过度劳动的概率越大;国有部门、未婚工作者和拥有房产数量较多者相对于非国有部门、已婚工作者和房产数量较少者的过度劳动概率显著更低。最后依据研究结论,从国家、企业和员工三个层面提出有针对性的政策建议。

关键词:知识型员工;绩效工资制度;过度劳动

在迈向高收入国家过程中,中国仍然存在较严重的过度劳动问题。知识型工作者的劳动时间并没有因为生产力进步和劳动效率提升而减少,相反劳动时间有所增加[1]。可见,知识型劳动者过度劳动问题值得关注。

绩效工资制度是现代企业管理的代表性工资制度,工作动机是使员工内心产生工作行为的驱动力。绩效工资制度的意义在于建立竞争机制和激励机制,最终目的是提升员工的工作动机,调动其工作积极性和主动性,利用工资激励以影响或改变员工的工作行为。但是,绩效工资是一把双刃剑,积极作用和消极作用并存,该制度同时容易造成员工主动或被动地加班加点工作,导致过度劳动的发生[2]。过度劳动不仅影响员工自身的身心健康,也对企业内部的劳动关系乃至整个社会的人力资源市场产生重要的影响[3]。20世纪60年代末至70年代日本因劳动者大规模过劳而引发的经济、社会可持续发展能力降低等严重问题,是前车之鉴。

基于此,本文以知识型员工为研究对象,在实施绩效工资制度背景下,对影响劳动者劳动时间的内部机理进行研究,以期回答绩效工资制度对知识型员工过度劳动影响的问题。

一、文献综述

对过度劳动的研究最早产生于20世纪70年代。过度劳动是起源于精神病学上的概念,用以描述由于情感上的要求长期得不到满足而导致的包括身体、心理、情感等方面都处于耗竭状态的体验。日本学者对生产过程中的过劳问题进行了研究,其学术名称为疲劳问题,其中最具代表性的著作是疲劳学专家大岛正光的《疲劳学研究》。在英美等国家,麦戈文等发现,英国20世纪90年代存在过度劳动现象,其原因是工业化条件下市场环境不稳定。对过度劳动问题的研究主要集中在2008年金融危机后非充分就业和过度劳动的匹配问题上。国内学界从三个视角对过度劳动进行了界定和研究:实际工作时间超出期望工作时间的状态;持续高强度工作导致的健康问题;人力资源过度使用状态,就业者较长时间处于高强度和超过社会平均劳动时间的状态。对过度劳动的成因,学术界从四个方面进行了研究:劳动者个体因素;企业因素;社会文化和环境因素;劳动力供求和经济因素。

知识型员工指掌握和运用符号和概念,利用知识或信息工作的人[4]。由于知识型员工主要从事脑力劳动,凭借知识、技能、管理、资本等劳动要素获得报酬,工作的特殊性使知识工作者在工作方式、个人特质、心理需求、价值观念等方面存在着明显的群体特征,因而知识型员工的过度劳动问题尤为突出,高校教师、企业高管等人群成为高危人群。霍生平依据马斯洛需求层次理论分析了知识型员工过度劳动的原因,认为工作动机主要有两个:自我实现和职业成就,员工追求工作的价值造成了过度劳动[5]。翟金芝认为,高科技公司知识型员工过度劳动的原因有工作环境压力、企业文化因素、员工自身成就的动力和晋升愿望,过度劳动会影响员工身心健康,降低企业工作效率从而给企业造成经济损失[6]。综上所述,知识型员工过度劳动是生理因素、心理因素、经济因素、社会因素、管理因素、文化因素等综合作用的结果。

绩效工资来自企业薪酬管理制度,又称为绩效加薪、奖励工资或与评估挂钩的工资。绩效工资的特点是以工作人员被聘上岗的工作岗位为主,根据岗位技术含量、责任大小、劳动强度和环境优劣确定岗级,以企业经济效益和劳动力价位确定工资总量,以工作人员的劳动成果为依据[7]。简单地说,绩效工资就是根据员工工作绩效的完成情况而发放的那部分工资。因为绩效工资制度对员工工作行为能产生积极作用,当前实施绩效工资的企业越来越多。

综上,前人主要论述了过度劳动的概念,探讨了过度劳动的形成原因,而对绩效工资和过度劳动的关系问题研究较少。因此,本文从管理角度切入,研究用人单位的绩效工资制度对知识型员工过度劳动的影响。

二、理论框架和研究假说

(一)理论框架

传统劳动理论认为,劳动个体工作时间被分配于工作和闲暇,更全面的分配模式则考虑了家务劳动时间,这就是“工作—家务劳动—闲暇”三重选择模式。中国的传统社会基本是“男主外,女主内”模式,但是在市场经济条件下,男性和女性的家庭角色在深刻影响工作时间的分配。而工资率变化影响男性劳动者和女性劳动者的三重选择,但影响程度取决于家庭角色的分工。阿塔纳西奥(Orazio Attanasio)指出,孩子抚养成本对女性劳动者工作时间有重大影响[8]。综合以上考虑,性别、婚姻状况等与家庭分工密切相关的因素对劳动者劳动时间可能产生影响。

根据需要层次理论,工作行为不是无端发生的,工作动机是绩效工资制度影响员工过度劳动行为的心理基础,需要是对生活和发展条件的感知状态,当这些条件具备了心理状态才能平衡,需要是工作动机的根本出发点。工资是满足这些生活和发展条件的物质基础,因而工作行为的基本目标是使需要得到满足,工资是工作的外因,需要的满足是工作的内因。高收入者伴随着收入增加,生理和安全需要得到满足,就会寻求更高层次的满足,所以劳动者在迈向高收入过程中也可能存在过度劳动的行为。

经济人假设是经济学的重要假设之一，每个人都是理性的而且追求个人效用的最大化。工作带来的收入、闲暇的机会和地位的上升都可以增加劳动者的效用，对于财富较少的员工，工作目的主要是为了获得更多的收入从而获取最大的效用。而在现实中经常发现，财富很多的员工也会加班加点工作。这与经济理论并不矛盾，他们的工作目的更多的是通过得到金钱之外的满足进而增加个人效用。

在实践中，绩效工资制度满足薪酬制度的公平性、竞争性、激励性，同时还具有经济性特点。绩效工资最终结果体现在工资结构的变化上，绩效工资制度实施最终增加了工资结构中的绩效工资比例。工资结构中的固定工资比例减少，员工为了保持能够使需要得到满足的薪酬水平，会努力增加绩效工资，从而影响员工努力工作的动机，导致工作时间增加，最终引发过度劳动。从以上相关理论出发，并结合实践性要求建立本文的理论框架（见图1）。

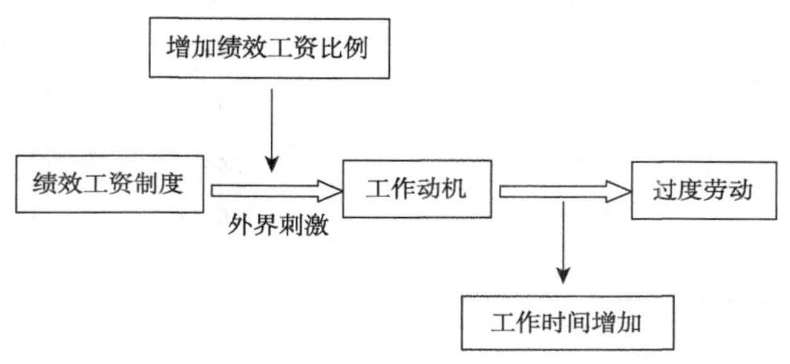

图1　理论框架

（二）研究假说

基于已有研究结论和理论框架，本文针对绩效工资制度和过度劳动的关系问题提出以下研究假说。

假说1：实行绩效工资制度会增加知识型员工的过度劳动。

实施绩效工资制度，员工工资与其工作绩效挂钩，“多劳多得”“奖优罚劣”“奖勤罚懒”。与不实施绩效工资制度的企业相比，员工有更大可能增加劳动时间和劳动强度以获得更好的工作绩效，从而获得更多工资。基于此提出研究假说1。

假说2：工资结构中绩效工资比例越高，知识型员工过度劳动越强。

在绩效工资制度中，工资总额等于固定工资和绩效工资之和。固定工资部分由员工的职位、工作年限等要素决定。绩效工资部分由员工的个人绩效决定。绩效工资比例越高，由员工工作绩效所决定的工资部分越多，员工要获得更多工资就需要更多地在工作绩效上加大投入，从而使得员工投入更多的劳动时间和更高的劳动强度。基于此提出研究假说2。

三、数据来源、描述性统计分析及变量定义

（一）数据来源

本文使用的是中南财经政法大学“我国过度劳动的形成机理及其效应研究”课题组的调

查数据,样本的选择采用随机抽样的方法,调查内容包括劳动者过度劳动、工资制度、个人信息和涉及绩效工资制度的问题。根据本文的研究对象,对回收的问卷做了如下筛选和处理:①考虑到知识型员工的界定,剔除学历为初中及以下和高中的样本;②根据受访者岗位情况,剔除从事非知识性岗位工作样本,如清洁工等岗位员工;③内容缺失严重的视为无效问卷直接剔除。

(二)描述性统计分析

对样本进行筛选和处理后得到有效问卷370份,被调查者按性别、学历、单位性质分类,样本频数及比例分布情况见表1。

表1 样本统计情况

	项目	频数	比例(%)
性别	男	196	53
	女	174	47
学历	大专	19	5
	本科	244	66
	硕士	101	27
	博士	6	2
单位性质	国有部门	180	49
	其他部门	190	51

被调查者过度劳动数据从工作时间中获得,按日均工作小时、周均工作小时、周均工作天数分类,工作时间统计情况见表2。《劳动合同法》规定了每天8小时工作制,每周最长工作时间不得超过44小时,日加班时间最多不超过3小时,因此日均工作小时数选择8和11作为分界点,周均工作小时选取40,44,55作为分界点。从表2数据可知,超过60%的被调查者周均工作天数超过5天,超过90%的被调查者日均工作小时超过8小时,95%的被调查者周均工作小时超过40小时,初步判断调查样本中知识型员工存在较大比例的过度劳动问题。

表2 工作时间统计情况

	项目	频数	比例(%)
日均工作小时	<8	33	9
	8~11	313	85
	>11	24	6
周均工作小时	<40	19	5
	40~44	67	18
	45~55	150	41
	>55	134	36

续表

	项目	频数	比例(%)
周均工作天数	3	1	0.27
	4	6	1.62
	5	132	35.68
	5.5	9	2.43
	6	216	58.38
	6.5	2	0.54
	7	4	1.08

进一步分析绩效工资制度对知识型员工激励作用的评价。从表3可以发现，370位被调查者平均每周工作时间为51.88小时，针对本单位的绩效工资制度对员工是否有激励作用的问题，回答“效果明显”和“有一定作用”样本分别占样本总数的26.76%和49.46%，且其平均每周工作时间分别为55.76小时和51.63小时，回答“效果明显”的样本工作时间超过总体样本均值，表明绩效工资制度能够起到激励作用。

表3　绩效工资制度对员工是否有激励作用的统计

项目	频数	比例(%)	平均每周工作时间(小时)
效果明显	99	26.76	55.76
有一定作用	183	49.46	51.63
作用不大	57	15.40	48.98
完全没有意义	10	2.70	48.2
不清楚	21	5.68	45.36
合计	370	100	51.88

针对是否愿意为了增加收入而加班的问题，从表4可以发现，回答“愿意”和“不愿意”的样本分别占样本总数的47.03%和32.43%，其平均每周工作时间分别为52.14小时和52.55小时，均超过总体样本均值，表明相当部分的员工愿意为了增加收入而加班。

表4　员工是否愿意为了增加收入而加班统计情况

项目	频数	比例(%)	平均每周工作时间(小时)
无所谓	76	20.54	50.21
愿意	174	47.03	52.14
不愿意	120	32.43	52.55
合计	370	100	51.88

针对工资涨幅与同事相比的问题，从表5可以发现，回答“低于平均”的样本占样本总数的56.49%，其平均每周工作时间为51.26小时，低于总体样本的均值。回答“不相上下”和“高于平均”的样本分别占样本总数的37.03%和6.49%，其平均每周工作时间分别为52.69

小时和52.61小时,高于总体样本的平均值。可见,工作时间会影响员工间的工资差距。

表5　工资涨幅与同事平均水平相比

项目	频数	比例(%)	平均每周工作时间(小时)
低于平均	209	56.49	51.26
不相上下	137	37.03	52.69
高于平均	24	6.49	52.61
合计	370	100	51.88

(三)变量选择

本文将过度劳动作为被解释变量,绩效工资制度作为解释变量。绩效工资制度对过度劳动的预期影响为正。此外,为使估计结果更为准确,结合前人研究结论和理论分析,本文在模型中设置了相关控制变量,包括性别、工作年限、学历、单位性质、职位层级、婚姻状况、健康状况、房产数量、签订合同状况。因为男性和女性在家务劳动中的角色分工不同,性别对过度劳动的预期影响为正。因为职位层级低的员工物质生活水平低,更有动力增加工作时间,职位层级对过度劳动的预期影响为正。婚姻状况对过度劳动的影响方向无法预知。其余控制变量对过度劳动的预期影响均为负。调查样本各变量的最小值、最大值、均值和标准差见表6。

表6　变量选择和预期影响方向等情况

变量	变量定义	预期影响方向	最小值	最大值	均值	标准差
被解释变量						
是否过度劳动	周工作时间大于40小时=1;其他=0	—	0	1	0.80	0.40
解释变量						
绩效工资变量(以纯固定工资为参照)						
以固定工资为主	以固定工资为主=1;女性=0	+	0	1	0.57	0.50
以绩效工资为主	以绩效工资为主=1;其他=0	+	0	1	0.34	0.47
纯绩效工资	纯绩效工资=1;其他=0	+	0	1	0.04	0.16
控制变量						
性别	男性=1;女性=0	+	0	1	0.53	0.50
工作年限	在当前单位的工作年限(年)	-	0.5	35	6.67	5.90
学历	初中及以下=1;高中/中专=2;大专=3;本科=4;硕士=5;博士=6	-	3	6	4.25	0.57
单位性质	国有部门=1;其他=0	-	0	1	0.49	0.50
职位层级	基层(一线)员工=1;其他=0	+	0	1	0.76	0.43

续表

变量	变量定义	预期影响方向	最小值	最大值	均值	标准差
已婚,其他(以"已婚,配偶存在"为参照)	已婚,其他=1;其他=0	?	0	1	0.05	0.22
未婚(以"已婚,配偶存在"为参照)	未婚=1;其他=0	?	0	1	0.29	0.45
健康状况	劳动者自述健康状况:患有轻微或重大疾病=1;其他=0	-	0	1	0.08	0.26
拥有房产数量	个人或家庭拥有的房产数量(包括按揭贷款所得)(套)	-	0	5	1.28	0.82
是否与用人单位签订正式劳动合同	已签订=1;其他=0	-	0	1	0.92	0.27

注:+和-分别表示该变量的预期影响方向是正或负,? 表示该变量的影响方向无法预计。

四、实证分析

(一)模型估计

结合变量定义形式,本文的变量多为二分类变量,所以适合采用 Logit 模型进行分析。Logit 形式为:$\text{Logit}\left(\frac{p(Y=1)}{1-p(Y=1)}\right)=\alpha_i+\beta_1X_1+\beta_2X_2+\cdots+\beta_pX_p$,$p(Y=1)$表示 Y=1 出现的概率,从变量定义中可以得到被解释变量 Y_i 和解释变量 X_i,$i=0,1,2,\cdots,i-1$。对数据回归后得到结果(见表 7),进而得到两个主要研究结果。

表 7　模型估计结果

解释变量	是否过度劳动(Logit 模型)	
	边际系数	z 值
绩效工资变量(以纯固定工资为参照)		
以固定工资为主	0.183 8***	2.63
以绩效工资为主	0.334 1***	4.52
纯绩效工资	0.364 7**	2.08
控制变量		
性别	0.050 9	1.26
工作年限	0.001 2	0.31
学历	0.021 7	0.61
单位性质	-0.108 1**	-2.41
职位层级	-0.050 7	-1.20

续表

解释变量	是否过度劳动(Logit 模型)	
	边际系数	z 值
已婚,其他(以“已婚,配偶存在”为参照)	-0.051 5	-0.57
未婚(以“已婚,配偶存在”为参照)	-0.090 9*	-1.79
健康状况	-0.036 5	-0.50
拥有房产数量	-0.059 8**	-2.44
是否与用人单位签订正式劳动合同	0.107 5	1.62
样本数	370	
Pseudo R^2	0.124 6	
Log likelihood	-163.291 15	

注:***,**,*分别表示在1%,5%和10%的水平下显著。

(二)实证结果

1. 绩效工资变量对过度劳动的影响

以固定工资为主、以绩效工资为主和纯绩效工资三个变量对过度劳动的边际系数分别是0.183 8,0.334 1,0.364 7,分别在1%,1%,5%的水平下显著,说明绩效工资对过度劳动有正向影响。以固定工资为主对过度劳动的影响系数最小,以绩效工资为主系数次之,纯绩效工资系数最大,表明绩效工资比例越高,过度劳动的概率越大,表6中的预期影响方向得到验证,假说1和假说2成立。

此结果可从个人工作动机角度进行解释。在固定工资制度下,工作时间与绩效无关,工作绩效与工作时间关系不大,该工资制度对加班加点工作的行为激励作用很小。在绩效工资制度下,员工为了挣得更多的绩效工资而加班劳动。从宏观层面解释,目前国内经济形势不好,企业面临更大的市场压力,裁员现象越来越严重,给在岗的就业者也造成更大的压力,他们担心绩效差会成为下一个被裁对象,所以也会增加工作时间。同时,社会保障制度不够完善、房价压力等因素也会传递给就业人员。

2. 控制变量对过度劳动的影响

从模型结果看,性别、工作年限、学历、职位层级、已婚、健康状况、是否与用人单位签订正式劳动合同的因素对员工过度劳动的影响不显著。在性别方面,因为当下职场,用人单位对男性员工和女性员工基本平等对待,两者的工作内容和工作压力并无显著差异。在工作年限方面,工作年限较短的员工工作经验相对缺乏、工作效率偏低,加之职位升迁等压力导致其存在过度劳动的现象;而对于工作年限较长的员工而言,知识结构老化、身体机能下降等原因也促使其过度劳动。在学历方面,学历低的员工会努力工作以弥补学历带来的绩效损失;而学历高的人其成就期望和需要层次更高,同样需要更多的工作时间获得这些成就。在职位层级方面,职位层级高的员工会承受更多的压力。在婚姻状况方面,因为已婚者时间分配面临两个选择:工作和家务劳动,已婚者需要照顾家庭,从事更多的家务劳动。在健康状况方面,健康状况较好的劳动者与健康状况较差的劳动者过度劳动概率无显著差异:对于健康状况较好的劳动者而言,其在当前有足够的健康资本从事过度劳动;而对于健康状况较差的劳动者而言,当前和预期医疗支出的压力迫使其从事过度劳动。正式劳动合同签订与否对过度劳动的影响不显著,可能的原因是,对于与用人单位签订了正式劳动合同的劳动者和未签订正式劳动合同的劳动者而言,二者的工作内容和劳动强度并无显著的差异。

单位性质、未婚、拥有房产数量对过度劳动的影响系数分别是-0.108 1,-0.090 9,-0.059 8,分别在5%,10%和5%的水平下对过度劳动具有显著负向影响,表明国有部门员工相对于非国有部门员工,未婚员工相对于已婚且配偶存在的员工,拥有房产数量多的员工相对于拥有房产数量少的员工其过度劳动的概率显著更低。对于国有部门来说,国家法定工作时间的制度执行情况较好,因此过度劳动的概率较低。未婚员工因为承担的家庭责任和社会压力较小,工资压力也小,而且这类员工市场流动能力强,不必拼命加班工作。在中国,房产就是财富的象征,拥有了房产就是拥有了财富,而且拥有房产还可以提升心理安全感,因而会减少过度劳动。

五、结论及政策建议

本文采用第一手调查数据,通过 Logit 模型进行回归分析,研究了绩效工资制度对知识型员工过度劳动的影响,最终得到三个结论。第一,绩效工资制度的实施会提高知识型员工过度劳动的概率;第二,绩效工资占总工资的比例越高,知识型员工过度劳动的概率越大;第三,国有部门员工相对于非国有部门员工,未婚员工相对于已婚且配偶存在的员工,拥有房产数量多的员工相对于拥有房产数量少的员工其过度劳动的概率显著更低。

从国家层面说,虽然我国陆续颁布了以《劳动法》为核心的一系列劳动法律、法规和规章,但是针对适度劳动方面的立法还不够完善。例如,我国现有法律对每周工作时间做了规定,但这种规定仅适合于固定工作时间的工资制度,对绩效工资制度下的工作时间没有具体指导和立法。因此,建议对绩效工资制度下的工作时间深化立法。目前,国内知识型员工普遍存在超法定工作时间的情况,如果这种超时工作是用人单位的强制要求,则应对这类企业进行积极引导。从企业层面说,要倡导人性化管理和人文关怀,关注员工的亚健康问题和工作过劳问题。员工工作时被安排多项工作任务,容易造成疲劳,应制定合理的符合人类生理特征的工作机制和作息制度。建议设定绩效奖惩的最低标准,同时设定最多加班时间限额。在实施绩效激励的同时,视企业总体绩效情况适当提高固定工资的比例。从员工个人层面说,要树立适度劳动观念和正确的工作价值观,注意在工作中劳逸结合。

参考文献

[1]陈建伟. 迈向高收入进程中的过度劳动及其治理——评《2014 中国劳动力发展报告》[J]. 经济与管理研究,2016(4).

[2]杜旌. 绩效工资:一把双刃剑[J]. 南开管理评论,2009(3).

[3]王丹. 我国知识工作者过度劳动的理论与实证研究[D]. 首都经济贸易大学,2010.

[4]彭剑锋,张望军. 如何激励知识型员工[J]. 中国人力资源开发,1999(9).

[5]霍生平,涂海浪. 知识型员工“过度劳动”问题与对策[J]. 人力资源管理,2015(4).

[6]翟金芝. 高科技企业知识型员工劳动过度的探讨[J]. 改革与开放,2015(22).

[7]李建民．事业单位绩效工资改革操作实务手册[M]．北京:机械工业出版社,2010(1).

[8]Orazio Attanasio. Hamish low and virginia sanchez-marcos. explaining changes in female labor supply in a life-cycle model [J]. American Economic Review,2008(9).

高校青年教师过度劳动现状及成因研究

孙　蛟

（北京市昌平区经济社会调查队）

摘　要：本文利用日本量表测得高校教师和高校青年教师均处于“重度过劳”状态，部分教师存在“过劳死”的风险隐患。从过劳特征看，其过劳程度与“学科”“高校所在地区”“职称”“健康自评”“婚姻状态”“年龄”“薪酬满意度”显著相关。从因子分析和多元线性叵归看，“社会压力与物价水平”“社会与自然环境”“绩效、薪酬和组织环境”“行政管理与工作压力”“家庭陪伴与工时性质”“工作—家庭平衡”“健康保健意识与闲暇偏好”七个公共因子与过度劳动存在显著的相关关系。

关键词：高校青年教师；过度劳动；因子分析

在外界看来，高校教师不坐班、不考勤，每年都有寒、暑两个大假期可以用来休息和放松，是个工作轻松、职业声望又极高的黄金职业。然而，自 1999 年以来，大学扩招、职业晋升制度改革、薪酬管理体系改革等政策的实行，致使高校教师背负的教学和科研任务越来越沉重，肩挑行政、教学和科研“三座大山”的高校教师更是心力交瘁，尤其是高校青年教师还背负了较沉重的抚养子女和赡养父母等家庭负担。葛新对北京高校青年教师身体健康状况进行调查后指出，19. 6%的高校青年教师在躯体症状方面表现出经常性的疲倦，另有超过 1/3 的高校青年教师出现一定程度的躯体亚健康征兆[1]。可见，高校教师过度劳动问题普遍存在，且高校青年教师问题更突出。高校青年教师是具有高人力资本投资和回报的高级知识分子群体，是知识与科技创新、提高社会生产率的主力军；是培养高素质、高技能人才的领军人物，研究其过度劳动问题具有代表性，对促进高校教师职业健康发展、保障社会精英资源具有重要意义。本文以现有文献为基础，结合访谈、问卷调查等方式探讨高校青年教师过度劳动现状及其成因，以期对缓解高校教师过度劳动状态提出有建设性的意见。

一、文献回顾

（一）基本概念界定

1. 高校青年教师

高校青年教师是指 44 岁以下①在高校中主要担任教学和科研工作，或兼任部分行政职务的专业教职人员，不包括专门从事机关管理、教辅、行政的非教学人员。

2. 过度劳动

目前学术界对“过度劳动”概念的界定仍存在异议，聚焦点为劳动时间、劳动强度的衡

① 世界卫生组织根据现代人生理心理结构上的变化，将人的年龄界限分为：44 岁以下为青年人、45～59 岁为中年人、60 岁以上为老年人。因此，本文将高校青年教师的年龄界定在 44 岁以下。

量、过劳状态的机理、过劳的后果等方面。通过对众概念的总结,本文发现在界定过度劳动时应考虑四个特征:第一,劳动者进行的是社会性有酬劳动;第二,超时、超强度的劳动导致劳动者身心俱疲;第三,有疲劳蓄积的过程;第四,处于一种经过常规休息后无法恢复的状态,给劳动者带来了健康状况恶化、边际产出价值下降等负效应。因此,本文将“过度劳动”界定为:劳动者长期处于超时、超强度的工作状态,从而导致疲劳蓄积并经过常规休息后无法恢复,对其身心健康和工作生活质量产生负效应的现象。

(二)高校教师过度劳动文献述评

1. 过劳现状

作为高等教育的实际运作者与科学研究的主要实践者,高校教师职业远没有我们想象中的那么轻松,在高校逐年扩招、教育体制改革、行政教学双肩挑等一系列压力下,众多高校教师正处于过度劳动状态。调查显示,我国高校教师平均周工作时间约为58小时,远超《劳动法》规定的44小时[2];美国高校教师平均周工作时间超过52小时[3],韩国、日本、加拿大高校教师周工作时间也在50小时以上[4],远超法定工作时间和同等学力的其他机构工作者。

2. 过劳成因

从高校教师过度劳动的成因看,不同学者从社会因素、组织因素、个人因素三个方面分别给出了各自的见解。

(1)社会因素。

社会转型。社会转型时期两个最显著的特征就是全球化和信息化,这对高校教师的能力和素质提出了全新的要求。一方面,在全球化的影响下,我国高等教育与全球教育实现了深度融合,如国际学术交流活动、交换生项目、国际夏令营实践活动等,这就要求教师的发展要适应全球交际需要,在思维素质方面实现蜕旧更新,在空间向度上打破排他或自禁的区域性概念,并以该种思维影响学生;另一方面,信息化时代下的知识传播方式呈现出多元、快捷、量大的特征,这不仅要求教师提升使用信息技术的能力,更要求教师与时俱进地更新知识结构、适应学生知识更新途径多样化的现实[5]。

教育体制改革。首先,随着1999年教育部出台《面向21世纪教育振兴行动计划》,我国在高等教育方面不断扩大招生人数,高校学生数量第一年增幅达到47.4%,1999—2005年平均增幅达25.5%[6],使高校教师的教学工作量较之前提升。同时,一些学科的课程改革要求教师能够学习并推行新的教育方式[7],加之领导、教育部门的定期教学考评,增加了高校教师的工作难度和工作情绪的紧张程度。其次,由于国家对教育的极大重视和支持,我国公民相比之前能享受更多的受教育机会,使用更新的学习工具,接受更高层次的学历教育,也有更多的人才符合高校教师的入职门槛,并在结束高等教育后踏入了高校,成为一名高校教师。据统计,高校教师队伍以每年近121%的速度扩大[8],高校内部有限的资源分配已无法满足教师日益发展的需要,剧烈的资源竞争使许多青年教师感到疲惫不堪[9]。

社会期待过高。我国教师不但要做好教学的本职工作,还承载了太多历史文化和社会舆论所赋予的角色压力。社会习惯于把学生问题、教育质量低等归罪于教师,造成了高校教师的身心疲惫[10]。

(2)组织因素。

工作负荷大。部分高校办学行政化色彩加重,教学、科研、行政“三座大山”压得高校教师心力交瘁。在教学方面,高校青年教师是各高校承担教学工作的主力军,部分青年教师周课时达 20 学时,年教学工作量超过 1 000 课时[11],加之额外的教学准备时间,任务繁重。在科研方面,科研成果的数量已成为当前职称评定的主要参考指标之一,刚进入高校教师行列的青年教师只有通过发表更多的论文,申请更多、更高等级的课题才能得到组织进一步的肯定,从而有望进入下一阶段职称评定的队伍。在行政管理与事务方面,一方面,部分高校教师承担学院或学校的行政职务,行政事务细、杂、碎,需要高校教师额外付出大量的时间与精力;另一方面,科研项目申请、财务报销等与教学无关的杂事占用了高校教师大量的时间与精力,有的甚至超过了教学所用时间,致使高校教师身心俱疲。

组织管理机制不合理。在绩效考核方面,部分高校将论文数量、论文发表的刊物档次、课时数等作为教师绩效考核的衡量标准,并与其收入、津贴等直接关联。有的高校甚至直接规定了教师必须拿到国家课题,或者是部级、市级课题,否则就不能评相关的奖项。也有部分高校将学生的评教结果作为教师考核的指标之一,虽然学生评教在一定程度上对高校教师有监督和促进其发展的作用,却也对高校教师造成较大的心理重压。因此,不合理的绩效理念、考核目的等使得部分高校青年教师长期花费大量的时间和精力完成学校的科研指标、赢得学生的喜爱以顺利保住自己的职位,造成身体和心理的双重疲劳蓄积,引发过度劳动。

人际关系不协调。正常的人际交往与和谐的人际关系是保持个体心理正常、健康、生活幸福的前提。欧朝晖等在高校人际气氛对教师心理状况影响的研究中指出,教师间有效的人际互动有利于满足其社交需要、释放负向情绪、减轻焦虑、提高教师工作的安全感、促进教师的心理健康[13]。当前,由于部分教师疲于工作而没时间与学生、同事、领导沟通,或没时间提升沟通技能,造成与他人之间的矛盾或矛盾无法化解,形成心理负担与压力。阿伯瑟里(Abouserie)研究指出,大学教师最重要的压力有 15.7%来自与他人之间的关系[14]。不协调的人际关系在一定程度上加重了高校青年教师的疲劳蓄积程度,促进过劳的形成。

(3)个人因素。

自我实现需要。高校教师人力资本形成过程中的高成本投入(包括物质投入、时间投入、知识投入等),决定了高校教师在职业发展过程中极大的价值追求,表现出极大的精神丰富性[15]。高校青年教师在踏入职场之初自我实现动机高,责任感重,渴望通过自身的努力获得组织的肯定,获得别人的尊重和认可。因此,部分高校青年教师通过超额的劳动供给,承受过重的工作负荷和精神压力,以达到相对较高的职业目标,导致长期的疲劳蓄积而发生过度劳动,甚至过劳死。

家庭压力。由于高校青年教师大部分正处在结婚生子期、赡养老人期、抚养年幼子女期,家庭的陪伴需求和物质需求给青年教师施加了巨大的压力。一方面,高校青年教师疲于完成组织的教学任务、科研任务,灵活的工作方式令其无法明确划分工作和家庭的界限,尤其是青年女性教师在家庭和子女陪伴方面的时间与精力需求相对更多;另一方面,由于高校青年教师职称低,课题少,收入来源不广,总体月均收入偏低[16],家庭的物质需求压力推动其长时间过度劳动,这一点在男性教师身上体现得更为明显。

健康意识薄弱。高校教师的高职业追求动机、自我实现动机的存在令其更加关注工作成就而忽视了自身付出的健康代价,而压力剧增过程中出现的心理亚健康问题又加重了身体的健康负担[17]。同时,高校教师工作地点灵活化使部分教师不分昼夜地加班工作,缺乏体育锻炼和疾病预防理念,加之高压下产生的酗酒、抽烟等不良习惯更是加重了疲劳蓄积,成为引发过劳的强力导火索。

角色冲突与转变。部分高校青年教师过度劳动是由于其未及时从学生身份转变到教师身份,影响到工作状态而产生疲惫。这类青年教师没有受过专业的授课训练,一毕业就登上了讲台,还未能抓住课堂教学的技巧与方式,导致教学结果与课堂目标相去甚远,师生关系不理想,从而怀疑自身的工作能力,产生焦虑、紧张、疲惫等不良感知,引发过度劳动。

3. 高校教师过劳后果与预防

从高校教师过劳成因出发,学者对过劳后果与预防做出了相应的研究与评价。从过劳后果看,首先,过劳导致了社会的优质人力资本损失,过劳状态下高校教师的身心健康状况恶化而难以恢复,人力资本质量及其发挥受到一定程度的影响;其次,过劳导致高校教师的劳动效率降低,给社会带来了经济损失,抑制了高校的科技创新能力与可持续发展,也影响了高校教师的身体健康、降低了工作满意度和生活质量[18]。从过劳预防看,李兆良等从社会角度出发,认为政府部门应加大对教育的投入,提高教师的社会地位与待遇,制定相应的健康治理政策[19];刘明理等从组织角度出发,认为高校应创设良好的组织文化,完善人力资源管理制度,倡导人性化管理,重视青年教师的职业发展规划和健康管理,制订科学合理的教师培养计划,为其提供相应的咨询平台与援助渠道[20];王建军等从高校教师个人角度出发,认为树立科学的健康管理意识、提高自身素质、加强时间管理能力等也能在一定程度上起到缓解过劳的作用[21]。

4. 小结

高校教师过度劳动问题研究虽已受到一定关注,但目前多以研究其总体过劳为主,鲜有专门研究高校青年教师群体的成果。同时,在高校教师过劳现状方面,现有文献多以工作时间为衡量目标,以周工作时间超过《劳动法》规定的 44 小时为准绳进行过劳的判定,却未涉及因高校所在地区、高校类型、职称、职务、学科等不同而呈现出的过劳差异。在高校教师过劳成因方面,现有文献多以质性研究为主进行阐述,缺乏各因素对过劳影响深度的说明。因此给本文留下了一定的研究空间。

二、研究设计

(一)研究对象与样本说明

为使研究结果更具科学性与说服力,笔者选取的高校青年教师样本严格满足上述定义:44 岁以下,在高校中主要担任教学和科研工作,或兼任部分行政职务的专业教职人员,不包括专门从事机关管理、教辅、行政的非教学人员。

本次调研依托中国适度劳动研究中心,通过各学术会议、研讨会、讲座等平台发放问卷,在全国范围内进行抽样调查。本次调查共发放问卷 300 份,回收 271 份,回收率 90.3%,其中有效问卷 256 份(其中高校青年教师占 206 份),有效率 94.8%。调查样本共涉及 16 个省、直辖市、自治区,12 个学科所属分类、4 类不同职称的高校教师。其中,样本性别比为 4(男):6(女),基本保持平衡。同时,本次调查样本还包括 20% 45 岁及以上年龄段的高校教师,该部分样本在分析高校青年教师过劳的部分问题时可作一定的参照,使解释更具说服力。

（二）研究工具

1. 工具选择

从已有文献可知，当前测量过劳及其程度的工具总体上可以分为三类：观察及时间衡量法、仪器测量法、问卷调查法。相较之下问卷调查法更适合本研究，原因如下：其一，日本在过劳领域方面成果丰硕，其在过劳调查中有成熟的量表——“劳动者疲劳蓄积度诊断量表”可供本研究借鉴；其二，问卷调查法被广泛应用于国内过劳测量，认可度较高；其三，相较仪器测量法，问卷调查法实行成本低，专业技术要求较低，可行性大。因此，本文选取问卷调查法作为测量高校青年教师过劳的工具。

2. 问卷设计

笔者在参考日本“劳动者疲劳蓄积度诊断量表”、孟续铎博士、王丹博士等的“过劳”问卷的基础上，编制了“高校教师工作状态和职业健康调查问卷”，并邀请了本领域有关专家和部分高校青年教师对问卷的内容和结构设计提出修改意见，如删减重复性问题、将日工作时间统计改为周工作时间统计等，从而更好地适应研究主题。该问卷主要分为四个部分：①职场行为与工作状态，主要采用李克特五点量表法（Likert scale）调查高校教师在教学任务量、科研负担、组织行政管理制度、职称晋升制度、组织人际氛围、个人闲暇偏好、职业成就动机等方面所表现出的职场行为与工作状态。②身心状态与疲惫感知，采用李克特五点量表法和单项选择补充问答的方式，调查非工作状态下社会、家庭、环境等因素对高校教师产生的身心负担，及其养生和保健意识、健康自评状况。③工作疲劳蓄积度，主要借鉴日本的“劳动者疲劳蓄积度诊断量表”调查高校教师的过劳程度。④基本信息，主要调查高校教师的个人基本信息，包括性别、年龄、婚姻状况、学历、教龄、职称、学科、所在高校类型、税后收入、海外学位情况等。

3. 问卷的信效度分析

本文通过 Cronbach's α 系数法进行调查问卷的信度检验，得出 Cronbach's α 系数为 0.899，大于 0.8，说明问卷的信度较高。由于问卷编制过程中参考了前人已有的研究成果，又咨询了相关领域的数位专家，因此能保证问卷的内容效度。通过因子分析得出 KMO 值为 0.691，Bartlett 球形度检验统计量的 Sig 值为 0.000，小于 0.01，可以认为变量之间存在显著的相关性，问卷的结构效度良好。

三、高校青年教师过度劳动实证研究

（一）理论基础与假设

从文献回顾可知，中国、美国、韩国、日本等国家的高校教师周平均工作时间均超过 50 小时。同时，在教育体制改革、高工作负荷、组织管理机制不合理、强烈职业成就动机等因素的影响下，极易引发高校教师过度劳动。而高校青年教师是高校教师队伍的重要组成部分，因此本文做出如下假设：

H1：高校青年教师群体存在过度劳动现象。

1. 马斯洛需求层次理论

马斯洛需求层次理论由亚伯拉罕·马斯洛（Abraham H. Maslow）提出，他将人类需求从低到高分为五种，分别是生存需求、安全需求、社交需求、尊重需求和自我实现需求。高校青年教师通过投入劳动和享受闲暇分别获得劳动效用和闲暇效用,从而满足各级需求。总效用的大小决定了需求的满足程度,不同需求的满足程度又影响着高校青年教师的劳动闲暇决策。以自我实现需求为例,高校青年教师在求职前进行了较长时间的人力资本积累,无论是教育培训费用还是投入精力均高于一般的劳动者,从而解释了为什么高校青年教师在初入职场时就有较高的职业成就动机和自我实现需求。据此,本文假设:

H2:高校青年教师过度劳动与社会期待、物价水平、技术进步、收入水平、环境、组织硬件设施等因素有关。

H3:高校青年教师过度劳动与其自身的健康感知、保健意识、闲暇偏好因素有关。

2. 内部劳动力市场理论

内部劳动力市场理论由多林格尔(P. Doeringer)和皮奥里(Michael J. Piore)提出。该理论表明了劳动者除了在初始受雇时受到外部市场供求关系的影响外,有关劳动配置、内部设岗、晋升等都是通过组织的管理规则或惯例进行的。如果将不同办学层次和规模的高校作为一个内部劳动力市场看,高校青年教师职业发展中获得的资源支持、政策支持不尽相同,同等工作—资源要求条件下,获得较少支持的教师在完成任务时需要付出更多的劳动时间和精力,更易造成过劳。如果将一个高校作为一个内部劳动力市场看,就职时间的长短、职称级别、行政职务会影响到高校青年教师的工作任务结构、成果发表、职称评比等,从而影响其劳动投入量。据此,本文假设:

H4:高校青年教师过度劳动与行政职务、工作任务量、职称晋升、工时性质等因素有关。

H5:高校青年教师过度劳动与组织人力资源管理制度、行政管理制度等因素有关。

3. 角色理论

角色理论由尤尔根·哈贝马斯(Jürgen Habermas)提出,该理论阐述了社会关系对人的行为的影响。社会、工作、家庭对个体角色差异的要求是导致压力的重要来源之一,这些压力包括角色冲突、角色模糊、角色超载等。个体差异来源于三个方面:

(1)源于同一角色,但角色期待相互冲突,此时会导致角色内冲突或角色模糊。

(2)来自某一角色的压力支配或影响了另一角色,称之为角色间冲突。

(3)多个角色的期望累积起来,导致角色超载。

首先,高校教师职业被社会赋予了较高的期望,但高校教师也是普通人,角色期待相互冲突使高校青年教师承受了较大的社会压力和职业压力。其次,高校教师职业工作时间灵活,不易区分工作和家庭生活的边界,当其工作—家庭不平衡时,高校教师的角色影响到其配偶、父母、子女的角色时,即造成了角色间的冲突,使高校青年教师背负更多的精神负担,不利于疲劳的缓解。最后,高校青年教师在组织中易受到角色超载的风险。高校青年教师初入职场,承担的教学工作量相对较多,但是基于职称晋升的需要,不得不抽出较多的时间进行科学研究,有的甚至还承担了班主任、辅导员等职务。教学工作者、科研工作者、班主任、辅导员等多个角色的期望积累,导致高校青年教师的角色超载,引发过度劳动。据此,本文假设:

H6:高校青年教师过度劳动与工作—家庭平衡、组织氛围等因素有关。

(二)高校青年教师过度劳动基本情况

1. 高校青年教师过度劳动状况的总体分析

根据“工作疲劳蓄积度”部分的调查统计与分析,得出高校教师过度劳动得分的均值为

4.4 分,中值为 5.0 分,众数为 6.0 分。其中,高校青年教师过度劳动得分均值为 4.5 分,中值为 5.0 分,众数为 6.0 分。可见,高校教师及高校青年教师总体呈现“重度过劳”状态。按照过劳预警区的划分,高校青年教师中仅近一成处于“绿灯区”,即不过劳状态,近九成处于“黄灯区”“红灯区”和“深红灯区”,即过度劳动状态。可以看出,我国高校教师过度劳动形势严峻,高校青年教师过度劳动状态相对更严重,部分教师引发“过劳死”的可能性极高,急需引起社会的注意。

2. 高校青年教师工作时间与过度劳动状况相关分析

据调查,高校青年教师总工作时间的均值约为 60 小时/周,远超我国劳动法规定的 44 小时/周。尤其深夜本应是劳动者休息以恢复体力、生产力再造的良好时机,若挤占了这部分时间用来继续劳动,无疑进一步加深了教师的疲劳蓄积度和过度劳动程度。从工作时间与过劳的方差分析看,两者存在显著的相关关系。

其中,周工作时间为“60 小时以上”的高校青年教师数量最多,占比 45.6%,同时,这部分教师中有超过 7 成的教师处于“中度过劳”和“重度过劳”状态;工作时间为“50~60 小时”的教师中 60.9%处于“中度过劳”和“重度过劳”状态。然而,部分教师周工作时间处于“30 小时以下”即处于重度过劳状态,而部分教师周工作时间处于“60 小时以上”却仍处于“不过劳”状态。可见,仅用“工作时间”的长短衡量劳动者的过劳程度存在一定误差,但参考意义较大。

3. 高校青年教师过度劳动状况的工作特征分析

从高校青年教师的工作特征出发,本文将“学科”“高校类型”“高校所在地区”“职称”“行政职务”六个因素分别与“过度劳动”程度之间进行了方差分析(见表 1),得出以下三点结论:

(1)高校青年教师的过劳程度与“学科”“高校所在地区”在 5%的水平下显著相关。究其原因,首先,由于不同学科在我国所处的发展阶段不同,所受的社会关注度也不尽相同,因此不同学科的高校青年教师在竞争压力、工作任务量、科研压力等方面存在差异。其次,不同地区的教育资源差异较大,表现出的高校教师过度劳动程度也有所不同。例如,教育资源最为丰富的北京地区高校青年教师过劳程度最为严重,均值为 5.3 分。可见高校之间的竞争压力无疑大部分都转嫁到了教师,特别是青年教师的身上。

(2)高校青年教师的过劳程度与“职称”在 10%的水平下显著相关,且“讲师”“副教授”“教授”均处于中度过劳状态。其中,“讲师”和“副教授”的过劳程度相对更深。究其原因,不同职称的高校青年教师处于不同的职业发展阶段,考核要求与社会地位也有所差异。“讲师”和“副教授”在职称晋升、教学等方面的压力相对更大。

(3)高校青年教师的过劳程度与“高校类型”“行政职务”均无显著相关关系。从高校类型看,“211 工程院校”“省属本科院校”的青年教师处于“中度过劳”状态,“985 工程院校”“中央部属本科院校”的青年教师处于“轻度过劳”状态。从行政职务看,担任行政职务和没有担任行政职务的青年教师均处于“中度过劳”状态,但两者与过劳均无显著相关关系,不排除由于样本量过少而出现统计误差的可能。

表1 高校青年教师过度劳动状况工作特征分析

分组变量	频数	均值	标准差	F统计量	p值
学科					
工学	25	4.7	2.3	1.946	0.031**
经济学	30	4.8	2.8		
法学	21	3.2	1.0		
管理学	94	4.7	2.1		
高校类型					
985工程院校	22	3.5	2.1	1.142	0.341
211工程院校	17	5.7	1.4		
中央部属本科院校	11	3.9	2.2		
省属本科院校	141	4.5	2.2		
高校所在地区					
北京	67	5.3	1.8	2.128	0.012**
山东	32	3.9	2.2		
安徽	23	3.9	2.5		
海南	20	3.5	2.1		
江西	21	3.8	2.0		
职称					
讲师	74	4.8	2.1	2.655	0.051*
副教授	66	4.9	2.0		
教授	33	4.5	2.1		
担任行政职务					
是	98	4.7	2.2	0.212	0.646
否	106	4.5	2.1		

注:①*表示 $p<0.1$,**表示 $p<0.05$,***表示 $p<0.01$;

②部分"学科"如农学、历史学、哲学等,部分"高校所在地区"如山西、重庆、河南等由于样本量太少而没有进入方差分析。

4. 高校青年教师过度劳动状况的个体特征分析

从高校青年教师的个体特征出发,本文将性别、婚姻状态、年龄、保健意识、健康自评、薪酬满意度、偏好七个因素分别与过度劳动程度进行了方差分析(见表2),得出以下四点结论:

(1)高校青年教师的过劳程度与"健康自评"在1%的水平下显著相关,总体上高校青年教师疲劳蓄积程度较大,自评健康比例较低,仅39.2%,其过劳得分的均值随健康自评程度降低而明显上升。

(2)高校青年教师的过劳程度与"婚姻状态""年龄"在5%的水平下显著相关。究其原因,一方面,由于婚后受到更多物质层面和精神层面的家庭负担,如需要支出更多财力以维持家庭开销,需要花费更多时间陪伴父母、爱人和小孩等,致使已婚教师的过劳程度明显高于未婚教师;另一方面,36~45 岁教师在职称晋升、家庭等方面的压力更大,加之 35 岁以下教师的工作精力更旺盛,拥有的技术更新、接受新事物的能力更强,促使高年龄段的教师不得不花费更多的劳动时间与更高的劳动强度来追上社会发展的步伐和专业领域的前沿。

(3)高校青年教师的过劳程度与"薪酬满意度"在 10%的水平下显著相关。此处的薪酬满意度主要是指高校对人力资源要素的回报是否符合青年教师的预期。顾名思义,若高校青年教师的薪酬满意度较高,则说明高校对其人力资本要素给予了较多的回报,一定程度上补偿了教师在劳动过程中花费的体力与脑力,也为后续的生产力再造提供了基础,较大地减轻教师的心理疲劳蓄积,阻碍过劳程度加深。因此,高校青年教师的过劳程度基本上随着薪酬满意度的上升而下降。

(4)高校青年教师的过劳程度与"性别""保健意识""偏好"均无显著相关关系。首先,男性和女性高校青年教师的过劳程度基本相当。其次,一般来说,保健意识较强的劳动者会避免疲劳的长期蓄积,且注重疲劳的缓解,可能由于被动过劳因素的推动力过大而导致高校青年教师的保健意识无法在过度劳动过程中发挥相应的作用。最后,"闲暇偏好"型教师的过劳均值反而高于"工作偏好"型教师的过劳均值,可能是"工作偏好"型教师的自我实现愿望更加强烈,愿意通过超额的劳动供给以达到相对较高的职业目标。而"闲暇偏好"型教师更希望工作生活之间能够相互平衡,当其工作一段时间后,闲暇带来的效用会高于工作带来的效用。因此,在相同劳动时间和劳动强度的前提下,"闲暇偏好"型教师的过劳感知要高于"工作偏好"型教师的过劳感知,但两者之间不存在相关关系。

表 2　高校青年教师过度劳动状况个体特征分析

分组变量	频数	均值	标准差	F 统计量	p 值
性别					
男	73	4.6	2.2	0.018	0.893
女	133	4.6	2.1		
婚姻状态					
已婚	183	4.8	0.2	3.921	0.050**
未婚	23	3.6	0.6		
年龄					
35 岁以下	94	4.1	2.3	6.205	0.014**
36~45 岁	112	5.1	1.9		
保健意识					
非常强	20	4.6	2.6		
较强	57	4.4	2.3		
一般	81	4.6	1.9	1.384	0.241
较弱	45	4.8	2.3		
非常弱	1	6	0		

续表

分组变量	频数	均值	标准差	F 统计量	p 值
健康自评					
非常健康	7	2.7	3.1	9.577	0.000***
比较健康	73	3.6	2.2		
一般	85	4.7	2.1		
比较不健康	36	5.6	1.5		
非常不健康	3	7	0		
薪酬满意度					
不满意	45	5.5	1.6	2.376	0.056*
比较不满意	50	5.0	1.9		
一般	74	4.1	2.4		
比较满意	29	4.3	2.3		
满意	6	3.3	1.5		
偏好					
工作偏好	90	4.6	2.1	1.044	0.355
闲暇偏好	54	4.9	2.1		
无偏好	62	4.5	2.3		

注:* 表示 $p<0.1$,** 表示 $p<0.05$,*** 表示 $p<0.01$。

(三)高校青年教师过度劳动的影响因素研究

1. 变量选取

(1)因变量的选取。模型的因变量为高校青年教师过度劳动的四个程度:重度过劳(4分)、中度过劳(3分)、轻度过劳(2分)、不过劳(1分)。

(2)自变量的选取。首先,对进入分析的23个影响因素进行因子分析,Bartlett 球形度检验统计量的观测值为1 400.019,相应的概率 p 值等于0.000,KMO 检验值为0.710,大于0.700,说明变量间的相关性比较强,适合做因子分析。其次,采用最大方差法对因子载荷矩阵进行正交旋转,获取9个主因子,分别命名为:"社会压力与物价水平""社会与自然环境""绩效、薪酬和组织环境""行政管理与工作压力""行政职务""家庭陪伴与工时性质""收入支出比""工作—家庭平衡""健康保健意识与闲暇偏好" 。由此整理得到衡量高校青年教师过度劳动的9个自变量(见表3)。

表3 自变量统计

序号	自变量	具体内容	指标数	指标类别
1	社会压力与物价水平	社会期待、技术进步、物价水平	3	社会因素类
2	社会与自然环境	环境污染、交通拥堵	2	

续表

序号	自变量	具体内容	指标数	指标类别
3	绩效、薪酬和组织环境	绩效考核、薪酬满意度、组织文化、硬件设施、工作氛围	5	组织因素类
4	行政管理与工作压力	财务报销制度、无关教研的琐事、行政化管理、工作任务量、职称晋升压力	5	
5	行政职务	行政职务	1	
6	家庭陪伴与工时性质	家庭陪伴、工作弹性制	2	家庭与个人因素类
7	收入支出比	收入支出比	1	
8	工作—家庭平衡	工作家庭平衡	1	
9	健康保健意识与闲暇偏好	保健意识、健康感知、闲暇偏好	3	

2. 多元线性回归分析

通过上一部分的因子分析，本文取过度劳动为因变量，取"社会压力与物价水平""社会与自然环境""绩效、薪酬和组织环境""行政管理与工作压力""行政职务""家庭陪伴与工时性质""收入支出比""工作—家庭平衡""健康保健意识与闲暇偏好"9个公共因子为自变量，并加入性别、年龄、婚姻状况、职称、学科、高校所在地、高校类型、是否为硕导和博导8个控制变量，建立多元回归模型。

首先，该模型变量的VIF值均处于0~10，且D.W值为1.833，因此该模型通过多重共线性检验和序列相关检验。

其次，由多元线性回归结果可得，"社会压力与物价水平""社会与自然环境""绩效、薪酬和组织环境""行政管理与工作压力""家庭陪伴与工时性质""工作—家庭平衡""健康保健意识与闲暇偏好"七个公共因子与过度劳动之间存在显著的相关关系，控制变量中"婚姻状况"和"职称"两个因素的Sig.值分别为0.054和0.042，分别在10%和5%的水平下与过度劳动间存在显著的相关关系（见表4）。回归方程可表示为：

过度劳动＝0.546（0.246）×社会压力与物价水平+0.501（0.224）×社会与自然环境
−0.300（0.137）×绩效、薪酬和组织环境+0.247（0.106）×行政管理与工作压力
+0.365（0.168）×家庭陪伴与工时性质−0.610（0.278）×工作家庭平衡
−0.377（0.172）×健康保健意识与闲暇偏好+0.600（0.150）×婚姻状况
+0.621（0.212）×职称+2.248

最后，从模型的有效性检验看，调整后R^2的值为0.256，说明模型的拟合度较好。从F检验看，F值等于4.701，Sig.值等于0.000，说明因变量与自变量的综合线性关系显著成立。

表4　多元线性回归结果及共线性检验

模型1	非标准化系数		标准系数	t	Sig.	共线性统计量	
	b值	标准误差	试用版			容差	VIF
（常量）	2.248	1.643	—	1.369	0.173	—	—
社会压力与物价水平	0.546	0.142	0.246	3.849	0.000***	0.940	1.064

续表

模型 1	非标准化系数		标准系数	t	Sig.	共线性统计量	
	b 值	标准误差	试用版			容差	VIF
社会与自然环境	0.501	0.153	0.224	3.282	0.001 ***	0.820	1.219
绩效、薪酬和组织环境	-0.300	0.141	-0.137	-2.131	0.034 **	0.922	1.084
行政管理与工作压力	0.247	0.154	0.106	2.605	0.010 **	0.880	1.136
行政职务	0.163	0.148	0.075	1.106	0.270	0.827	1.210
家庭陪伴与工时性质	0.365	0.141	0.168	2.580	0.011 **	0.902	1.108
收入支出比	0.064	0.141	0.030	0.456	0.649	0.910	1.099
工作家庭平衡	-0.610	0.147	-0.278	-4.147	0.000 ***	0.853	1.172
健康保健意识与闲暇偏好	-0.377	0.140	-0.172	-2.693	0.008 ***	0.938	1.066
性别	-0.277	0.291	-0.064	-0.953	0.342	0.841	1.189
年龄	0.006	0.388	0.001	0.016	0.988	0.435	2.299
婚姻状况	0.600	0.309	0.150	1.942	0.054 *	0.640	1.562
职称	0.621	0.304	0.212	2.044	0.042 **	0.357	2.803
学科	0.044	0.050	0.058	0.883	0.379	0.897	1.115
高校所在地	0.029	0.020	0.110	1.447	0.150	0.665	1.505
高校类型	-0.077	0.194	-0.029	-0.394	0.694	0.702	1.424
是否为硕导或博导	0.055	0.234	0.019	0.235	0.815	0.617	1.621

注：* 表示 $p<0.1$，** 表示 $p<0.05$，*** 表示 $p<0.01$。

四、研究结论与建议

(一)研究结论

1. 高校青年教师整体呈现重度过度劳动状态

从调查结果看，高校青年教师的过度劳动得分均值为 4.5 分，处于重度过度劳动状态。按照过度劳动预警区的划分，高校青年教师中仅近一成处于“绿灯区”，即不过劳状态，近九成处于“黄灯区”“红灯区”“深红灯区”，即“过度劳动”状态。因此，我国高校教师过度劳动形势严峻，高校青年教师过度劳动状态更严重，部分教师引发“过劳死”的可能性极高。

2. 高校青年教师过度劳动状况特征

从工作特征看，其过度劳动程度与“学科”“高校所在地区”“职称”三个因素显著相关。从个体特征看，其过度劳动程度与“健康自评”“婚姻状态”“年龄”“薪酬满意度”四个因素显著相关。

3. 高校青年教师过度劳动影响因素

本文通过因子分析和多元线性回归分析得出：“社会压力与物价水平”“社会与自然环境”“绩效、薪酬和组织环境”“行政管理与工作压力”“家庭陪伴与工时性质”“工作—家庭平衡”“健康保健意识与闲暇偏好”七个公共因子与过度劳动存在显著的相关关系。控制变量中“婚姻状况”和“职称”两个因素分别在10%和5%的水平下与过度劳动存在显著的相关关系，且因变量与自变量的综合线性关系显著成立。

（二）建议

1. 合理塑造教师道德形象

“学为人师，行为世范”等道德标准不仅要求教师在学问上要堪为人师，在道德上更要成为社会的引领者，由此更易引起教师的精神高压，增加其过劳的程度。教师是人而非神，需要满足人的最基本的物质需求。如果一个教师一味奉献而不求任何回报，且该现象成为教师行业中的普遍风气时，似乎有违社会常理。在对教师的要求上，我们应就事论事，就职论职，将教师职业作为社会诸多行业中普通一行进行要求，树立合理预期，不强行让其背负职业之外的过多包袱。

2. 科学管理高校人才资源

高校青年教师是高校重要的人才资源和核心竞争力，对其进行科学管理有利于切实提高教师的工作效率，促进教师和高校的可持续发展。第一，建立健康管理档案。健康管理档案是对高校教师身心健康过程的规范、科学的记录，是满足教师健康需要和高校健康管理的信息资源。建立健康管理档案有利于过度劳动的早预防、早发现和原因查找。第二，明确绩效考评目的，建立合理的科学评价体系。例如，降低学评教结果与教师的薪酬挂钩程度，增加绩效反馈环节等。第三，建立多元职业晋升通道，搭建教师专业发展平台。对擅长教学的教师提供教学专项训练与培养，给擅长科研的教师提供必要的软硬件支持与科研素养指导。高校建立教学、科研专项队伍，既有利于激发教师的工作热情，提高其工作效率，也在一定程度上减轻了教师的工作压力。第四，建立长效沟通机制，切实关注高校教师心理健康。例如，通过设立互动信箱、改部分实体会议为视频会议等方式增加信息的有效流通。通过建立“心理咨询室”等方式疏解与消散教师的心理疲劳和郁结，从而避免过度劳动的产生。

3. 优化高校行政管理制度

当前，部分形式主义的行政管理模式与规定占用了高校教师很多时间，如准备材料、签字、写说明、盖各种章等，不仅增加了教师的工作低效能感，也不利于组织人际氛围的和谐稳定。高校及相关部门应主动树立行政为教学、为科研服务的实践意识，将行政视为教学和科研工作的后勤保障，将教师作为发展的依靠和服务的对象，优化行政管理制度，大力精简行政审批、报销等流程，减轻教师不必要的工作压力和心理负担。

4. 倡导树立适度劳动观念

适度劳动不是一味地减轻压力，而是既要保证劳动者的工作效率，又要兼顾劳动者的健康和安全，两者缺一不可。当前，大部分高校青年教师由于工作压力、家庭压力、个人高职业期望压力等原因正处于严重的过度劳动状态却不自知。因此，高校及相关研究组织应倡导其树立适度劳动观念，营造保护教师身心健康的环境，促进组织对员工职业健康、高校教师对自身职业健康的关心，从源头上杜绝过度劳动的发生。

5. 增强日常健康保健意识

“未病而先治，所以明摄生之理”，我们对身心健康应做到防患于未然。因此，面对过度劳动，高校青年教师应采取积极行动进行有效防范。首先，树立日常健康保健意识，认识到养生、保健对健康的重要性，以及健康对个人可持续发展的必要性。其次，养成规律健身、合理饮食的好习惯。健身能缓解肌肉紧张程度，降低心理焦虑水平，缓和紧张的内在机理，改进神经系统的运作能力。合理均衡的饮食对于强化体质、应对压力以及避免使饮食本身成为压力具有指导性意义。

参考文献

[1]葛新．北京高校青年教师身体健康状况与体育锻炼的研究[D]．北京体育大学,2006.

[2]贺琼．高校教师“过度劳动”问题研究——以北京市高校为例[D]．首都经济贸易大学,2010.

[3]Jacobs J A. The faculty time divide[J]. Sociological Forum,2008,19(1):3-27.

[4]沈红．论学术职业的独特性[J]．北京大学教育评论,2011,9(3):18-28.

[5]王赐文．高校教师职业压力与缓解策略[D]．湖南大学,2008.

[6]廉思．工蜂:大学青年教师生存实录[M]．北京:中信出版社,2012.

[7]周洪万．教师职业压力的自我调控[J]．教育与教学研究,2004,18(3):24-26.

[8]陈晓宁．高校青年教师情绪劳动的实证研究[J]．黑龙江高教研究,2010(12):23-26.

[9]Slaughter S,Leslie L L. Academic capitalism:politics,policies,and the entrepreneurial university.[J]. Academic Freedom,2001,23(100):221-228.

[10]周月朗．教师职业压力解析[J]．湖南人文科技学院学报,2006(4):100-103.

[11]陈绰．高校青年教师职业倦怠问题研究[D]．西南石油大学,2015.

[12]胡丰彦．985高校青年教师压力现状调查及对策研究[D]．大连理工大学,2015.

[13]欧朝晖,潘孝富,黄慧霖．高校人际气氛及其与教师心理健康状况的关系[J]．中国心理卫生杂志,2008,22(5):341-343.

[14]Reda Abouserie. Stress,coping strategies and job satisfaction in university academic staff[J]. Educational Psychology,1996,16(1):49-56.

[15]李素贤,李曼罗．高校教师人力资本价值维度分析[J]．沈阳师范大学学报(社会科学版),2008,32(6):126-130.

[16]代志明．高校青年教师过劳问题及其治理策略研究——以郑州市高校为例[J]．郑州轻工业学院学报(社会科学版),2016,17(1):79-85.

[17]陈秀兰．浅析高校教师过劳死现象及保护措施[J]．法制与社会,2007(2):597-598.

[18]陈天学,陈若水．高校教师过度劳动与工作满意度的影响机理研究——基于职业倦怠为中介变量[J]．高等教育评论,2015(2).

[19]李兆良,陈大伟,高燕,等．高校中青年知识分子“过劳死”引发的思考[J]．医学与社会,2006,19(1):12-14.

[20]刘明理,张红,王志伟．民办高校教师职业过劳的成因与对策分析[J]．电脑知识与技术·学术交流,2006(2).

[21]王建军．我国高校实行教师聘任制的制度环境研究[D]．中国地质大学,2005

北京市外卖送餐员过劳现状及影响因素分析

——基于1 226名外卖送餐员的调查

林　原　李广义

(北京物资学院商学院)

摘　要:本文基于日本厚生劳动省过劳评价体系,结合疲劳评定量表(FAI)、疲劳量表-14(FS-14)和日本过劳死预防协会发布的"过劳死"十大预警信号,从我国外卖送餐员工作的实际情况出发,设计了外卖送餐员过劳情况评价体系。数据统计分析表明,本次调查所涉及的外卖送餐员大多数工作负担都很高。多因素Logistic回归分析结果显示,日工作时长、平均每日接单数、竞争压力感知情况和每周完整休息天数是外卖送餐员过劳的重要影响因素。最后,本文从政府、企业、个人三个层面提出了缓解外卖送餐员过劳的具体措施。

关键词:外卖送餐员;过劳;人力资源管理

一、引言与相关文献综述

随着O2O、"互联网+餐饮"模式的飞速发展,人们的就餐方式也在发生转变。《2017中国外卖发展研究报告》的数据显示,2017年,中国在线外卖市场规模预计达到2 046亿元,同比增长23%;在线订餐用户规模达3亿人,同比增长18%。外卖送餐员的数量也显著增加,截至2017年10月,仅美团平台的活跃骑手数量就超过了50万人,与2016年12月的数字相比,增长了66.67%①。近年来,有关外卖送餐员过劳、猝死等新闻屡屡见诸报端。外卖送餐员作为整个外卖送餐行业的最末端,他们直接面对客户,其工作状态直接影响客户对于外卖送餐服务的体验。过劳给外卖送餐员身心健康造成了严重的负面影响,既不利于外卖送餐行业和电子商务产业的快速稳定发展,也不利于和谐劳动关系的构建。

(一)日本学者对于过劳的实证研究

在日本经济快速发展的过程中,"过劳死"成为一个严重问题,并引发了政府部门和学界的广泛关注。自20世纪70年代以来,日本学者在过劳领域开展了大量深入的研究,其中很多成果给后续学者的研究提供了很好的借鉴。

日本过劳死预防协会发布了"过劳死"十大预警信号,具体内容包括:①"将军肚"早现;②脱发、斑秃早秃;③频频去洗手间;④性能力下降;⑤记忆力减退;⑥心算能力越来越差;⑦做事经常后悔,易怒、烦躁、悲观,难以控制自己的情绪;⑧注意力和精力越来越差;⑨睡觉时间越来越短,醒后也难以解乏;⑩经常头疼、耳鸣、目眩,检查也没有结果。

该协会指出:具有上述两项或两项以下者,为"黄灯"警告期,目前不必担心;具有上述3

① 美团点评研究院《2017中国外卖发展研究报告》。

项至5项者,为一次“红灯”预报期,说明已具备“过劳死”的征兆;而具有6项及以上者,为二次“红灯”危险期,可定为“综合疲劳症”,其已经成为“过劳死”的预备军。

为了调查劳动者的过劳状况,日本产业卫生学会于1970年发布了“自觉症状调查表”,该量表用于过劳的自测,得到了广泛的应用。日本政府高度重视劳动者的过劳问题,2004年,厚生劳动省发布了“劳动者的疲劳蓄积度自己诊断调查表”,简便易行,劳动者可以据此自行测定个人的工作负担度。厚生劳动省还在2006年颁布了《防止过重劳动导致健康损害的综合对策》(修订版),从政府、企业和劳动者三个层面提出了缓解过劳的具体措施。例如,劳动基准局进行监督并开设窗口提供指导;企业严格控制加班时间,对员工实施健康管理并努力确保员工享受带薪年假;劳动者对自己的工作日、上下班时间进行记录等。此外,厚生劳动省还将《劳动安全卫生法》与上述对策的实施相结合,对违反相关规定、忽视员工健康管理、让员工承担过重劳动而致员工健康受损的用人单位实施法律制裁。

另外,日本学者从经济学、社会学、医学、法学等学科出发,从外部经济环境变迁、企业内部劳动管理、外部文化、职场人际、教育制度、生理条件、心理机制、工作特征、法律条文、劳动监察等不同视角分析了过劳产生的原因,并给出了相关对策建议。

(二)欧美学者对于疲劳量表的研究

欧美学者一般在广义上将疲劳界定为一种倦怠、精力不够的感觉。部分学者从体力和脑力两个方面分析疲劳的具体表现形式,体力方面的疲劳多表现为肌肉力量的减弱,而脑力方面的疲劳表现为注意力不集中、警觉性降低、对目前行为的厌倦感等。同时,也有学者从总体疲劳、躯体疲劳、精神(认知)疲劳、活力减退、动机减少等维度对疲劳进行深入分析。为了对疲劳症状进行科学评定,欧美学者从20世纪90年代开始,开发了多种自评式量表。约瑟夫等(Josoph & Lina)在最初研制的“疲劳严重程度量表”(Fatigue Severity Scale,FSS)的基础上,开发了“疲劳评定量表”(Fatigue Assessment Instrument,FAI),以疲劳为主要表现的健康者可以据此量表进行自评,内容包括四个维度:一是疲劳的严重程度,即定量测量疲劳的程度,此维度共11个条目;二是疲劳的环境特异性,主要用于测定疲劳对精神紧张、冷、热等特异性环境的敏感情况,包含了6个条目;三是疲劳的结果,主要用于测定疲劳可能导致的注意力不集中、缺乏耐心、欲望降低等精神方面的后果,包含3个条目;四是疲劳对休息、睡眠的反应,用于评价休息或睡眠是否可以缓解疲劳,包含2个条目。FAI中每个条目按1~7级评分(从完全不同意到完全同意),操作简单,在实践中得到了广泛的应用。查尔德(Trudie G. Chalde)等专家合作编制了“疲劳量表-14”(Fatigue Scale-14,FS-14),用于测定疲劳症状的严重性。该量表由14个条目构成,包含两个维度:一是躯体疲劳,主要是对体力、肌肉力量、休息情况等进行评价,共计8个条目;二是精神疲劳,主要是对记忆力、注意力、思维敏捷情况等进行评价,共计6个条目。FS-14要求受试者根据自身实际情况的符合与否,回答“是”或“否”,其中“是”计1分,“否”计0分,分值越高,反映疲劳越严重。与FAI类似,FS-14内容简单,操作简便易行,在国外已有应用。

(三)我国学者对于疲劳和过劳的研究

近年来,我国学者在借鉴国外学者相关研究成果的基础上,在过劳领域开展了很多有意义的实证研究。薛晓琳在借鉴心理测量学研究方法的基础上,对疲劳进行了量化研究,从躯体疲劳(4 个条目)、精神疲劳(4 个条目)、疲劳后果(6 个条目)、疲劳对睡眠/休息的反应(2 个条目)、疲劳的情景性(5 个条目)五个维度构建了疲劳自评量表,并将该量表应用于临床,取得了较为满意的效果。杨河清等基于日本"过劳死"预防协会的评判标准,对北京地区员工过劳状况进行了调查,深入分析了过劳产生的影响,并从国家、用人单位和个人三个层面探究造成过劳的原因。杨河清等在对北京商务中心区知识工作者过劳状况的研究中,采用了国外较为成熟的量表,如工作特性的测量参考了卡拉塞克"负荷—控制模型"及其所衍生的"工作内容问卷";过劳状况的测量主要参考了"哥本哈根量表"以及德国社会学家西格里斯特的工作压力模型,基于实证分析,从用人单位的角度提出了缓解知识工作者过劳的对策建议。孟续铎等就企业员工的过劳情况,在全国范围内进行了拍样调查,借鉴日本厚生劳动省发布的"劳动者的疲劳积蓄度自己诊断调查表",对被调查对象的过劳情况进行评价,并构建起"推—拉"理论模型深入分析了企业员工过劳的原因。樊明等采用日本厚生劳动省发布的量表评价劳动者的过劳程度,基于因变量方差分解法,对导致过劳因素的贡献进行了估计,并提出了有针对性的政策建议。

从文献检索看,鲜见我国学者对于外卖送餐员这一新兴群体过劳状况的实证研究。笔者借鉴了国内外学者的研究成果,在对日本厚生劳动省发布的"劳动者的疲劳积蓄度自己诊断调查表"进行修订的基础上,构建了外卖送餐员过劳评价体系,选择外卖送餐业发达的北京市作为研究地点,对北京市 1 226 名外卖送餐员进行了实地调查,基于问卷调查和深入访谈,运用定量与定性相结合的分析方法,探究北京市外卖送餐员的过劳情况,在此基础上探讨保障外卖送餐员权益、缓解外卖送餐员过劳的对策建议。

二、外卖送餐员过劳评价体系的构建

近年来,有关外卖送餐员过劳猝死的报道时常见诸报端。过劳是劳动者在感知疲劳之下,出于各种原因而继续劳动的行为状态。因为身体素质与劳动能力各异,个体所能承受过劳的范围不一致。如前所述,国内外学者针对过劳问题,构建了不同的评价体系。为了科学地评价外卖送餐员的过劳状态,笔者借鉴了日本厚生劳动省发布的"劳动者的疲劳蓄积度自己诊断调查表",构建了外卖送餐员过劳评价体系。"劳动者的疲劳蓄积度自己诊断调查表"在国内学者实证研究中有较为广泛的应用,其信度和效度均得到了检验。但笔者通过预调查发现,该调查表中一些条目的表述与外卖送餐员的实际工作状况不符合,且外卖送餐员大都学历不高,对一些条目理解起来存在困难。因此,笔者重点借鉴其量表结构框架、内容和评价标准,同时结合 FAI,FS-14 和日本过劳死预防协会发布的"过劳死"十大预警信号,从外卖送餐员工作的具体情况出发,对评价量表具体条目和评分进行了修订。

日本厚生劳动省发布的"劳动者的疲劳蓄积度自己诊断调查表"第一部分为"疲劳自觉症状评价表",其主要测量劳动者对疲劳的主观感觉。修订后的量表包括 13 个条目,与原量表在条目数量上相同。但笔者对具体条目及表述进行了修订,具体内容如表 1 所示。每一个条目都采用李克特量表五级计分制,由于最终的等级评定要以原标准(三级)为重要参考,因此前后选项等级和分值的对应关系如表 2 所示。

表 1　外卖送餐员疲劳的自觉症状评价表修订及说明

序号	修订后的条目	修订说明
A1	急躁、烦躁,不能控制自己的情绪,有时想把送的东西摔在地上	原条目为"急躁、烦躁",笔者增加了"过劳死"十大预警信号中的内容,同时根据外卖送餐员工作特点增加了具体表现的描述,更易于外卖送餐员理解
A2	感到不安,对事情放心不下,事事操心	原条目为两个:"感到不安"和"心神不定",两者在语义上接近,笔者将其合并为一条
A3	感到忧郁,经常感觉会有不好的事情发生	原条目为"感到忧郁",在预调查中有部分外卖送餐员对其语义理解有困难,笔者增加具体表现的描述,更易于外卖送餐员理解
A4	睡眠质量不高,时常出现失眠/多梦的情况	原条目为"睡不好",笔者增加具体表现的描述,更易于外卖送餐员理解
A5	身体经常出毛病(头疼、头晕、心脏不舒服、耳鸣、目眩等症状)	原条目为"身体状态不好",笔者结合 FAI 的内容,增加具体表现的描述,更易于外卖送餐员理解
A6	不能集中注意力	此条目未修订
A7	头脑反应迟钝,做事感到费力,容易出差错	原条目为"干活容易出差错",笔者结合 FS-14 的内容,增加了有关精神疲劳的表述
A8	工作时犯困或者昏昏欲睡	原条目为"工作时有很强的睡意袭来",笔者结合 FS-14 的内容进行了修订,同时增加了具体描述的内容
A9	对工作不积极,没有干劲,不想干活	原条目为"没有干劲",笔者结合 FAI 中的内容进行修改,更易于外卖送餐员理解
A10	感到四肢肌肉无力,总想躺下休息	原条目为"精疲力竭",笔者结合 FS-14 的内容,增加躯体疲劳的表述
A11	早上起床时感到很疲劳	原条目为"早上起床时感到出奇的累",笔者结合 FAI 的内容进行修改,更易于外卖送餐员理解
A12	和以前相比,容易疲劳	此条目未修订
A13	记忆力减退,容易忘事	无原条目,笔者结合"过劳死"十大预警信号中的内容和 FS-14 中的内容增加了此条目

表 2　外卖送餐员疲劳的自觉症状评价表修订前后评分对比

<table>
<tr><td></td><td colspan="5">选项及对应评分</td></tr>
<tr><td rowspan="2">新量表</td><td>从未如此</td><td>很少如此</td><td>有时如此</td><td>经常如此</td><td>一直如此</td></tr>
<tr><td>0分</td><td>1分</td><td>2分</td><td>3分</td><td>4分</td></tr>
<tr><td rowspan="2">原量表</td><td colspan="2">几乎没有</td><td>有时有</td><td colspan="2">经常有</td></tr>
<tr><td colspan="2">0分</td><td>1分</td><td colspan="2">3分</td></tr>
</table>

在原来第一部分自觉症状评价表中,0~4 分为Ⅰ级,5~10 分为Ⅱ级,11~20 分为Ⅲ级,21 分以上为Ⅳ级。从表 2 中可以看出,新旧指标及评分之间存在着明显的对应关系,其中

“有时有”和“有时如此”处于同一等级但分值不同，因此可以作为新旧量表评分标准的参照基准。首先确定Ⅰ级的上限。原量表自觉症状评价等级确定中，0~4 分为Ⅰ级，“4 分”意味着被试者在原第一部分的 13 个条目中，选择了一个“有时有”（1 分）和一个“经常有”（3 分），或者选择了四个“有时有”，其余选择均为“几乎没有”。将原量表“有时有”和新量表“有时如此”作为评分标准的参照基准，新量表 4 个条目选择“有时如此”的分值为 8 分，因此，在新量表中，0~8 分为Ⅰ级。根据相同的原则确定Ⅱ级的上限，新量表中 10 个条目选择“有时如此”的分值为 20 分，则 9~20 分为Ⅱ级所在区间。原标准中“21 分以上为Ⅳ级”，意味着劳动者有 7 个以上条目选择了“经常有”（3 分）。这是原量表中对劳动者疲劳自觉症状评定的最高等级，处在这个等级说明劳动者的疲劳症状非常明显。而旧量表的“经常有”对应着新量表中的两个选项“经常如此”（3 分）和“一直如此”（4 分），为了拉开各等级间的差距，并体现出Ⅳ级所代表的疲劳状况的严重程度，笔者认为，此处应将新量表的“一直如此”视为原量表的“经常有”，由此得到新标准Ⅳ级的下限分数为 28 分。修订后的外卖送餐员疲劳自觉症状评价得分等级划分如表 3 所示。

表 3　外卖送餐员疲劳自觉症状评价得分等级划分

加总分	0~8 分	9~20 分	21~27 分	28 分以上
等级	Ⅰ	Ⅱ	Ⅲ	Ⅳ

日本厚生劳动省发布的“劳动者的疲劳蓄积度自己诊断调查表”第二部分为“工作状况评价表”，原量表包含 7 个条目，笔者从外卖送餐员工作的具体情况出发，对此量表进行了修订。修订后共计 5 个条目，具体指标修订情况与选项如表 4 所示。

表 4　外卖送餐员工作状况评价表修订及说明

序号	修订后的条目	修订依据	0 分	1 分	3 分
B1	送餐数量突然增加，需要加班加点完成的情况	原条目为“不规律的工作（如突然加班等）”，笔者增加具体表现的描述，更易于外卖送餐员理解	少或适当	多	非常多
B2	深夜（晚 10 点到早 5 点）仍然工作的情况	原条目为“深夜工作的负担”，笔者增加了具体表现的描述，更易于外卖送餐员理解	从未如此	有时如此	经常如此
B3	工作日休息、小睡的时间	原条目为“休息的时间或设施”，预调查发现外卖送餐员基本没有休息设施，故删去	较多	有时有	几乎没有
B4	此工作带来的精神压力	此条目未修订	小	大	非常大
B5	此工作带来的身体负担	此条目未修订	小	大	非常大

在原来第二部分工作状况评价表中，0 分为 A 级，1~2 分为 B 级，3~5 分为 C 级，6 分以上为 D 级。在新量表中，去掉了“1 个月中的加班”和“出差的负担（如频度、时间等）”两个条目，在“不规律的工作（如突然加班等）”和“工作日休息、小睡的时间”两个条目中增加了

3分选项。修订后的量表,在评分标准上需要对原有各等级中的分数加以调整。原来第二部分工作状况评价表中所有条目的加总分数为19分,经过修订的表4中各条目所有选项得分加总为20分,为了确保过劳衡量标准的一致性,笔者遵循“新评定等级的界限分在总分中所占的比重不变”的标准确定新量表的评分等级。首先确定最高级别D级的下限分数。原标准中,C级和D级以6分为限,假设新标准的D级下限为 a_1,则可依据“新评定等级的界限分在总分中所占的比重不变”的原则列出算式为: $a_1/20=6/19$,计算可得 $a_1\approx6.32$。采用四舍五入,将D级下限定为6。另外,由于衡量过劳的主要目的是警醒长期超时、超强度工作的劳动者,使其注意身体健康,注重工作、生活、健康等的平衡,因此,在评定过劳的等级时,将D级的下限定为6分,有助于起到警示的作用。按照上述确定方法,C级的下限定为3分,B级的下限定为1分,修订后的工作状况评价得分等级划分如表5所示。

表5　修订后的外卖送餐员工作状况评价得分等级划分

加总分	0	1~2分	3~5分	6分以上
等级	A	B	C	D

由于改良后的量表在两个部分的评分标准上都与原标准做了对接,因此厚生劳动省“劳动者的疲劳蓄积度自己诊断调查表”中的最终“过劳程度(工作负担度)分数表”仍然适用,如表6所示。

表6　外卖送餐员过劳程度(工作负担度)分数

		工作状况			
		A	B	C	D
自觉症状	Ⅰ	0(安全区)	0(安全区)	2(预警区)	4(危险区)
	Ⅱ	0(安全区)	1(安全区)	3(预警区)	5(危险区)
	Ⅲ	0(安全区)	2(预警区)	4(危险区)	6(高危区)
	Ⅳ	1(安全区)	3(预警区)	5(危险区)	7(高危区)

表6中的得分反映了劳动者不同的过劳程度(工作负担度)。一般认为,在0~1分区间,劳动者的工作负担度低;2~3分区间,劳动者的工作负担度较高;4~5分区间,劳动者的工作负担度高;6~7分区间,劳动者的工作负担度非常高。实证研究表明,当劳动者的工作负担度得分处于2~7分区间时,其有疲劳蓄积的可能性,有必要对目前的工作状况进行改善。

三、北京市外卖送餐员过劳现状

(一)调查方法与样本分析

为了掌握北京市外卖送餐员的过劳情况,笔者设计了结构化调查问卷,问卷内容涵盖了外卖送餐员个人基础信息、收入情况、工作/休息时间、劳动关系、社会保险、离职倾向、过劳状况、过劳原因和缓解措施等。为了提高调查的质量,本研究进行了两次预调查,并据此对调查问卷进行了修订。另外,所有调查员均接受了统一的培训。本研究采用横断面调查的研究方法,2018 年 4~8 月,笔者组织调查人员对北京市 16 个区县包括美团、饿了么、百度外卖、达达、蜂鸟、必胜客宅急送、麦乐送、肯德基宅急送、吉野家外卖送餐、顺丰外卖、每日优鲜、京东到家等外卖送餐平台的外卖送餐员进行方便抽样调查,采用面对面发放的形式共发放问卷 1 300 份,回收问卷 1 254 份,有效问卷 1 226 份,问卷回收率为 96.46%,有效率为 97.77%。采用自评式问卷进行匿名调查,问卷共计 55 个条目,其中从业基本情况 29 个条目、过劳状况 18 个条目、过劳原因 2 个条目、缓解过劳的措施 6 个条目。调查样本社会人口学特征如表 7 所示。为了收集更为详细的信息,笔者还重点选择了 70 名外卖送餐员进行访谈,深入了解他们的过劳状况。

表 7 调查对象社会人口学特征(n=1 226)

样本信息		样本数	占比(%)	样本信息		样本数	占比(%)
性别	男	1 182	96.41	所属公司	美团	512	41.76
	女	44	3.59		饿了么	296	24.14
年龄	20 岁及以下	42	3.43		百度外卖	230	18.76
	21~30 岁	672	54.81		必胜客宅急送	12	0.98
	31~40 岁	398	32.46		达达	16	1.31
	41 岁及以上	114	9.30		蜂鸟	20	1.63
婚姻状况	未婚	460	37.52		麦乐送	36	2.94
	已婚	736	60.03		肯德基宅急送	18	1.47
	其他(离异、丧偶)	30	2.45		京东到家	4	0.33
最高学历	初中及以下	428	34.91		吉野家外卖送餐	8	0.65
	高中、中专	674	54.98		顺丰外卖	2	0.16
	大专及以上	124	10.11		每日优鲜	12	0.98
户籍	京内城镇	46	3.75		其他	60	4.89
	京内农村	40	3.26	劳动关系	全职	1114	90.86
	京外城镇	236	19.25		兼职	112	9.14
	京外农村	904	73.74		签订劳动合同	750	61.17
					劳务派遣	188	15.33

本文使用 SPSS 22.0 软件,对问卷的信度和效度进行检验。经计算 Cronbach's α 值为 0.920,说明量表的性质稳定,具有很高的内在一致性,可靠性比较强。通过 KMO 系数和 Bartlett 球形度检验统计量来判断测评量表的结构效度,计算结果如表 8 所示。根据凯萨(Kaiser)的研究结论,如果 KMO 的值小于 0.5,则不适宜进行因子分析。表 8 中, KMO 的值为 0.938,远大于 0.5,表示非常适合进行因子分析。同时,Bartlett 球形度检验显著性的概率值 $p=0.000$,小于 0.001,达到显著水平,说明过劳评定量表具有较高的结构效度。

表 8　问卷效度分析

KMO		0.938
Bartlett 球形度检验	近似卡方	5 846.845
	自由度	153
	显著性	0.000

(二)北京市外卖送餐员过劳情况描述性统计分析

1. 外卖送餐员疲劳的自觉症状

根据修订后的调查量表,对外卖送餐员疲劳的自觉症状进行调查,调查结果如表 9 所示。从调研结果的分析中可以看出,疲劳症状Ⅲ级和Ⅳ级的人数占样本的 65.58%,大多数外卖送餐员自我感知的疲劳程度较高。

表 9　外卖送餐员疲劳的自觉症状统计

等级	频数	占比(%)
Ⅰ(0~8 分)	174	14.19
Ⅱ(9~20 分)	248	20.23
Ⅲ(21~27 分)	362	29.53
Ⅳ(28 分以上)	442	36.05
汇总	1 226	100

2. 外卖送餐员工作状况

根据修订后的调查量表,对外卖送餐员的工作状况进行调查,调查结果如表 10 所示。工作状况在 C 级和 D 级的人数占样本的 74.23%,七成以上的外卖送餐员处于不规律工作、深夜仍然工作、没有工作日休息和小睡的状态,由此带来较大的精神压力和身体负担。

表 10　外卖送餐员工作状况统计

等级	频数	占比(%)
A(0 分)	58	4.73
B(1~2 分)	258	21.04
C(3~5 分)	432	35.24
D(6 分以上)	478	38.99
汇总	1 226	100

3. 外卖送餐员过劳程度

根据表 6,对被调查外卖送餐员的过劳度(工作负担度)进行统计分析,结果如表 11 所示。

表 11　外卖送餐员过劳程度(工作负担度)统计

工作负担度	频数	占比(%)
低(0~1 分)	140	11.42
较高(2~3 分)	188	15.33
高(4~5 分)	508	41.44
非常高(6~7 分)	390	31.81
汇总	1 226	100

由表 11 可知,调研对象中,处于安全区(0~1 分)的占 11.42%,处于预警区(2~3 分)占 15.33%,处于危险区(4~5 分)的占 41.44%,处于高危区(6~7 分)的占 31.81%。由此可知,本次调查所涉及的 1 226 名外卖送餐员绝大多数工作负担度都很高。

四、北京市外卖送餐员过劳影响因素分析

(一)不同维度外卖送餐员过劳情况的深入分析

使用 SPSS 22.0 软件,从年龄、性别、户籍、学历和婚姻状况五个人口学特征维度,对外卖送餐员过劳程度进行比较,统计分析表明,此五个变量对外卖送餐员过劳情况无显著影响。

笔者对不同工作特征外卖送餐员的过劳情况得分进行了比较,统计分析表明:收入构成、社保参保情况的差异对外卖送餐员过劳情况无影响,而工作年限、每周完整休息天数、月收入、日工作时长、劳动关系状况、平均每日接单数、竞争压力感知情况七个变量的差异直接影响到外卖送餐员的过劳程度。工作年限不同的外卖送餐员在工作负担度上存在显著性差异($p=0.000<0.05$),外卖送餐岗位累计工作年限超过 2 年、不满 3 年的外卖送餐员工作负担度的平均值最高,达到了 4.193 5 分,已经进入过劳的危险区,而其他外卖送餐员工作负担度在预警区。每周完整休息天数不同的外卖送餐员在工作负担度上存在显著性差异($p=0.000<0.05$),有 55.79%的外卖送餐员每周没有完整休息日,过劳程度最高,工作负担度均值得分为 5.020 9 分,已经进入危险区。月收入不同的外卖送餐员在工作负担度上存在显著性差异($p=0.006<0.05$),从均值看,月收入越高,过劳程度越严重。不同工作时长的外卖送餐员在工作负担度上存在显著性差异($p=0.000<0.05$),从均值结果看,工作时长越长过劳程度越严重,工作时长达到 11 小时及以上时,外卖送餐员的工作负担度进入危险区。不同劳动关系状况的外卖送餐员在工作负担度上也存在显著性差异($p=0.010<0.05$),“未与任何单位签订劳动合同,但实际在这里工作”的外卖送餐员占比为 20.23%,他们的平均工作负担度得分最高,达到了 5.35 分,“劳务派遣”外卖送餐员平均得分为 5.10 分,“签订劳动合同”的则为 4.66 分。平均每日接单数不同的外卖送餐员在工作负担度上存在显著性差异($p=0.006<0.05$),从均值结果来看,接单数越多,工作负担度越高,当接单数超过 30 时,外卖送餐员工作负担度均值进入危险区。事后多重比较表明,感觉竞争压力“非常小”的外卖送餐员与感觉竞争压力“较小”的外卖送餐员在工作负担度方面差异不显著($p=0.149>0.05$),但与竞争压力感觉“一般”“较大”“非常大”的外卖送餐员在工作负担度方面存在显著性差异。

(二)北京市外卖送餐员过劳影响因素的多因素 Logistic 回归分析

以外卖送餐员是否过劳(赋值:工作负担度<2,否=0;工作负担度≥2,是=1)作为因变量,将单因素分析差异有统计学意义的变量:工作年限(不足 1 年=1;1 年以上,不满 2 年=2;2 年以上,不满 3 年=3;3 年以上,不满 5 年=4;5 年及以上=5)、每周完整休息天数(无完整休息日=1,休息 1 天=2,休息 2 天=3,休息 3 天或以上=4)、月收入(3 000 元及以下=1;3 001~4 000 元=2;4 001~4 500 元=3;4 501~5 000 元=4;5 001~6 000 元=5;6 001~8 000 元=6;8 001~10 000 元=7;10 001 元及以上=8)、日工作时长(当 $T\leqslant 8$ 时,取值=1;当 $8<T\leqslant 10$ 时,取值=2;当 $10<T\leqslant 12$,取值=3;当 $T>12$ 时,取值=4)。劳动关系情况(哑变量赋值:签订劳动合同=1,签订劳动合同外其他劳动关系情况=0;劳务派遣=1,劳务派遣外其他劳动关系情况=0;未与任何单位签订劳动合同,但实际在这里工作=1,未与任何单位签订劳动合同,但实际在这里工作外其他劳动关系情况=0)、平均每日接单数(15 单及以下=1,16~20 单=2,21~25 单=3,26~30 单=4,31~35 单=5,36~40 单=6,41~45 单=7,46~50 单=8,51 单及以上=9)。竞争压力感知情况(非常小=1,较小=2,一般=3,较大=4,非常大=5)作为自变量纳入多因素 Logistic 回归分析。结果显示,日工作时长、平均每日接单数、竞争压力感知情况和每周完整休息天数是外卖送餐员过劳的影响因素,如表 12 所示。

表 12 北京市外卖送餐员过劳影响的多因素 Logistic 回归分析

自变量	β	SE	Wald	p 值	OR 值	95% 置信区间	
						下限	上限
每周完整休息天数	-0.296	0.110	7.219	0.007	0.744	0.599	0.923
日工作时长	0.610	0.133	21.213	0.000	1.841	1.420	2.387
平均每日接单数	0.307	0.133	5.366	0.021	1.360	1.048	1.764
竞争压力感知情况	0.415	0.127	10.678	0.001	1.514	1.269	1.832

(1)工作时间是影响外卖送餐员工作负担度的重要因素。由表 12 可知,每周完整休息天数和日工作时长两个因素会严重影响外卖送餐员的工作负担度。本次参与调查的外卖送餐员日平均工作时间为 10.27 小时,有 79.61%的外卖送餐员日工作时间超过 8 小时,另有 12.72%的外卖送餐员日工作时间超过 12 小时。同时,55.79%的外卖送餐员每周都没有完整休息日。笔者在深入访谈中了解到,部分外卖送餐平台按照每月 28 天考勤,如果一个月上班时间不足 28 天,会按照底薪扣钱。超时劳动成为外卖送餐员过劳的重要影响因素,治理超时也是缓解外卖送餐员过劳的关键所在。

(2)平均每日接单数直接影响外卖送餐员的工作负担度。单数直接决定外卖送餐员的收入,在本次参与调查的外卖送餐员中,有近 1/3 的人没有底薪,为了提高收入,外卖送餐员会尽可能地多接单。同时,外卖送餐平台为了鼓励外卖送餐员多接单,往往设置有接单的提成,如 200 单以内,按照每单 2 元的价格提成,满 200 单的部分每单提成 4 元,满 400 单的部分每单提成 6 元等。在深入访谈中,笔者曾遇到一位夜里 9 点仍在等待接单的外卖送餐员,他表示自己这个月接的单多,每单的提成比较多,想在月底再多接一点,但也坦言最近几天累得快生病了。

(3)竞争压力的感知情况直接影响到外卖送餐员的过劳情况。在深入访谈中,笔者发现，很多外卖送餐员刚刚从农村进入城市打工，他们不但学历很低，大多还缺少一技之长，且缺乏相关领域的工作经验。外卖送餐员这份工作虽然辛苦，但职业门槛低，只要会使用智能手机，会骑电动车，基本就可以胜任，最重要的是收入让他们比较满意。对于希望提高收入的低技能的农村剩余劳动力来说，外卖送餐员成为一个不错的职业选择。但正因为外卖送餐员职业门槛低，对于很多低技能劳动者都具有一定的吸引力，使得目前的从业人员感觉到了很大的竞争压力。在深入访谈中，有外卖送餐员表示，"刚开始的时候公司都抢着招人，介绍熟人来还有奖励，现在公司不缺人了，在吃午饭和晚饭的时候，你看到好多人都守在餐馆门口，等着抢单，活儿越来越不好干了"。

五、结论与政策建议

第一，加强对用人单位的劳动保障监察，保障外卖送餐员的合法权益。多因素 Logistic 回归分析表明，工作时长是外卖送餐员过劳的重要影响因素。我国劳动法律法规对劳动者工作时间、休息休假等方面的权益进行了明确的规定。但上述对调研数据的分析显示，用人单位在外卖送餐员劳动权益保障方面还有很多亟待完善之处。超时劳动情况在外卖送餐员群体中普遍存在，参与本次调查的外卖送餐员日平均工作时长超过了 10 个小时，且超过一半的外卖送餐员每周都没有完整休息日。超时劳动已经影响到外卖送餐员的日常生活，有 80. 26%的外卖送餐员认同"我常因忙于工作没时间陪伴或照顾恋人（家人）"，同时有 78. 96%的外卖送餐员认同"我常因忙于工作放弃了自己的业余爱好"。在调查中，有 75. 37%的外卖送餐员认为"政府缺乏对外卖送餐员工作时间的合理监管"。为了规避超时劳动可能带来的法律风险，很多外卖送餐平台申请了综合计算工时制，但这并不意味着外卖送餐员的工作时间可以被无限制地延长，员工延长工作时间平均每月不得超过 36 小时。同时，延长工作时间的企业应支付加班费。而在本次调查中，仅有不到 10%的外卖送餐员明确表示领过加班工资。对于实行综合计算工时制的外卖送餐员，用人单位应当根据标准工时制合理确定劳动者的劳动定额或其他考核标准，以便安排外卖送餐员休息。劳动定额应当是绝大多数外卖送餐员在法定工作时间内，提供正常的劳动能够完成的劳动量。如果大部分外卖送餐员需要靠超时劳动才能完成劳动定额，或挣得相对体面的收入，说明该劳动定额或计件单价不合理，应予以调整。政府部门应对用人单位的劳动定额或其他考核标准的合理性进行评估，引导雇主构建起有助于提高外卖送餐员身心健康水平的制度框架，以缓解外卖送餐员的过劳情况，保障外卖送餐员的合法权益。

第二，关注员工健康，以有效保留外卖送餐员，进而提升外卖送餐服务品质。外卖送餐员是庞大的外卖送餐产业直接面向客户的窗口，他们的服务水平直接决定了客户的消费体验。对外卖送餐员的从业原因进行调查发现，有 47. 63%的被调查者的从业原因为"容易找到工作"，另有 51. 06%的被调查者因为"工资满意"而选择外卖送餐员这一职业。很多外卖送餐员并非真正喜欢这个工作，而是因为行业门槛低和收入尚可。但在工作一段时间之后，很多外卖送餐员会感到工作辛苦，所谓的"高收入"实际是以牺牲个人的劳动时间甚至身体健康为代价的。很多用人单位对外卖送餐员的身心健康缺乏关注，调查结果显示，有 82. 87%的被调查外卖送餐员没有参加过企业定期组织的健康体检，甚至有外卖送餐员未参加入职的健康体检，也没有办理健康证。对于员工健康管理的忽视，加上长时间的过劳，很容易导致外卖送餐员健康受损，感染疾病。这既是对员工健康的不负责，也是对外卖订餐客户健康的不负责。同时,在调查中,有77.16%的外卖送餐员表示"时常会有打算换工作的想法",这也导致了很多外卖送餐员的从业年限较短。调查数据显示,从业年限在2年以内的占比达到81.73%,接近半数的外卖送餐员从业年限在1年以内。高流动率既会给服务品质造成负面影响,也不利于企业长期健康发展。因此,有必要关注外卖送餐员的健康状况,为企业发展奠定人力基础。

第三,引导外卖送餐员关注自身健康,缓解外卖送餐员过劳现状。缓解外卖送餐员普遍存在的过劳状况,是促进行业稳定发展的重要因素,也是构建和谐劳动力市场的重要内容,需要政府、企业及外卖送餐员自身三个方面的共同努力。Logistic回归分析表明,竞争压力感知情况是影响外卖送餐员过劳程度的重要因素。为了在激烈的劳动力市场竞争中不被淘汰出局,增加自己的收入,很多外卖送餐员努力工作。在调查中,有78.79%的外卖送餐员表示"过去一年中,工作使我体力透支严重,健康受到影响";另有27.73%的外卖送餐员出现"过去一年中,我有过因生病,至少在一周内无法工作" 的情况,可见过劳对外卖送餐员的身体健康已经造成了一定的负面影响。有38.99%的被调查外卖送餐员表示"过去一年中,我开始注意自己身体的健康状况",但仅有25.29%的外卖送餐员表示"过去一年中,我有意识地减少工作时间,寻求工作和生活平衡"。显然,外卖送餐员对于自身健康的关注还有待加强。政府和企业可以通过各方面的宣传,引导外卖送餐员更加关注自身的身体健康情况和工作状态,改变他们为了眼前的经济利益而不顾自身健康的短视行为。

参考文献

[1]王全兴,官斌. 关于"过劳死"的法律思考[J]. 律师世界,2001(5):10-11.

[2]黄河,耿东,丑纪岳. 疲劳蓄积度自测与过劳预防[J]. 中国人力资源开发,2009(8):35-37.

[3]厚生労働省. 過重労働による健康障害防止のための総合対策(平成18年3月17日付け基発第0317008号)[Z]. 2006.

[4]杨河清,郭晓宏. 欧美和日本员工过劳问题研究述评[J]. 中国人力资源开发,2009(2):79.

[5]田畑和彦. 日本のサラリマンを勤勉へと誘う要因一過労死を生み出す背景の検討[C]. 静岡産業大学国際情報学部研究紀要,1999(1):191-213.

[6] [14] Joseph E, Schwartz, Lina Jandorf, et al. The measurement of fatigue: A new instrument[J]. Journal of Psychosomatic Research,1993(37): 753-762.

[7]Bartley S. H. The Homeostatic and Comfort Perceptual System[J]. Journal of Psychology Interdisciplinary & Applied,1970(75):157-162.

[8]Sharpe M C, Archard L C, Banatvala J E, et al. A report-chronic fatigue syndrome: Guidelines for research[J]. Journal of the Royal Society of Medicine,1992(84):118-121.

[9]Smet E M A, Garssen B, et al. Application of the multidimensional fatigue inventory (MFI-20) in cancer patients receiving radiotherapy[J]. British Journal of Cancer, 1996(73): 241-245.

[10]Brown I D. Drifter fatigue[J]. Human Factors,1994(36):298-314.

[11]Smets E M A, Garssen B, Bonke B, et al. The multidimensional fatigue inventory(MFI)

psychometric qualities of an instrument to assess fatigue[J]. Journal of Psychosomatic Research, 1995(39):315-325.

[12]Trudie Chalde G, Berelowitz Teresa Pawlikowska, et al. Development of a fatigue scale [J]. Journal of Psychosomatic Research, 1993(37):147-153.

[13]张作记. 行为医学量表手册[M]. 北京:中华医学电子音像出版社,2005:489-491.

[14]薛晓琳."疲劳"症状的规范化研究——疲劳自评量表的研制及应用[D]. 北京中医药大学,2006:86-91.

[15]杨河清,韩飞雪,肖红梅. 北京地区员工过度劳动状况的调查研究[J]. 人口与经济,2009(2):33-41.

[16]杨河清,王丹. 北京商务中心区知识工作者过劳状况——现状与对策[J]. 经济与管理研究,2011(10):54-59.

[17]孟续铎,王欣. 企业员工"过劳"现状及其影响因素的研究——基于"推—拉"模型的分析[J]. 人口与经济,2014(3):92-100.

[18]樊明,周文婷. 导致过度劳动因素的贡献估计——基于因变量方差分解法[J]. 中国劳动关系学院学报,2018(2):1-6.

[19]王丹,杨河清. 北京地区企事业单位劳动者的过劳情况调查[J]. 中国人力资源开发,2010(9):38-40.

[20]王丹. 我国劳动者过度劳动的评定及其实证研究[J]. 经济经纬,2011(2):86-90.

[21] Kaiser H F, Rice J. Little jiffy, mark IV [J]. Educational and Psychological Measurement, 1974(1):111-117.

农民工持续过度劳动的影响因素分析

郭凤鸣　王春婷

（吉林大学数量经济研究中心）

摘　要：本文基于中国城乡移民调查数据（RUMiC），应用微观经济计量方法，对中国城镇劳动力市场中农民工的过度劳动以及过度劳动持续性的影响因素进行分析。研究结果表明：受教育程度的提高明显降低农民工过度劳动的概率；拥有孩子将明显增加农民工过度劳动的概率；农民工过度劳动因其就业企业的所有制类型、就业职业和所在地区的不同而存在明显差异，且劳动合同签订和保险享有均可以明显降低农民工过度劳动的概率。

关键词：农民工；过度劳动；工作时间

一、引言

传统的劳动供给理论认为，随着工资水平的提高，劳动者的工作时间表现出先上升后下降的变动趋势。然而，工资水平相对较低的农民工群体的工作时间却随工资的上升而下降[1]，主要缘于农民工的劳动供给普遍处于倒“S”形劳动供给曲线的下方，过度劳动（工作时间长、挤占闲暇时间）成为农民工增加收入的基本就业方式。据国家统计局统计，2014 年农民工日平均工作时间为 8.8 小时，85.4%的农民工周工作时间超过 44 小时，明显高于《劳动法》规定的周工作时间 40 小时。

过度劳动不仅影响劳动力个体的健康，降低生产效率，而且对整个劳动力市场，甚至整体社会经济均可能产生不利影响。因而，分析农民工过度劳动的特征及其影响因素，进而提出控制农民工过度劳动的政策建议，不但有助于加深对农民工就业选择规律的理解，而且有助于劳动力市场政策的评价与设计，进而推动中国经济的持续健康发展，具有重要的理论和现实意义。

21 世纪初，西方学者开始认识到过度劳动带来的危害，并开始关注过度劳动的成因。大部分研究认为劳动者的过度劳动是主动的，如德拉戈（Drago）等认为，劳动者为了追求不断提高的消费理念，会主动增加工作时间以获得更高收入[2]；查尼斯等（Charness et al.）指出，劳动者可能选择工作更长的时间以获得更高等级的工资[3~5]；道格拉斯等（Douglass et al.）指出，令人愉快的工作场所或更加宽松的工作灵活度将提高劳动者的自主性和满意度，促使其愿意工作更长时间[6~7]；吉切瓦等（Gicheva et al.）指出，劳动者将更多时间用于工作以释放更加努力的信号，可能得到更多的晋升和发展机会[8~9]。也有部分研究认为，劳动者的过度劳动是被动的，如迪森（Dessing）指出，工资和福利水平较低的劳动者通常被迫选择工作较长时间，以维持基本生活需要[10]；博塔齐（Bottazzi）等则解释了劳动者背负债务与更长工作时间之间的正相关关系[11]；考林（Cowling）研究发现，劳动者就业的行业和职业在一定程度上决定了其工作时间的长短[12]；马辛内等（MacInnes）研究得出家庭负担的加重对劳动者工作时间具有正向影响，即已婚、家庭中有年幼孩子均会使得劳动者的工作时间明显增加[13~14]。

近年来，中国劳动力市场中的过度劳动问题也逐渐引起了学者的关注。一些学者应用统计方法，分析了市场就业状况、企业制度和个体因素等与过度劳动的相关性[15~17]。由于统计分析不能确定变量之间的定量关系，因而另一些学者应用经济计量方法分析过度劳动的影响因素，如肖红梅建立劳动力过劳指数的线性模型，分析劳动力过度劳动的成因[18]；孟续铎和王欣则应用有序 Logit 模型分析了劳动者自身因素和非自身因素对过度劳动选择的影响[19]。但是，这些研究主要关注知识工作者或城镇职工的过度劳动问题，忽略了作为体力劳动者的农民工群体的过度劳动问题[20]。

尽管对农民工过度劳动问题关注较少，但有部分学者对农民工工作时间及影响因素进行了分析，如张世伟等分析指出，身体健康、工作经验丰富以及受教育程度高会增加农村迁移劳动力的工作时间[21]；马秀颖等分析得到农民工的性别、年龄、日均工作强度、所从事职业、个人月均收入以及是否拥有工伤保险等均对其工作时间具有显著影响[22]；石丹淅等研究发现，新生代农民工的工作时间与年龄、教育程度、是否为蓝领、劳动合同关系、工作单位规模、是否为工会会员、是否亲自照看孩子和求职途径等因素存在显著相关关系[23]。这些研究所得结论为农民工过度劳动问题的分析提供了有用的参考。

中国的二元劳动力市场体制导致农民工就业和收入决定与西方产业工人和中国城镇劳动力均存在明显差异，使得农民工过度劳动问题变得异常复杂。本文借鉴国外学者的研究思想，结合中国劳动力市场中农民工群体的自身特点，应用微观经济计量方法分析农民工过度劳动以及过度劳动持续性的影响因素。本文第二部分对数据进行统计描述，第三部分论述回归模型的设定，第四部分对回归结果进行分析，最后给出研究结论。

二、数据统计描述

本研究所使用的数据来自 2008 年和 2009 年中国城乡移民调查（RUMiC）。该调查覆盖中国 9 个省份的 15 个城市，调查内容包括劳动力个体的收入、消费、就业、家庭经营及生活等方面信息，能够满足本研究的需要。此外，2008 年和 2009 年调查数据形成了非平衡面板，可以满足对农民工过度劳动持续性的研究。为了研究的需要，首先将样本限定为劳动年龄人口，即男性年龄限定在 16~60 岁，女性年龄限定在 16~55 岁，然后删除正在上学、退休、家庭帮工和失业等目前处于非劳动状态或无收入状态的样本，并消除非平衡样本，获得 2008 年至 2009 年农民工的平衡面板数据，进一步删去信息缺失的数据，最后获得可用样本 2 169 个。

基于数据统计结果发现，农民工的平均周工作时间大于 65 小时，远超过《劳动法》限定的标准工作时间 40 小时。按照《劳动法》的规定，考虑加班时间，劳动者周工作时间最多为 49 小时，因而将 50 小时作为农民工是否过度劳动的一个衡量标准。然而，参照西方国家对过度劳动的相关研究发现，大部分研究将周工作时间达到或超过 50 小时作为过度劳动的衡量标准，也有部分研究对过度劳动的衡量更加宽松，如周工作时间达到或超过 60 小时。因此，出于比较的目的，本文对两种标准下农民工过度劳动的状况均进行分析。

表 1 给出了按照不同衡量标准得出的过度劳动和非过度劳动农民工基本特征统计。可以发现，以大于等于 50 小时和大于等于 60 小时作为过度劳动衡量标准，农民工过度劳动的

比例分别为72.06%和58.60%,表明农民工过度劳动现象十分严重,接近60%的农民工周工作时间高于60小时,意味着农民工群体即使每周工作6天,每天仍需工作10小时以上。农民工个体特征和家庭特征因素均可能对农民工过度劳动选择产生影响,因而表1还给出了过度劳动农民工和非过度劳动农民工部分个体特征和家庭特征的统计结果。从个体特征的统计结果可以发现,过度劳动的农民工受教育年限明显低于非过度劳动农民工,表明教育水平越高的农民工越不倾向于过度劳动。按照教育程度进行统计显示,教育程度越低,农民工工作时间越长,具有小学及以下教育水平的农民工周工作时间达到73小时,处于严重过度劳动状态。过度劳动农民工接受培训的比例低于非过度劳动农民工,表明接受培训可能导致农民工更不倾向于过度劳动。过度劳动农民工的平均年龄明显高于非过度劳动农民工,表明年龄越高的农民工越过度劳动。从家庭特征的统计结果可以发现,过度劳动农民工已婚比例高于非过度劳动农民工,表明已婚导致农民工更加倾向于过度劳动。过度劳动农民工拥有孩子的平均数量高于非过度劳动农民工,表明孩子数量的增加导致农民工更加倾向于过度劳动。

表1 农民工过度劳动及基本特征

基本特征	≥50小时		≥60小时	
	过度	非过度	过度	非过度
受教育年限	8.621(2.682)	9.810(2.670)	8.480(2.668)	9.622(2.679)
培训	0.242	0.370	0.233	0.341
年龄	33.138(9.289)	30.649(8.842)	33.400(9.181)	31.070(9.139)
已婚	0.757	0.611	0.777	0.629
孩子数量	1.098(0.865)	0.787(0.819)	1.116(0.845)	0.860(0.863)
样本数	1 563	606	1 271	898

注:括号中为标准差。

个体特征的统计结果显示,农民工人力资本水平越高,越不倾向于过度劳动,年龄越大越倾向于过度劳动。而家庭特征的统计结果显示,农民工家庭经济负担越重,可能越倾向于过度劳动。由于农民工工资水平普遍较低,这一统计结果表明大量农民工可能处于倒"S"形劳动供给曲线的下方。年龄的增长、家庭经济负担的加重均会导致农民工为了维持基本生活需要,而选择较长的工作时间,而人力资本水平的提高将导致农民工小时工资的提高,收入效应的作用使得农民工减少工作时间而享受更多的闲暇,进而过度劳动的比例下降。

除个体特征和家庭特征外,农民工工作的企业特征和地区特征也会对其工作时间以及过度劳动产生影响,因而表2给出了基于企业特征和地区特征分类的农民工工作时间和过度劳动统计结果。从职业分布看,私营老板的工作时间最长,周平均工作时间大于77小时,且近93%的私营老板周工作时间达到50小时,约84%的私营老板周平均工作时间达到60小时;作为商业人员和服务人员的农民工,周工作时间达到50小时的占70%左右,而周工作时间达到60小时的占50%以上;专业技术人员的周平均工作时间最短,但仍在47小时左右,高于《劳动法》规定的40小时。可以看出,从事不同职业的农民工周平均工作时间存在明显差异,但各类职业中均有大量农民工处于过度劳动状态。从单位所有制类型看，在个体经营企业工作的农民工工作时间最长，周平均工作时间近73小时，周工作时间达到50小时和达到60小时的农民工分别约占86%和75%；其次是在私营企业工作的农民工为60.63%；在外资企业工作的农民工工作时间最短，但周平均工作时间仍在50小时左右，周工作时间达到50小时和达到60小时的农民工分别约占47%和34%。

可以看出，在不同所有制类型企业中工作的农民工周平均工作时间存在明显差异，但各类企业中均有大量农民工处于过度劳动的状态。从与企业签订劳动合同的状况看，拥有长期合同的农民工周平均工作时间最短（约56小时）；拥有短期合同的农民工周平均工作时间居中；而没有合同的农民工周平均工作时间最长（约72小时），且过度劳动比例最高（两种标准下分别约为85%和72%）。由此可见，合同的签订可能有助于缓解农民工的过度劳动，而且劳动合同的期限越长，农民工过度劳动的倾向可能越小。从就业地区看，在东部地区就业的农民工周工作时间较短，而在中部和西部地区就业的农民工周工作时间较长，表明农民工的工作时间和过度劳动选择存在一定的地区差异。

表2　按照企业特征和地区特征分类的农民工过度劳动统计

属性分组	样本量	周平均工作小时数	过度劳动比例(%)（≥50小时）	过度劳动比例(%)（≥60小时）
职业分布				
专业技术人员	18	47.11	27.78	27.78
行政管理人员	142	54.42	47.89	35.21
商业人员	394	67.93	79.44	64.47
服务人员	695	62.28	67.77	52.37
生产人员	453	59.17	60.04	45.92
私营老板	467	77.48	92.93	83.51
单位所有制类型				
机关和事业单位	86	57.21	47.67	34.88
国有和集体企业	191	58.58	60.21	40.84
私营企业	819	60.63	65.20	50.92
个体经营	938	72.94	86.35	74.63
外资企业	135	54.78	46.67	34.07
劳动合同类型				
长期合同	792	56.26	55.18	41.29
短期合同	154	57.81	51.95	40.91
没有合同	1 223	72.02	85.53	72.04
工作地区				
西部	466	67.09	79.83	63.52
中部	721	69.05	78.92	67.27
东部	982	61.64	63.34	49.90

注：①表中的长期合同包括固定合同和长期合同。

②东部包括广东、浙江、上海、江苏，中部包括河南、安徽、湖北，西部包括四川、重庆。

表3给出了以大于等于50小时作为衡量标准的2008—2009年农民工过度劳动持续性统计结果。可以发现,2008年处于过度劳动状态的农民工占76.2%,其中81.5%的个体在2009年仍处于过度劳动状态,表明大量农民工处于持续过度劳动状态。在2008年处于非过度劳动状态的农民工中,58.1%的个体在2009年仍处于非过度劳动状态,表明非过度劳动也存在持续性。

表3 过度劳动的持续性统计(每周工作50小时及以上)

<table>
<tr><th colspan="2">2008年</th><th colspan="2">2009年</th></tr>
<tr><td rowspan="2">过度劳动</td><td rowspan="2">76.2%</td><td>过度劳动</td><td>81.5%</td></tr>
<tr><td>非过度劳动</td><td>18.5%</td></tr>
<tr><td rowspan="2">非过度劳动</td><td rowspan="2">23.8%</td><td>过度劳动</td><td>41.9%</td></tr>
<tr><td>非过度劳动</td><td>58.1%</td></tr>
</table>

表4给出了以大于等于60小时作为衡量标准的2008—2009年农民工过度劳动持续性统计结果。可以发现,衡量标准的提高使得农民工过度劳动比例下降,但2008年农民工过度劳动的比例仍高于50%,表明一半以上的农民工周工作时间达到60小时,过度劳动农民工的较大部分在2009年仍处于过度劳动状态,而非过度劳动农民工的较大部分在2009年仍处于非过度劳动状态,同样表明农民工过度劳动和非过度劳动均存在一定的持续性。

表4 过度劳动的持续性统计(每周工作60小时及以上)

<table>
<tr><th colspan="2">2008年</th><th colspan="2">2009年</th></tr>
<tr><td rowspan="2">过度劳动</td><td rowspan="2">58.1%</td><td>过度劳动</td><td>76.1%</td></tr>
<tr><td>非过度劳动</td><td>23.9%</td></tr>
<tr><td rowspan="2">非过度劳动</td><td rowspan="2">41.9%</td><td>过度劳动</td><td>34.4%</td></tr>
<tr><td>非过度劳动</td><td>65.6%</td></tr>
</table>

表5显示了2008年和2009年样本过度劳动的分布情况。在以50小时作为过度劳动的衡量标准时,两年都处于非过度劳动状态的农民工仅占13.8%,而两年均处于过度劳动状态的农民工比例却高达62.1%;以60小时作为过度劳动的衡量标准,两年都处在非过度劳动状态的农民工比例也仅占27.5%,而两年均处于过度劳动状态的农民工比例仍较高,占44.1%。统计结果进一步显示,大量农民工处于过度劳动状态,且农民工过度劳动存在明显的持续性特征。

表5 过度劳动的持续性(2008—2009年)

<table>
<tr><th rowspan="2">过度劳动的持续性</th><th colspan="2">过度劳动的衡量标准</th></tr>
<tr><th>50小时</th><th>60小时</th></tr>
<tr><td>两年均未过度劳动</td><td>13.8%</td><td>27.5%</td></tr>
<tr><td>一年过度劳动</td><td>24.1%</td><td>28.4%</td></tr>
<tr><td>两年均过度劳动</td><td>62.1%</td><td>44.1%</td></tr>
</table>

数据的统计结果显示,农民工过度劳动的选择可能受农民工个体特征、家庭特征和就业企业特征的共同影响,且农民工过度劳动存在一定的持续性特征。但统计上无法识别不同

因素对农民工过度劳动以及过度劳动持续性的影响,因而需要借助于微观经济计量方法对农民工过度劳动选择和过度劳动持续性进行回归,进而准确识别不同因素的作用效果。

三、回归模型设定

首先,为了分析个体特征、家庭特征和就业企业特征等因素对农民工过度劳动选择的影响,本文建立农民工过度劳动的二元选择模型:

$$Y_i^* = X_i'\beta + \mu_i \tag{1}$$

$$Y_i = \begin{cases} 1 & \text{if } Y_i^* > 0 \\ 0 & \text{if } Y_i^* \leqslant 0 \end{cases} \tag{2}$$

其中,Y_i^* 表示决定个体过度劳动选择的潜变量,Y_i 表示实际观测到的个体过度劳动二元变量(0 表示非过度劳动,1 表示过度劳动),X_i 表示影响个体过度劳动选择的变量,β 表示变量 X_i 对应的回归系数,μ_i 表示随机误差项。在 μ_i 服从标准正态分布的假定下,模型设定为 Probit 模型。进而,个体过度劳动的概率可以表示为:

$$\begin{aligned} \mathrm{P} &= \mathrm{prob}(Y_i = 1 \mid X_i) \\ &= \mathrm{prob}(Y_i^* > 0 \mid X_i) \\ &= \mathrm{prob}\{[\mu_i > -(X_i'\beta)] \mid X_i\} \\ &= 1 - \Phi[-(X_i'\beta)] \\ &= \Phi(X_i'\beta) \end{aligned} \tag{3}$$

其中,Φ 表示标准正态分布的累计分布函数。

其次,为了分析个体特征、家庭特征和就业企业特征等因素对农民工过度劳动持续性的影响,本文建立农民工过度劳动持续性的有序选择模型:

$$Y_i^* = X_i'\beta + \mu_i \tag{4}$$

通常,具有 m 个选择($J = m$)的有序模型存在:

$$当\ \alpha_{j-1} < Y_i^* \leqslant \alpha_j\ 时,\ Y_i = j\ (j = 0,1,2\cdots,J) \tag{5}$$

其中,Y_i^* 表示决定个体 i 过度劳动持续性的潜变量,X_i 表示影响个体 i 过度劳动持续性的变量,β 表示变量 X_i 对应的回归系数,μ_i 表示随机误差项。Y_i 表示农民工过度劳动的年数,其取值范围是[0,1,2],即当 Y_i 取值为 0 时,表明个体 i 在所调查的两年中均未处于过度劳动状态;当 Y_i 取值为 1 时,表明个体 i 在所调查的两年中有一年处于过度劳动状态;而当 Y_i 取值为 2 时,表明个体 i 在所调查的两年中均处于过度劳动状态。在 μ_i 服从标准正态分布的假定下,模型设定为有序 Probit 模型,则 $Y_i = j$ 的概率可以表示为:

$$\begin{aligned} \mathrm{prob}(Y_i = j) &= \mathrm{prob}(\alpha_{j-1} < Y_i^* \leqslant \alpha_j) \\ &= \mathrm{prob}(\alpha_{j-1} < \beta_i X_i + \mu_i \leqslant \alpha_j) \\ &= \mathrm{prob}(\alpha_{j-1} - \beta_i X_i < \mu_i \leqslant \alpha_j - \beta_i X) \\ &= \Phi(\alpha_j - \beta_i X_i) - \Phi(\alpha_{j-1} - \beta_i X_i) \end{aligned} \tag{6}$$

根据人力资本理论,受教育程度以及是否接受培训会影响个体的人力资本水平,从而影响劳动个体的工作时间;根据传统劳动供给理论,劳动力个体的非劳动收入(或家庭其他收入)会对其工作时间产生影响;根据生命周期劳动供给理论,劳动力个体在不同年龄阶段会选择不同的劳动供给;根据家庭劳动供给理论,劳动力个体的婚姻状况、在家庭中的角色以及拥有孩子的状况均会对个体的工作时间产生影响。此外,劳动者的职位以及工作单位性质的差异会影响到个体的工作环境以及工作模式,从而影响其工作时间;劳动合同的签订为就业提供保障,可能对劳动者的工作时间产生影响;保险的享有提高了劳动力个体规避风险的能力,也可能对劳动者的工作时间产生影响;地区的经济发展水平会影响劳动力市场的供求关系,从而影响劳动者的工作时间。因此,本文选取受教育程度(虚拟变量,以初中及以下作为参照组)、培训(虚拟变量,以没有接受过培训作为参照组)、家庭其他收入、年龄、年龄平方、性别(虚拟变量,以女性作为参照组)、已婚(虚拟变量,以未婚作为参照组)、孩子个数、职业(虚拟变量,以专业人士作为参照组)、单位所有制类型(虚拟变量,以私营企业作为参照组)、合同类型(虚拟变量,以没有合同作为参照组)、享有保险个数①、地区(虚拟变量,以东部地区作为参照组)作为农民工过度劳动选择方程和过度劳动持续性方程的解释变量。

四、回归结果分析

基于中国城乡移民调查数据,对农民工过度劳动选择进行回归,结果见表6。

表6 过度劳动选择方程回归结果

变量	大于50小时	大于60小时	变量	大于50小时	大于60小时
初中	-0.12	-0.188*	私营老板	0.722***	0.817***
高中	-0.227*	-0.284***	国有和集体企业	-0.046	0.344*
大学及以上	-0.503***	-0.593***	私营企业	0.331**	0.438***
培训	-0.03	-0.147**	个体企业	0.410**	0.761***
年龄	0.002	0.040	外资企业	-0.286	0.098
年龄平方	-0.017	-0.060*	长期合同	-0.528***	-0.426***
家庭其他收入	-0.019	-0.052*	短期合同	-0.528***	-0.612***
男性	0.101	0.061	保险个数	-0.148***	-0.143***
已婚	0.039	0.091	西部	0.486***	0.046
孩子个数	0.195***	0.087	中部	0.365***	0.135*
专业技术人员	-0.089	-0.310	常数项	0.420	-0.885*
商业人员	0.261*	0.313**	卡方	529.73***	590.17***
服务人员	0.334***	0.372***	R^2	0.2226	0.2001
生产运输人员	0.288**	0.267*	样本量	2169	2169

注:*,**,*** 分别表示在10%,5%和1%的水平下显著(表7同)。

从以周工作时间大于等于50小时作为过度劳动的衡量标准的回归结果可以发现,与小学及以下教育水平的农民工相比,初中教育水平农民工过度劳动概率没有明显差异,高中和大学及以上教育水平农民工过度劳动的概率明显较低,表明教育水平的提高可以缓解农民工过度劳动的倾向,人力资本的积累有助于农民工工资水平的提高。由于农民工工作时间普遍较长,其劳动供给处于倒“S”形劳动供给曲线的下方,因而教育水平的提高导致其工作时间的减少;与教育对农民工过度劳动的影响不同,提高农民工技能的职业培训对农民工过

① 统计的保险种类包括工伤保险、医疗保险、失业保险、养老保险。

度劳动的选择没有显著影响，这可能是由于农民工普遍接受培训较少导致的；年龄和年龄的平方对农民工过度劳动的影响不显著，表明农民工过度劳动的选择未表现出生命周期特征；家庭其他收入对农民工过度劳动选择的影响不显著，是由于农民工非劳动收入普遍较低导致的；农民工男性和女性之间不存在明显的过度劳动选择差异；与未婚农民工相比，已婚农民工也未表现出更高的过度劳动概率；而家庭中孩子个数越多，农民工过度劳动的概率越大，表明孩子数量的增加会加重家庭的经济负担，因而促使农民工工作更长时间以获得更多收入；从职业变量的回归结果看，与行政管理人员相比，专业技术人员过度劳动的倾向不明显，而其他职业人员均更加倾向于过度劳动，表明在体力劳动占主导的职业中，农民工过度劳动的概率更高，行政管理人员和专业技术人员所处的工作环境好，劳动关系比较规范，能够保证合理的工作时间，而其他类别员工的工作则不具备这样的条件①；从工作单位类型变量的回归结果看，与机关和事业单位相比，私营企业和个体企业中农民工过度劳动的概率均较大，国有和集体企业中农民工过度劳动倾向不明显，而外资企业中农民工过度劳动的概率较小，这可能是由于私营企业和个体企业员工工作时间更多受雇主控制，因而农民工在这两类企业中工作时间更长，而外资企业员工工作时间较少受雇主控制的缘故；与没合同的农民工相比，签订短期合同和长期合同的农民工均不倾向于过度劳动，表明合同的签订能够保证农民工的就业权益，降低其过度劳动的概率；拥有的保险越多，农民工过度劳动的概率越低，表明保险的拥有能够提高农民工抵御就业相关风险的能力，导致其更不倾向于过度劳动；从地区变量的回归结果看，与东部地区相比，中部和西部地区的农民工均更加倾向于过度劳动，表明经济越不发达，农民工越倾向于工作更长的时间以维持基本生活需要。

从以周工作时间大于等于60小时作为过度劳动衡量标准的回归结果可以发现，大部分变量的回归系数与以周工作时间大于等于50小时作为过度劳动衡量标准的方程回归系数的方向是一致的。然而，也有部分变量的回归系数显著性发生了变化，其中初中教育水平变量的回归系数显著为负，表明虽然尽管与小学及以下教育水平的农民工相比，初中教育水平的农民工周工作时间达到50小时的概率没有明显差异，但其周工作时间达到60小时的概率明显下降，进一步表明教育水平的提高可以明显降低农民工过度劳动的概率；培训的系数显著为负，表明接受培训对农民工工作时间是否达到50小时没有显著影响，但对农民工工作时间是否达到60小时具有显著负向影响，即接受培训使得农民工工作时间小于60小时的概率增加，进一步证明了工作时间达到60小时的农民工技能水平较低的结论；家庭其他收入的系数显著为负，表明尽管农民工家庭其他收入普遍较低，使其对农民工工作时间是否达到50小时的影响不显著，但其对农民工工作时间是否达到60小时具有显著的负向影响，即工作时间达到60小时的农民工家庭其他收入普遍较低，进一步证明了收入越低的农民工过度劳动概率越大的结论；孩子个数对农民工工作时间是否达到60小时的影响不显著，同样表明有孩子使得农民工工作时间可能在50~60小时；从职业变量的回归结果看，与行政企业人员相比，专业技术人员过度劳动倾向不明显，其他人员均倾向于过度劳动；与机关和事业单位农民工相比，国有和集体企业农民工工作时间达到60小时的概率明显较高，而外资

① 这一结果与国外学者威廉姆斯等（Williams，2000 & Drago，2005）得出的管理人员或专业技术人员具有更高的追求，因而工作更长时间的结论相反，原因是追求作为理想员工的信念属于较高层次，而对于大多数处于劳动群体底层且工作时间普遍较长的农民工群体而言，其更重要的是基本生活需求，因而在进入更加规范的职业中，其过度劳动的概率可能降低。

企业农民工工作时间达到60小时的概率没有明显差异,表明国有和集体企业及外资企业农民工工作时间比较分散;地区变量的显著性下降,表明农民工工作地区与其工作时间是否达到60小时的关系较弱。尽管不同的过度劳动度量标准给出的结果显著性存在一定差异,但大多数变量回归系数的方向是一致的,表明农民工过度劳动的选择受其人力资本特征、就业单位类型和家庭基本特征的影响。

表7给出了分别以50小时和60小时为界的过度劳动持续性选择模型回归结果。

表7 过度劳动持续性方程回归结果

变量	大于50小时	大于60小时	变量	大于50小时	大于60小时
初中	-0.219	-0.256**	私营老板	0.894***	0.807***
高中	-0.350**	-0.348***	国有和集体企业	0.132	0.199
大学及以上	-0.584***	-0.694***	私营企业	0.443***	0.429***
培训	-0.061	-0.183**	个体企业	0.712***	0.763***
年龄	-0.044	0.010	外资企业	-0.119	0.038
年龄平方	0.057	-0.016	长期合同	-0.508***	-0.344***
家庭其他收入	-0.040	-0.029	短期合同	-0.445***	-0.410***
男性	0.174**	0.073	保险个数	-0.127***	-0.149***
已婚	0.140	0.211	西部	0.659***	0.210**
孩子个数	0.089	-0.005	中部	0.297***	0.166**
专业技术人员	-0.153	-0.223	常数项	1.442**	0.129
商业人员	0.343**	0.266*	卡方	434.93***	513.11***
服务人员	0.293**	0.298**	R^2	0.249 5	0.201 2
生产人员	0.276*	0.221*	样本量	2 169	2 169

从以周工作时间大于等于50小时作为过度劳动衡量标准的回归结果可以发现,与小学及以下教育水平的农民工相比,初中教育水平的农民工未表现出明显的过度劳动持续性差异,而高中和大学及以上教育水平的农民工过度劳动的持续性明显较低,表明教育水平的提高不仅可以缓解农民工的过度劳动,还可以降低农民工过度劳动的持续性;与培训对农民工过度劳动选择的影响相同,接受培训对农民工过度劳动的持续性没有显著影响;男性过度劳动的持续性明显高于女性,与家庭劳动供给理论的预期相一致;结婚与否对农民工过度劳动的持续性没有显著影响;家庭中孩子的数量对农民工持续过度劳动的影响不明显,与过度劳动方程的回归结果相比,表明家庭中孩子数量的增加可能在短期内促进农民工过度劳动,但对过度劳动不存在长期影响;从职业变量的回归结果看,与行政管理人员相比,仅专业技术人员过度劳动持续性倾向不明显,其他职业人员均更加倾向于持续过度劳动,与不同职业间农民工过度劳动选择的差异相一致;从工作单位类型变量的回归结果看,与机关和事业单位相比,国有和集体企业、外资企业中农民工持续过度劳动的倾向不明显,而私营企业和个体企业中农民工持续过度劳动的概率均较大,与不同类型单位间农民工过度劳动选择的差异相一致;与没有合同的农民工相比,签订短期合同和长期合同的农民工均更不倾向于持续过度劳动,与合同对农民工过度劳动选择的影响相一致;拥有的保险越多,农民工持续过度劳

动的概率越低，与保险数量对农民工过度劳动选择的影响相一致；从地区变量的回归结果看，与东部地区相比，中部和西部地区的农民工均更加倾向于持续过度劳动，与地区因素对农民工过度劳动选择的影响相一致。

以周工作时间大于等于60小时作为过度劳动衡量标准的回归结果，与以50小时作为衡量标准的回归结果存在一定差异，其中初中教育水平变量的回归系数显著为负，表明尽管与小学及以下教育水平的农民工相比，初中教育水平农民工的工作时间持续高于50小时的概率不存在明显差异，但其周工作时间持续高于60小时的概率明显下降，进一步表明教育水平的提高可以明显降低农民工过度劳动的持续性；培训的系数显著为负，表明虽然接受培训对农民工工作时间持续高于50小时的概率不存在显著影响，但能够降低工作时间持续高于60小时的概率；与女性相比，男性过度劳动的持续性不存在明显差异，与以50小时作为衡量标准的回归结果相比，这一结果表明尽管男性表现出比女性更高的过度劳动概率，但过度劳动农民工的周工作时间更可能在50~60小时；其他变量的回归系数与以50小时作为过度劳动衡量标准的回归系数相一致。

农民工过度劳动持续性回归结果表明，大量影响农民工过度劳动的因素均导致了农民工过度劳动的持续性，因而提高农民工人力资本水平、消除农民工进入不同职业和不同类型单位的障碍，保证农民工保险的享有和劳动合同的签订，为农民工抚养子女提供便利条件等均有助于缓解农民工过度劳动的现状，并降低农民工过度劳动的持续性。

五、结论

本文基于2008年和2009年中国城乡移民调查数据（RUMiC），应用微观经济计量方法对农民工的过度劳动选择和过度劳动持续性的影响因素进行分析。

统计结果表明，农民工的平均周工作时间大于65小时，远超过《劳动法》限定的标准工作时间40小时；以大于等于50小时和大于等于60小时作为过度劳动的衡量标准，农民工过度劳动的比例分别为72.06%和58.60%，表明农民工过度劳动现象十分严重；不同个体特征、家庭特征、就业企业特征和所在地区的农民工工作时间和过度劳动比例均存在明显差异；2008年过度劳动农民工的较大部分在2009年仍处于过度劳动状态，而非过度劳动农民工的较大部分在2009年仍处于非过度劳动状态，表明农民工过度劳动和非过度劳动均存在一定的持续性。

农民工过度劳动选择和过度劳动持续性方程回归结果表明，教育水平的提高不仅可以缓解农民工的过度劳动，还可以降低农民工过度劳动的持续性；家庭中孩子个数越多，农民工过度劳动和持续性过度劳动的概率越大；与行政管理人员相比，商业人员、服务人员、生产运输人员、私营老板和自我经营者均更加倾向于持续过度劳动；与机关和事业单位相比，国有和集体企业、私营企业和个体企业中农民工过度劳动和持续性过度劳动的概率均较大，而外资企业中农民工过度劳动和持续性过度劳动的概率较小；签订劳动合同的农民工更不倾向于过度劳动和持续性过度劳动；拥有的保险越多，农民工过度劳动和持续性过度劳动的概率均较低；与东部地区相比，中部和西部地区的农民工均更加倾向于过度劳动和持续性过度劳动。

因而，在农民工自身方面，政府一方面应重视农村地区基础教育的发展，加强针对农民工的技能培训，提高农民工的人力资本水平；另一方面应为农民工抚养子女提供便利条件，减轻农民工的家庭负担，从根本上降低农民工自身过度劳动选择的概率。在企业方面，政府部门一方面应消除农民工进入不同职业和不同类型单位的障碍,消除针对农民工的户籍歧视,保证农民工的保险享有和劳动合同签订;另一方面应对生产和服务类职业以及个体和私营企业进行重点监管,降低农民工被迫选择过度劳动的概率,保障农民工的合法权益。此外,由于不同经济发展水平的地区农民工过度劳动存在明显差异,政府部门在制定和实施相关政策的同时应考虑到地区间的差异,根据地区发展状况制定有针对性的劳动力市场政策。

参考文献

[1]夏怡然. 低工资水平下城市农民工的劳动供给模型[J]. 中国人口科学,2010(3):57-66.

[2] Drago R, Black D, Wooden M. The persistence of long work hours [R]. Melbourne Institute of Applied Economic and Social Research, The University of Melbourne, 2005.

[3] Charness G and Kuhn P. Does Pay Inequality Affect Worker Effort? Experimental Evidence[J]. Journal of Labor Economics, 2007, 25(4):693-723.

[4] Fehr E and Goette L. Do workers work more if wages are high? evidence from a randomized field experiment[J]. American Economic Review, 2007, 97(1):298-317.

[5] Kuhn P and Lozano F. The expanding workweek? understanding trends in long work hours among U. S Men, 1979—2006[J]. Journal of Labor Economics, 2008, 26(2):311-343.

[6] Douglas E and Morris R. Workaholic, or just hard worker? [J]. Career Development International, 2006, 11(5):394-417.

[7] Eldridge L and Pabilonia S. Are those who bring work home really working longer hours? implications for BLS productivity measures [R]. Bureau of Labor Statistics Working Paper, No. 406.

[8] Van Der Klaauw B, Da Silva A. Wage dynamics and promotions inside and between firms [J]. Journal of Population Economics, 2011, 24(4):1513-1548.

[9] Gicheva D. Working long hours and early career outcomes in the high-end labor market [J]. Journal of Labor Economics, 2013, 31(4):785-824.

[10] Dessing M. Labor supply, the family and poverty: The S-shaped labor supply curve [J]. Journal of Economic Behavior and Organization, 2002, 49(4):433-458.

[11] Bottazzi R, Low H, Wakefield M. Why do home owners work longer hours? [R]. The Institute for Fiscal Studies, working paper 2007, No. 0710.

[12] Cowling M. Still at work? An empirical test of competing theories of long hours culture [J]. Mpra Paper, 2007, 35(4):173-180.

[13] Macinnes J. Work - life Balance and the demand for reduction in working hours: Evidence from the british social attitudes survey 2002 [J]. British Journal of Industrial Relations, 2005, 43(2):273-295.

[14] López Bóo F, Madrigal L, Pagés C. Part-time work, gender and job satisfaction: Evidence from a developing country [J]. The Journal of Development Studies, 2010, 46(9):1543-1571.

[15]杨河清,韩飞雪,肖红梅. 北京地区员工过度劳动状况的调查研究[J]. 人口与经济,2009(2):33-41.

[16]杨河清,王丹．北京商务中心区知识工作者过劳状况——现状与对策[J]．经济与管理研究,2011(10):54-59.

[17]王丹．我国劳动者过度劳动的评定及其实证研究[J]．经济经纬,2011 (2):86-90.

[18]肖红梅．城市从业者“过劳”的成因分析——基于北京地区的调查数据[J]．人口与经济,2014(3):88-92.

[19]孟续铎,王欣．企业员工“过劳”现状及其影响因素的研究基于——“推—拉”模型的分析[J]．人口与经济,2014(3):92-100.

[20]杨河清．我国过劳问题严重,亟须加强研究[J]．人口与经济,2014(3):85-88.

[21]张世伟,周闯,贾朋．东北地区城镇家庭劳动供给行为研究——基于劳动供给离散选择模型的经验分析[J]．中国人口科学,2011(1):54-63.

[22]马秀颖,王志涛,杨雪娇．农民工日均劳动时间及其影响因素研究——基于长春市382位外来农民工调查[J]．调研世界,2013(1):41-44.

[23]石丹淅,赖柳华．新生代农民工的工作时间及其影响因素[J]．现代财经(天津财经大学学报),2014(7).

煤矿企业一线员工过度劳动的影响因素与形成机理

张亚军　张同全

（山东工商学院人力资源研究所）

摘　要：本文借鉴国内外过度劳动的研究成果，从社会因素、企业因素、家庭因素、员工个体因素等方面，分析对煤矿企业一线员工过度劳动的影响。研究发现，社会因素是员工过度劳动的外在驱动力，家庭因素是员工过度劳动的内在驱动力，企业因素使员工被动产生过度劳动，员工个体因素使员工产生过度劳动的意愿，四个因素共同作用于过度劳动的形成机理。

关键词：煤矿企业；一线员工；过度劳动；影响因素；形成机理

一、引言

煤炭是我国的基础能源，在一次能源生产和消费构成中煤炭始终占一半以上，而且我国是"富煤、贫油、少气"的国家，这一特点决定了煤炭将在一次性能源生产和消费中长期占据主导地位。近年来，快速变化的外部环境及个人对物质文化生活的更高追求，使得疲劳工作逐渐成为职场人士的生存常态[1]。由于煤矿企业特殊的工作环境和工作需要，煤矿工人长期处于疲劳作业的状态，成为高伤害和高疾病的职业群体[2]。因此，研究煤矿企业一线员工的过度劳动问题，弄清煤矿企业一线员工过度劳动的影响因素与形成机理，对完善过度劳动研究的理论体系，改善煤矿企业员工的工作和健康状况，提高员工的幸福指数，促进煤矿企业的规范化管理，实现社会持续、健康、和谐发展有重要的理论和实践意义。

过度劳动一直是国内外学者关注的焦点，梳理相关文献发现，关于过度劳动的研究主要从三个角度展开。

第一，过度劳动的相关内涵界定。日本学者藤野认为，过劳一般是指超出自己能力和精神容量的业务，包括时间、压力等，人的生理机能运转体系的均衡性被破坏，并发生不可逆转的变化。另有学者认为，过度劳动是劳动者已经感知身心的疲惫在损害其身心健康，降低其生活品质，但仍然驱使自己提供超强度、超时间的劳动[3~5]。第二，关于过度劳动的影响因素研究。对此还没有一个统一的定论，不同学者从不同的层面得出不同的结论。从社会层面看，社会生存的压力是导致过度劳动产生的因素之一[6~8]。从企业层面看，用人单位用人理念和管理制度的缺失、不合理的劳动管理制度、始终追求资本的原始积累和利益增值[9]、日本的"精益管理"方式都是影响劳动者过度劳动的重要因素[10]。从工作层面看，有学者认为，过劳成因中的2/3因素与工作直接关联，劳动时间的长短是决定员工是否过劳的最主要的影响因素[11~12]，过度的差旅、严格的工作要求等会引起白领的过劳，无规律的夜班、经常需要长距离地移动体位等是引发蓝领过劳的诱因[13]。从家庭层面来看，家庭生活中可能存在的各种负担和矛盾，如夫妻关系、子女教育、赡养老人等，也成为过度劳动的诱因。从劳动者个人层面看，员工职业生涯发展、不健康的生活方式和心理等都是引起过度劳动的因素；而且随着时代的发展，对更高的物质享受的追求也激发了劳动者过度劳动的动机和意愿。第三,关于过度劳动的治理。发达国家主要从促进公众减压的政策实践入手,包括工作政策(弹性工作时间、兼职工作、远程工作、压缩工作周等)、休假政策(产假、陪产假和亲子假等)和员工支持政策(托儿服务、健康服务和员工福利热线等)[14~15]。国内学者认为,家庭和企业都应该承担起更多的社会责任,给予劳动者更多的关爱和包容,防范过劳的产生[16]。

从总体上看,过劳理论的发展滞后于实践,过劳的一些核心问题并没有得到解决,缺乏衡量劳动者过劳与否的中国标准,关于我国各劳动群体过劳现状的调研也很少,未形成具体的研究体系。近年来,煤矿安全事故时有发生,现有研究多数停留在煤矿安全和煤矿工人的心理健康等方面上,关于煤矿企业一线员工的过劳问题还未得到学术界的关注和重视。基于此,本文从煤矿企业一线员工①过度劳动的影响因素入手,研究过度劳动的形成机理,提出解决煤矿企业一线员工过劳问题的治理方案,保证煤矿企业和谐、健康、可持续发展。

二、煤矿企业一线员工过度劳动的影响因素

JD-R 模型即工作需求—资源模型是过度劳动研究的理论基础。JD-R 模型的基础是 JD-C 模型,即工作要求—控制模型[17],JD-R 模型初期只研究倦怠,巴克等后期的进一步研究,更多关注压力反应[18~19],或以压力反应为中介研究过度劳动的形成机理[20],这些模型为研究过度劳动的影响因素提供了理论依据。

基于上述 JD-R 模型,结合社会、企业、家庭及煤矿企业一线员工工作时间长、劳动强度大、工作环境恶劣等特点,将过度劳动的影响因素分为社会因素、企业因素、家庭因素、员工个体因素,构建过度劳动的影响因素模型,如图 1 所示。

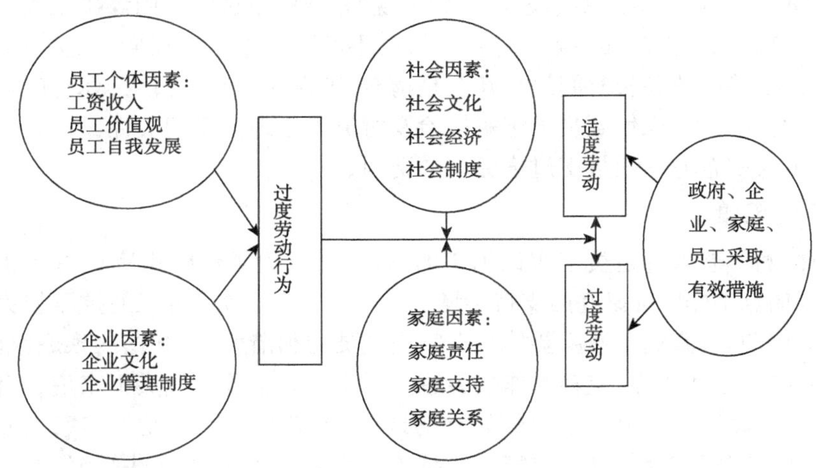

图 1 煤矿企业一线员工过度劳动影响因素模型

依据过度劳动的影响因素模型,社会因素是员工的外在驱动力,员工受社会主流价值观的影响,自动选择为工作做出牺牲;家庭因素是员工工作的内在驱动力,家庭责任的承担、子女教育、养老问题等都促使员工全身心投入工作中;工资收入、员工价值观实现、员工自我发展使员工在工作中自发产生劳动意愿;企业文化和企业管理制度规定了员工的工作任务,为

① 煤矿企业一线员工是指从事煤矿生产中的采煤、掘进、机电、运输、通风等工作的井下工人。

了达到工作要求,实现组织目标,员工在相关企业制度的规定下被动选择长时间和超强度劳动。所有这些因素的共同作用将直接导致员工过度劳动行为的产生。

(一)社会因素

爱国主义、集体主义是社会主义的主流价值观,劳动者在社会主义核心价值观的引导下自愿为社会发展付出应有的价值。经济全球化促使我国以经济发展为第一要务,在企业追求利益增值的同时,劳动者必然要为经济的发展做出贡献。随着时代发展,技术更新换代,生活节奏加快,伴随着"高层次、高质量"生活的追求,员工身体过度透支,精神压力增加,过度劳动产生。社会保障制度的不完善也导致过度劳动的产生,煤矿工人工作环境恶劣,工作时间长,劳动强度大,但是出于各种原因,不少煤矿工人仍然处于社会保障制度之外,员工为生计透支身体,法律制度的不完善也使劳动者的劳动权益得不到保障。这些都为过度劳动的产生埋下了隐患。

(二)企业因素

企业文化的作用是实现员工自我认知,促使员工形成正确的工作理念和工作方式,激励员工工作。但是在激烈的市场竞争中,"加班文化"开始在企业中盛行,超时、超强度劳动时有发生,企业通过超时劳动和超强度劳动来提高生产量,这些会直接或间接导致过度劳动的形成和发展。对于煤矿工人来说,一般实行"三八"工作制,但是煤矿生产的特殊性,如井下工作场所较远、往返所需时间较长,以及大量的工作准备时间,决定了煤矿工人每天的工作时间在10~12小时,甚至部分煤矿工人的工作时间达到每天13~14小时以上,工人除了工作、休息,几乎没有娱乐的时间。煤矿企业实行内部市场化,一线员工的报酬为计量工资(吨煤工资、掘进进尺工资),为了完成任务,拿到可观的工资,单位时间内煤矿工人不停工作,甚至加班工作。煤矿工人生产环境艰苦、危险性高,不断受到水、火、瓦斯、煤尘、地压等自然灾害的威胁,工作姿势一般是长时间站立甚至是蹲着,工人体力消耗过大,休息时间不足,企业对员工的健康管理不善,未做到员工定时体检及对员工心理健康的关注,及时预防职业病发生,这些都成了煤矿企业一线员工过度劳动的诱因。

(三)家庭因素

抚养子女、赡养老人等是员工应该承担的家庭责任,为了保障家庭成员的正常生活,员工不得不加班加点工作[21];家庭的支持会增加员工的自信,增强员工的抗压能力,给员工带来不间断的工作动力;家庭关系主要体现在家庭成员的和谐度上,和谐的家庭氛围能够缓解员工工作一天的不适和压力,减轻工作疲劳感。对于煤矿企业一线员工来说,节假日上班是他们的常态,加之煤矿大部分处于比较偏远的地区,煤矿企业一线员工和家人分居两地,能用于婚姻和家庭的时间有限,易造成家庭关系的不和谐,工作压力无法缓解,过度劳动产生。

(四)员工个体因素

煤矿企业一线员工处于企业的最基层,且大多来自农村,获得更高的收入是他们的第一选择,因此,在工作中会加大自己的投入。在满足基本需求的情况下,为了得到更好的发展机会,实现自我价值,员工不断付出劳动,自发加大工作量,而一旦员工努力工作之后没有达到自己的预期目标或者没有得到更好的发展机会,极大的心理反差也很容易使他们产生挫败感,加之煤矿一线员工大多具有喝酒、抽烟等不良生活习惯,易引发心理和身体问题,诱发过劳的产生。

三、煤矿企业一线员工过度劳动的形成机理

对于过度劳动的形成机理，已有学者进行了剖析。本文通过对煤矿企业一线员工过度劳动的影响因素研究发现，社会因素、企业因素、家庭因素和员工个体因素共同作用于煤矿企业一线员工，从而形成过度劳动。

现阶段，社会经济高速发展，劳动者的生活和工作节奏加快，社会保障制度的不完善加重了生活和工作的压力。社会文化、社会经济、社会制度潜移默化地影响着劳动者的思维模式及其对工作、生活的态度，对企业员工过度劳动的产生形成了外在驱动力，这种驱动力可能会给企业员工带来一定程度的心理疲劳感。企业文化、企业的管理理念、激励制度等制定不当也会直接导致员工过度劳动行为的产生。员工应该承担的家庭责任、来自家庭的支持以及家庭的和谐度等家庭环境都是员工过度劳动的诱因。对于员工的个体因素，工资收入、员工追求自我价值实现和自身发展等构成了企业员工过度劳动的意愿，一旦这种意愿形成，很容易诱发过度劳动现象的产生。社会因素、企业因素、家庭因素以及员工个体因素的相互作用，最终导致过度劳动的特定现象凸显，煤矿企业一线员工过度劳动形成机理及治理模型如图 2 所示。

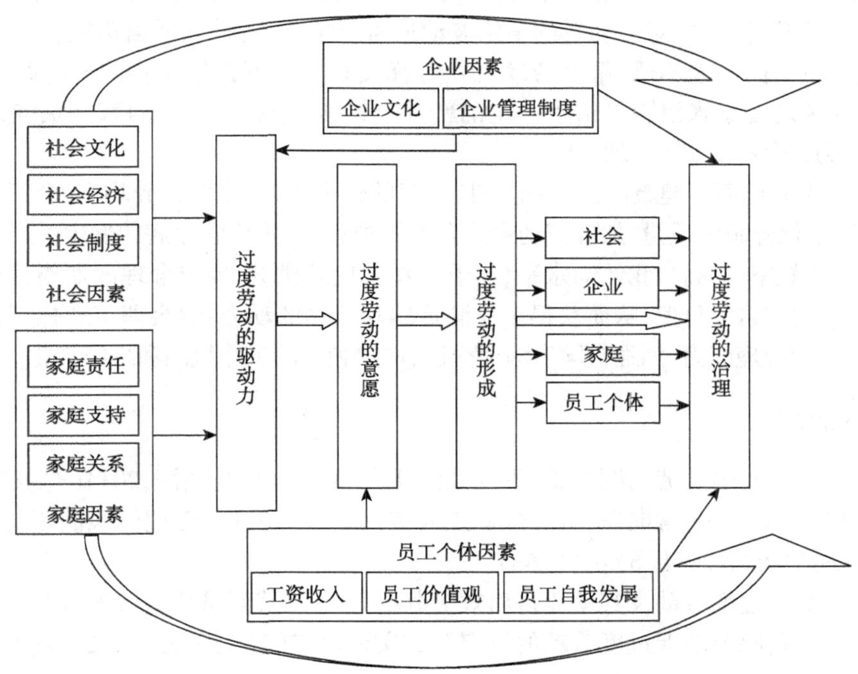

图 2　煤矿企业一线员工过度劳动形成机理模型

四、煤矿企业一线员工过度劳动的治理体系

煤矿工人的过度劳动问题是关于生理和心理的综合性问题，需要根据企业员工过度劳动的影响因素及形成机理，建立以社会、企业、家庭、员工个人为出发点，集预防、治理于一体

的全方位的综合性治理体系。

(1)社会层面。以报纸、网络等为宣传媒介,加大对过度劳动的症状、危害程度等相关知识及《劳动法》等相关法律法规的宣传力度,倡导科学合理的劳动理念,让劳动者敢于积极捍卫自身的劳动权益,及时预防过度劳动的产生;完善社会保障制度,保证低层次的劳动者也能处于社会保障范围之内,在一定程度上解决劳动者的子女教育、家庭养老等问题,缓解劳动者的生活和工作压力;完善市场机制,规范企业的用工制度,加大对劳动力市场的监察力度,确保劳动者不超时劳动,保障劳动者有充足的休息时间;完善法律法规体系,加强执法监察力度,确保相关制度法规落到实处,坚决保障劳动者的合法权益。

(2)企业层面。完善用工机制,转变员工管理方式,倡导以人为本的管理理念,保障劳动者有合理公平的加薪、晋升等渠道;根据煤矿企业的特点,制定科学的工作制度,合理组织劳动生产;完善培训机制,重视开发员工的潜在人力资本价值,提升员工的知识技能,推动员工与组织共同发展;帮助员工设计合理有效的职业生涯规划,使员工实现工作的意义和自我价值;制订员工帮助计划,推动员工福利的增加;构建健康管理体系,督促员工定时健康检查,为员工的健康状况做好记录,及时关注员工的心理发展,缓解员工的心理压力,维护员工的身体和心理健康,防范过度劳动的产生。

(3)家庭层面。家庭成员加强沟通,及时了解劳动者的工作、心理状况,对劳动者的超时、超强度劳动及时干预,对劳动者的情绪波动适时干预调节,采取适当措施,如陪伴在劳动者身边,缓解员工的心理不适,帮助劳动者及时释放和发泄不良情绪;充分发挥家庭的情感支持作用,在劳动者紧张沮丧时给予一定的精神支持,营造和谐健康的家庭氛围,减轻劳动者的工作压力,舒缓身体和心理的疲劳。

(4)员工个人层面。健康饮食,注重一日三餐的合理搭配,注意营养均衡,合理主动休息,改善睡眠环境,保障睡眠质量;加强劳动中的自我保护意识,防止职业病的发生;学会优化时间管理,提高工作效率;提高自我认知水平,给予工作合理的挑战,确定合理的期望目标,实现自我的工作意义感和自我价值,从而获得工作满足感和工作的动力;学会调节和控制自我情绪,强化自身的情绪管理能力,加强与同事沟通交流,构建和谐的工作氛围和班组文化。

参考文献

[1]杨河清.我国过劳问题严重,亟须加强研究[J].人口与经济,2014(3):85-88.

[2]褚建平,蔡云生,常向东,等.煤矿工人工伤事故与人格、心理健康因素的研究[J].中国健康心理学杂志,2011(6):664-665.

[3]王艾青.过度劳动及其就业挤出效应分析[J].当代经济研究,2007(1):45-48.

[4]王丹.我国劳动者过度劳动的评定及其实证研究[J].经济经纬,2011(2):86-90.

[5]杨河清,王丹.北京商务中心区知识工作者过劳状况——现状与对策[J].经济与管理研究,2011(10):54-59.

[6]王秀云."过劳死"问题现状及成因研究[J].中国城市经济,2006(2):79-81.

[7]黄河.从劳动时间论员工"过劳"现象及其防止[J].中国人力资源开发,2010(9):17-23.

[8]刘福垣.开创适度劳动研究的中国范式[J].中国人力资源开发,2014(3):3.

[9]杨河清,韩飞雪,肖红梅.北京地区员工过度劳动状况的调查研究[J].人口与经

济,2009(2):33-41.

[10]Katsuo Nishiyama,Jeffrey Johnson V. Karoshi-death from overwork:occupational health consequences of the japanese production management[J]. International Journal of Health Service, 1997(25):88-90.

[11]Jacobs J A, Gerson J K. Who are the overworked americans[J]. Journal of Human Ergology, 1998(56):442-459.

[12]Flora Stormer. The logic of contingent work and overwork[J]. Relations Industrielles, 2008(63):348.

[13]Uehata T. A long working hours and occupational stress-related cardiovascular attacks among middle-aged workers in Japan[J]. Journal of Human Ergology, 1991(20):147-153.

[14]Jeffrey E, Hill, Alan J Hawkins, Maria Ferris, et al. Finding an extra day a week: the positive influence of perceived job flexibility on work and family life balance[J]. Family Relations, 2001(50):49-58.

[15]Arulappan M. Work-life balance: A critique[D]. BCTD: University of Bradford, 2003.

[16]刘敏,吴俊. 遏制"过劳死"现象的思考——以企业承担社会责任为视角[J]. 法制与社会,2012(23):175-177.

[17]肖红梅. 城市从业者过劳的成因分析[J]. 人口与经济,2014(3):88-92.

[18]Bakker A B, Demerouti E, Verbeke W. Using the job demands resources model to predict burnout and performance[J]. HumanResource Management, 2004(43):83-104.

[19]Bakker A B, Demerouti E. The job demands resources model: state of the art[J]. Journal of Managerial Psychology, 2007, 22(3):309-328.

[20]王素娟. JD-R 模式下过度劳动的多维动态性形成与管理研究[J]. 山东大学学报,2012(4):81-88.

[21]李雪松. 工作压力与心理授权:工作—家庭支持的调节作用[J]. 现代管理科学,2011(6):118-119.

基于 CFSI 的制造业员工蓄积性疲劳研究

——以无锡某制药企业为例

黄　河　薛　茹

（广州美术学院工业设计学院）

摘　要：为了掌握制造业员工蓄积性疲劳状况，有效预防员工过劳的发生，保障劳动者的身心健康，本文使用日本最新的蓄积性疲劳调查量表（CFSI），以江苏无锡某制药企业为例，进行员工蓄积性疲劳状况调查，旨在为我国防止过劳的研究提供实证依据，同时探索 CFSI 量表在我国的适用性，为今后开发符合我国国情的疲劳度测量量表提供参考。

关键词：CFSI；蓄积性疲劳；过劳；制造业

一、引言

制造业是国民经济的主体，是立国之本、兴国之器、强国之基。没有强大的制造业，就没有国家和民族的强盛。打造具有国际竞争力的制造业，是我国提升综合国力、保障国家安全、建设世界强国的必由之路。我国是制造业大国，制造业从业人员众多。据国家统计局统计，到 2014 年年底，我国制造业从业人员达 5 243.1 万人。这些人员的职业安全健康不仅影响着企业的效率，更关系到制造业人才的可持续发展和产业的转型升级。2015 年 5 月，国务院印发《中国制造 2025》，部署全面推进实施制造强国战略，其中明确指出“人才为本”的基本方针。因此，关注制造业员工的安全健康具有十分重要的现实意义和参考价值。

作业疲劳是指劳动者在连续工作一段时间后，有疲倦感等主观症状及劳动机能衰退的现象，是人们劳动活动和休息交替循环的日常现象。疲劳具有可逆性，通过休息可以解除疲劳，但又具有累积效应，如果不及时休息，疲劳就会积累。疲劳的过度积累可使劳动者暂时丧失活动能力，工作被迫停止，导致失误、事故的发生，且疲劳过度积累还会逐渐演化为器质性病变。日本劳动生理学家小木和孝博士按休息要求将疲劳分为四类：急性疲劳、亚急性疲劳、日周性疲劳和慢性疲劳。急性疲劳和亚急性疲劳通过自发的小休息和午休可以解除，日周性疲劳如果得到充分的休息，当天也能消除。但如果得不到有效恢复，疲劳渐渐蓄积起来，就会形成累积疲劳，也称蓄积疲劳。到了累积疲劳的状态，即使休息休养，也不能轻易消除疲劳。这种原因不明的强烈感的疲劳若长时间（一般指 1 个月以上）持续就会转化为疾病，被称为慢性疲劳症候群。如果这样的状态再持续一段时间，症状进一步恶化，就会进入累积疲劳的末期状态，引起自律神经失调症或抑郁症，严重时甚至导致过劳死。疲劳测定和评价的方法，大致分为以下几种：①测定法。直接测定肉体负荷、作业负荷、生理和心理机能的变化及体内物质代谢的变动等。②记录法。对作为行动记录的生活时间以及影响作业指标的病假、事故调查等进行记录。③问卷调查法。通过一定的量表对劳动者疲劳的自觉症状进行调查。目前国内学者对于过劳状况的测定，主要使用的是以下三种测量量表："自觉症状调查表""蓄积疲劳症候指数调查量表""劳动者的疲劳蓄积度自己诊断调查表"。

目前，国内对员工职业疲劳的研究多从医学、心理学、管理学、劳动法学、经济学以及工效学等学科进行，研究的群体主要为高校教师、医护人员、知识工业者以及流动人口等。刘彦等（2010）采用随机整群抽样的方法，以专职教师为调查对象，采用问卷调查的方式调查卫生学校教师的疲劳状态，分析引起职业疲劳的主要因素；陈妙虹等（2011）对广州市某三甲医院合同护士的职业疲劳状态进行调查研究；李靖（2004）从心理学的角度，使用职业过劳量表等对企业工作人员进行测量，探讨职业疲劳与心理健康、组织公民行为等因素的关系；罗田等（2015）通过心理学、医学的方法探讨了深圳市制造企业90后新招产线员工心理弹性、应对方式与心理健康间的关系；毕曼（2016）从管理学的角度，运用马斯洛需求层次理论对编辑人员的需求进行深入分析，并根据不同层次需求实行不同的激励，从而消除高校学术期刊编辑的职业疲劳；孟续铎（2014）从劳动经济学角度，对企业员工的"过劳"现象及其影响因素进行研究分析。

与此同时，对于蓄积性疲劳的研究也越来越引起学者的关注。黄河等（2009）引进日本的"劳动者的疲劳蓄积度自己诊断调查表"（以下简称自测表），并运用此表对我国的制造业员工进行调查；王丹（2009）在参考了上述研究成果的基础上，重新构建量表，并使用自编量表对北京地区企事业单位劳动者的过劳情况进行了实证调研；王欣（2014）等也借鉴自测表，建立"工作疲劳蓄积度量表"，在全国范围内进行调查，并构建"推—拉模型"，对企业员工过劳状况的成因做了深入分析；黄河（2014）引进了日本最新的蓄积性疲劳调查量表（Cumulative Fatigue Symptoms Index，CFSI），并对量表的主要内容和特点进行介绍。

CFSI由日本劳动科学研究所研究员越河六郎、藤井龟教授经多年研究开发而成。它具有以下特点：首先，CFSI是"自觉症状调查"法之一。这和"自觉症状调查表"相似，但CFSI项目更多，不仅包括身体的，更有精神方面的内容。其次，它强调"蓄积性疲劳"，量表中提问的形式主要放在"某个期间，一段时间的感觉，或不时感到的症状"等方面，主要是强调这种经常性的状态。最后，开发CFSI时，主要考虑开展健康调查，从工作或职场和生活的关系角度，探讨疲劳与健康的关系。工作或职场的健康调查，不是仅仅看有多少人生病，而是以现在工作着的人为对象，调查他们的健康状况。CFSI从调查对象的职场条件、生活条件、职务内容、性质等劳动生活的方方面面，对有损健康的要因有无进行探讨，从更广范围内，为健康的职场、健康的生活提供基础性资料。

本文运用CFSI量表对我国制造企业员工进行蓄积性疲劳调查。一方面，掌握员工的蓄积疲劳状况，并根据员工的疲劳状况提出可行的预防措施；另一方面，探索量表在我国应用的可行性及其不足，为开发适合我国国情的蓄积性疲劳测量量表提供参考。

二、研究方法

（一）调查对象

本文以江苏省无锡市某外资制药公司为例进行调查。生物制药业是无锡的新兴产业，与传统劳动密集型制造业不同，其生产工艺、制作要求高，相应的员工的身体负担、精神负担都较大。以该公司为例，对了解产业转型升级时期员工蓄积性疲劳的现状进行调查，具有一定代表性和参考价值。该公司主要从事医药产品和医疗服务的研发、生产和销售，现有员工约700人,其中生产一线员工约占70%。

(二)调查内容和方法

调查日期为2016年1月。采用随机抽样的方法,共发放调查问卷340份,回收322份,有效回收率94.7%。为比较分析生产一线员工和职能部门办公人员在疲劳状态上是否存在差异,对产线员工发放200份调查问卷(有效问卷185份),办公室人员发放140份调查问卷(有效问卷137份)。

调查问卷主要运用CFSI量表,CFSI量表由"质问Ⅰ"和"质问Ⅱ"两部分构成。"质问Ⅰ"包括调查对象概况及工作和生活情况。"质问Ⅱ"即为CFSI的81个调查项目,对81个项目进行因子分析得到新的项目分类,即8个特性项目群:F1(气力的减退)、F2-1(一般性疲劳)、F2-2(身体不适)、F3(焦躁的状态)、F4(劳动意欲的低下)、F5-1(不安感)、F5-2(抑郁状态)及F6(慢性疲劳症状)。

(三)数据分析方法

首先采用Excel录入数据,然后用SPSS 19.0软件进行描述性分析和统计性检验,最后应用雷达图进行比较分析。

三、调查结果

(一)调查对象概要

调查对象中男女比例为5∶3,制造员工男性212名,女128名,平均年龄36±8.1岁,79.5%的员工已婚。公司班制分为两种,常日班(8:00至17:00)和倒班制(两班倒,8:00至17:00,16:30至0:30),其中70.8%的员工为倒班制。在工作和生活状况调查中,67.7%的员工回答"每天加班0.5小时以上",回答"加班1小时以上"的占13.4%,"加班2小时"的占5.0%;54.7%的员工可以在23点前入睡,有16.2%的员工因为倒班会在凌晨2点后入睡;73.3%的员工从住地到工作单位的通勤时间"小于1小时"。

(二)蓄积性疲劳调查结果

从调查结果看,员工各特性项目群的平均诉说率如表1所示。总体看,平均诉说率较高的为"F2-1一般性疲劳"和"F6慢性疲劳症状"。参考CFSI模型基本值,绘制CFSI的回答模型如图1所示。

从具体项目看,在CFSI的81个项目中,员工回答率最高的为"14. 有些担心的事"(66.5%),以下依次为"12. 早晨起床后仍感到累的情况较多"(65.8%),"58. 眼睛酸"(63.4%),"52. 想彻底放松自己"(62.1%),"60. 睡眠浅,常做梦"(57.1%)和"40. 腰疼"(57.1%)。

表1 CFSI各特性项目群平均诉说率

特性	办公室员工		产线员工		总体	
	平均诉说率(%)	标准偏差	平均诉说率(%)	标准偏差	平均诉说率(%)	标准偏差
F1气力的减退	25.1	9.1	25.6	10.1	25.4	9.7
F2-1一般性疲劳	38.5	16.9	42.6	14.9	40.9	15.2

续表

特性	办公室员工		产线员工		总体	
	平均诉说率（%）	标准偏差	平均诉说率（%）	标准偏差	平均诉说率（%）	标准偏差
F2-2 身体不适	23.8	13.4	30.4	12.3	27.7	12.6
F3 焦躁的状态	17.7	13.3	25.4	11.5	22.3	11.5
F4 劳动意欲的低下	16.9	7.4	22.7	9.1	20.3	8.0
F5-1 不安感	34.7	16.4	29.5	14.4	31.6	15.1
F5-2 抑郁状态	25.1	21.9	27.5	16.7	26.5	18.7
F6 慢性疲劳症状	34.7	10.2	43.0	11.8	39.6	10.8

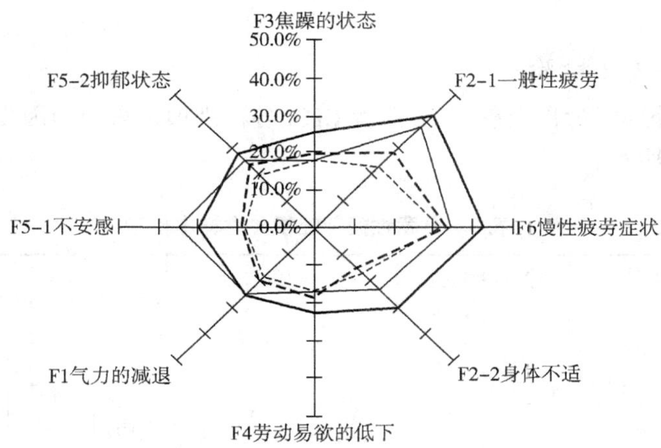

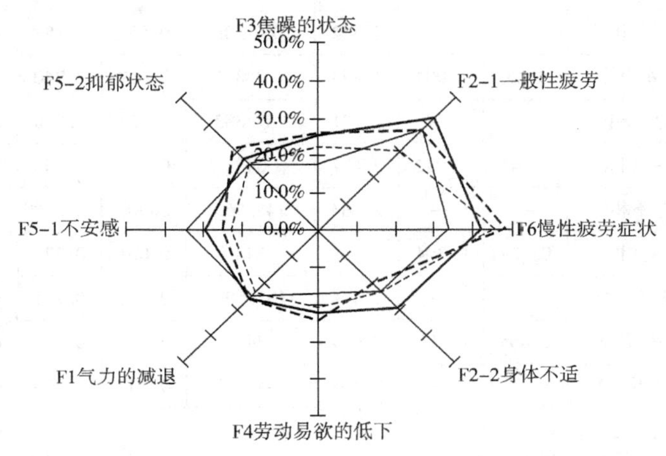

图 1　CFSI 各特征平均主诉率

在 CFSI 量表中,8 个特性项目群依据所反映的疲劳侧重点不同可分为三类,即身体方面疲劳、精神方面疲劳和社会方面疲劳。

在"基本模型"的特性配置中,图 1 的右侧配置的特性项目群 F2-1(一般性疲劳)、F6(慢性疲劳症状)及 F2-2(身体不适)主要表现身体方面疲劳的特性。由图 1 可知,产线员工的身体疲劳状态处于"Ⅴ"阶段,办公室员工的身体疲劳状态处于"Ⅳ"阶段[①],产线员工的身体疲劳程度高于办公室员工,最为突出的是 F2-2(身体不适)和 F2-1(一般性疲劳)。

在"基本模型"的特性配置中,图 1 的左侧配置的特性项目 F5-2(抑郁状态)、F5-1(不安感)及 F1(气力的减退)主要表现精神方面疲劳的特性。产线员工和办公室人员的精神疲劳状态都处于"Ⅳ"阶段,但办公室人员的精神疲劳状态明显高于产线员工。

"基本模型"图的纵线为 F3(焦躁的状态)和 F4(劳动意欲的低下)这两个特性项目群。这条线包括"职场的氛围"或"工作"的评价,主要表现社会方面疲劳的特性。由图 1 可以得出,办公室人员的社会性疲劳处于"Ⅱ"阶段,而产线员工的社会性疲劳处于"Ⅳ"阶段,明显高于办公室人员。

(三)独立样本 t 检验

以作业者所处部门为自变量,以作业者 CFSI 各群别项目得分为因变量,进行独立样本 t 检验,结果如表 2 所示。

表 2　蓄积性疲劳症候独立样本检验

		方差方程的 Levene 检验		均值方程的 t 检验						
		F	Sig.	t	df	Sig.(双侧)	均值差值	标准误差值	差分的 95% 置信区间 下限	差分的 95% 置信区间 上限
气力的减退	假设方差相等	2.278	0.132	3.135	348	0.002	0.888	0.283	0.331	1.446
	假设方差不相等	—	—	3.352	144.208	0.001	0.888	0.265	0.365	1.412
一般性疲劳	假设方差相等	11.483	0.001	1.823	348	0.069	0.240	0.132	-0.019	0.499
	假设方差不相等	—	—	2.221	187.383	0.028	0.240	0.108	0.027	0.454
身体不适	假设方差相等	3.041	0.082	2.477	348	0.014	0.538	0.217	0.111	0.965
	假设方差不相等	—	—	2.663	145.560	0.009	0.538	0.202	0.139	0.937
焦躁的状态	假设方差相等	0.729	0.394	3.361	348	0.001	0.771	0.229	0.320	1.223
	假设方差不相等	—	—	3.494	137.504	0.001	0.771	0.221	0.335	1.208
劳动意欲的低下	假设方差相等	0.065	0.799	2.019	348	0.044	0.686	0.340	0.018	1.354
	假设方差不相等	—	—	2.163	144.707	0.032	0.686	0.317	0.059	1.313

① 基本模型的主模型显示,对各特性"平均诉说率"的程度而表示的阶段区分,一般分为 5 个阶段:Ⅰ各特性的平均诉说率都在"基本平均诉说率"之下;Ⅱ各特性的平均诉说率大致接近"基本平均诉说率"的前后位置;Ⅲ各特性的平均诉说率大概在"基本平均诉说率"和"70 百分位值"的中间位置;Ⅳ各特性的平均诉说率大概在"70 百分位值"的前后位置;Ⅴ各特性的平均诉说率几乎都超过了"70 百分位值"。

续表

		方差方程的 Levene 检验		均值方程的 t 检验						
		F	Sig.	t	df	Sig.（双侧）	均值差值	标准误差值	差分的 95% 置信区间	
									下限	上限
不安感	假设方差相等	0.171	0.679	2.372	348	0.018	0.681	0.287	0.116	1.246
	假设方差不相等	—	—	2.509	141.457	0.013	0.681	0.271	0.144	1.218
抑郁状态	假设方差相等	12.623	0.000	2.558	348	0.011	2.952	1.154	0.683	5.221
	假设方差不相等	—	—	4.205	347.911	0.000	2.952	0.702	1.571	4.332
慢性疲劳症状	假设方差相等	4.734	0.030	1.707	348	0.089	1.522	0.892	−0.232	3.276
	假设方差不相等	—	—	2.652	333.737	0.008	1.522	0.574	0.393	2.651

从表 2 中可以看出，两组群体在检验变量“气力的减退”“身体不适”“焦躁的状态”“劳动意欲的低下”“不安感”上的方差同质，不存在显著差异，对应的 t 值均达到显著性水平，认为两组群体在这些检验变量上的群别得分存在显著差异。此外，虽然两组群体在检验变量“一般性疲劳”“抑郁状态”“慢性疲劳症状”上的方差不同质，存在显著差异，但从“假设方差不相等”一栏中可以看出，校正后的 t 值均达到显著性水平，因此两组群体在检验变量“一般性疲劳”“抑郁状态”“慢性疲劳症状”上的群别得分也存在显著差异。

四、结果分析

（一）员工蓄积性疲劳特征

从上述调查结果可以看出，公司员工整体的蓄积性疲劳程度处在较高的水平。从对疲劳程度高的员工的统计分析可以看出，员工的疲劳程度与其性别、年龄和生活工作状态存在相关性。

从调查结果还可以看出，产线员工和办公室人员的疲劳状态存在较大差异。在精神侧面，两者的疲劳状态都处于“Ⅳ”阶段，但在“不安感”的特性项目群上，办公室人员的疲劳程度更高。在身体方面和社会方面，产线员工的疲劳程度均高于办公室人员，尤其是在“身体不适”和“一般性疲劳”特性上。产线员工在“早晨起床后仍感到累的情况较多”的回答率高达 72.6%，“眼睛酸”和“腰疼”的回答率分别为 63.2%和 65.0%。办公室员工在精神方面表现出较高的疲劳程度，回答率较高的项目为“有担心的事”（72.2%），其次是“眼睛酸”（63.6%）和“肩膀经常痛”（60.6%）。

（二）预防员工蓄积性疲劳的对策建议

开发 CFSI 的目的主要是企业开展健康调查，从工作或职场和生活的关系，探讨疲劳和健康的关系。根据调查的结果，可以通过三个方面预防员工的蓄积性疲劳。

1. 预防的观点

其他量表对疲劳起“事后反映”的作用，而 CFSI 更侧重“事前预防”，特别是精神健康管理，更需要从“预防”角度而不是治疗角度进行管理。员工应该增强自我的劳动保护意识，加强自我保健和养生,有意识地加强体育锻炼,及时调节自身的疲劳状况。产线员工长期从事紧张、单调而机械的工作,加之经常加班及长期频繁的白班夜班轮换,导致其睡眠不足或节律紊乱。因此,可通过适当的休息和充足的睡眠有效地缓解疲劳。办公室人员可通过低强度运动提升身心健康水平,借助反常态运动加强身体的锻炼,做好运动营养卫生的保障以及提升对自身健康的认识来缓解疲劳。

2. 职场的健康管理

疲劳不再仅是个人的问题,而是要从企业组织、人力资源管理等角度,综合考虑有关压力和精神健康的问题。对于产线员工和办公室员工企业可以通过三个途径降低其蓄积性疲劳程度。

(1)改善工作条件。①合理设计工作环境,照明、色彩、噪声、微气候条件、粉尘及有害气体等环境条件不良,都会增加肉体和精神负担,容易引起疲劳,使工作能力降低。②改进设备和工具,如机器、作业台、工作椅等的高度及其尺寸。减少静态作业,减轻劳动强度,提高工作效率。③改进工作方法,包括工作姿势、工作速度、搬运方法和操作的合理化。

(2)合理确定休息时间和休息方式。产线员工的身体疲劳程度远高于办公室人员,企业应通过能耗指标综合考虑各因素确定休息时间。在工作期间给员工提供适当的休息时间,提供休息室、茶水间,播放舒适的音乐,让产线员工适当地放松以缓解因为长时间工作而产生的“眼睛酸”“腰疼”等疲劳感。

(3)适当地安排工作任务。在给员工安排工作任务时应该综合考虑员工的个人能力和工作所具有的挑战性。如果员工的能力远高于工作要求,员工就会觉得工作单调,没有激情;如果工作要求远高于员工的能力,会使得员工感到有压力即调查中显示的“有担心的事”,过于紧张。所以,安排的工作任务应略高于员工能力,既能促进员工的激情,又不会有过大的压力。

3. 生活方式的和谐

除了劳动条件,还要从生活时间、生活条件等方面,分析劳动生活中有损健康的要因,达到工作和生活的平衡。

五、结语与展望

综上所述,本研究运用日本的 CFSI 量表,以江苏省无锡市某制药企业为例,对员工的疲劳蓄积度进行调查。结果显示,该公司员工在身体和精神方面表现出较高的蓄积性疲劳程度,应引起公司管理者及员工本人的高度重视,并采取适当的措施。蓄积性疲劳极易带来心理和身体疾病,不仅影响员工个人生活与工作的平衡,也降低了员工的工作绩效,导致安全事故、员工缺勤率及离职率的增加,从而增加企业的管理成本,加大企业人力资源管理的难度。

本次研究也存在一些不足之处,如地区、产业单一,且调查样本较少,具有一定的局限性,对疲劳的测量也侧重于主观判断。在量表使用方面,原量表调查项目较多,有些项目内容不符合国情等情况也有所反映。随着我国过劳研究的不断深入和量表应用研究的不断推广,如何简化 CFSI 量表,根据研究对象设定合理的调查项目,设计出符合我国国情的蓄积性疲劳测量量表,从而更准确、更简便地测量我国员工的疲劳程度,是今后重要的研究课题。

参考文献

[1]贾福军．从“富士康事件”谈我国企业外来工的工作倦怠[J]．中国心理卫生杂志，2010，24(10)：727-728.

[2]黄河，耿东．日本《自觉症状调查表》(2002版)在中国制造业工人的应用性研究[J]．人类工效学，2009，15(3).

[3]黄河．日本最新蓄积性疲劳调查量表：CFSI研究[J]．中国人力资源开发，2014(3)：23-27.

[4]李付俊，孟续铎．适度劳动：理论与现实——中国人力资源开发研究会适度劳动研究分会2014年年会暨学术研讨会综述[J]．中国人力资源开发，2014(9)：111-115.

[5]李靖．职业过劳与心理健康、组织公民行为等因素的关系[J]．中国临床心理学杂志，2003(4)：257-259.

[6]罗田，程晓萍，熊燕．深圳市制造企业90后新招产线员工心理弹性、应对方式与心理健康间的关系[J]．卫生研究，2015(2)：252-256.

[7]孟续铎．我国“过劳”问题的研究历程与特点基于文献统计分析的结果[J]．中国人力资源开发，2013(7).

[8]王丹．我国劳动者过度劳动的评定及其实证研究[J]．经济经纬，2011(2)：86-90.

[9]王丹，杨河清．北京地区企事业单位劳动者的过劳情况调查[J]．中国人力资源开发，2010(9)：38-40.

[10]肖红梅．城市从业者“过劳”的成因分析：基于北京地区的调查数据[J]．人口与经济，2014(3)：88-92.

[11]薛晓琳．“疲劳”症状的规范化研究[D]．北京中医药大学博士论文，2006.

[12]杨河清．我国过劳问题严重，亟须加强研究[J]．载《人口与经济》，2014(3)：85-87.

[13]张占武，李萍．外企产线工人疲劳与情绪及睡眠质量的相关性研究[J]．中国健康心理学杂志，2013(21)：1037-1039.

[14]郑培萍．办公室工作人员慢性疲劳综合征的成因与应对策略[J]．体育科技文献通报，2015(8)：122-123.

[15]张占武，李萍．外企产线员工疲劳与心理健康的相关性研究[J]．中国健康心理学杂志，2011，19(12)：1448-1449.

[16]Kazuko Ichie, Isao Ohsawa, Yuzo Sato. Cumulative fatigue symptoms among caregivers in japan[J]. Environmental Health and Preventive Medicine, 2004(9): 214 - 219.

[17]Kristin M Phillips, Leigh Anne Faul, Brent Small J. Comparing the retrospective reports of fatigue using the fatigue symptom index with daily diary ratings in women receiving chemotherapy for gynecologic cancer[J]. Journal of Pain and Symptom Management, 2013(46): 282-288.

第四编　过度劳动的后果及法律规制

過労死防止法の成立事情と長時間労働の実態

森　岡　孝　二

関西大学名誉教授

1. はじめに

2014年6月20日、「過労死を考える全国家族の会」と「過労死弁護団全国連絡会議」を中心とする運動が実って、議員立法により過労死等防止対策推進法(略称:過労死防止法)が全会一致で成立し、同年11月に施行された。

同法の制定からまもなく3年になるが、依然として過労死・過労自殺が続発している。最近でも、大手広告会社、電通における新人女性社員の過労自殺が大きなニュースになった。多くの過労死・過労自殺に共通しているのは死亡前の時間外労働の異常な長さである。そこで本稿では、過労死防止法の成立事情を述べるとともに、過労死・過労自殺を生み出す日本の長時間労働の現状について考察し、政府が進める「働き方改革」の問題点に簡単に触れる。

2. 社会運動によって制定された過労死防止法

過労死が現代日本の深刻な社会問題として広く知られるようになったのは、1988年に「過労死110番」(弁護士グループによる過労死被災者からの一斉電話相談の受付)がスタートし、それがマスメディアに大きくて報道されてからである。その年の4月に大阪で行われた110番には、驚くほど多くの電話相談が寄せられた。大阪過労死問題連絡会は、後日そのときの相談者に対してアンケート調査を行った。以下にその記述回答をいくつか掲げておく。ここに述べられている長時間過重労働の実態は、若者の過労自殺が増えたことを除けば、今日でもほとんど変わっていない。

◇朝が早く、夜も遅い。帰宅後も夜中まで電話、休日も出かけて行く、やり手の人でした。いつも仕事には夢中でしたが、少し疲れたよと言っていました。大きな原因はストレスと睡眠不足ではないかと思います(建設・営業・監督)。

◇毎日毎日夜の12時頃までの残業(時間外労働)続きで、帰宅は夜中1時。従業員100人余りで残業手当もゼロ。夜食はラーメンくらい、疲労こんぱいの状態で、「もう限界だ、殺される」と、もらした矢先の死で、残された母娘はショックで暫くは立ち直れませんでした(製造・部長)。

◇主人は会社の机の上にマットを敷いて睡眠をとり、帰宅する時間や出勤時間を睡眠時間にあてた。仕事の足どりは妻の私には分からない。出社すれば100%仕事、私は主人の着替えを1週間に2回ぐらいビルに持参し、また、子どもたちのことはその折りに相談していた。昼食する時間もない様子だった(中小企業役員)。

◇自家用車で通勤していましたので、車からおりるときに両手に鞄と大きな買物袋に書類を沢山持ち帰って、夜大きなテーブル一面に並べて書いていました。私は過重だと思いましたので、週休2日制の今日、日曜日までも持ち帰ってせねばならないほど仕事があるのかと尋ねますと……自分だけではない、皆がしていることだからそのようなことは言わないでくれと言いました(電力)。

2008年6月、東京で「過労死110番」20周年を記念してシンポジウムが開催された。この年に過労死弁護団と日本労働弁護団の各総会で「過労死防止法」(当初は「過労死防止基本法」と称した)の制定を求める決議がされ、2010年10月に、過労死防止法の制定を求める院内集会(準備会)」が開かれた。それを受けて、翌年11月18日に、過労死防止法制定実行委員会の結成総会が行われた。この準備会と総会を含め、過労死防止法の成立まで170名から250名規模の院内集会が10回開催された。院内集会には、毎回、多数の国会議員が参加し、賛同の挨拶をした。

実行委員会は、「過労死はあってはならない」ことを国が宣言することなどを求めた100万人署名に取り組み、55万筆を超える署名を集めた。全国143の地方議会で過労死防止法の制定を求める意見書が採択された。また過労死防止法の制定を求める超党派の議員連盟が発足し、自民党の党内調整を経て、2014年4月に過労死防止法案がまとまった。同年の5月から6月にかけては、衆議院および参議院の厚生労働委員会において、法制定の意義について、過労死家族の会を代表して寺西笑子氏が意見陳述を行った。

こうして成立した過労死防止法の最大の意義は、過労死の防止を国および自治体の責務として定めたことにある。法には過労死防止のために調査研究、啓発、相談体制の整備、民間団体の活動支援など四つの対策が盛り込まれている。これによってこれまで実施されてこなかった過労死の総合的な調査研究が国の責任で行われることになった。法は、過労死防止についての国民の関心と理解を深めるために、国や自治体に教育活動や広報活動を推進することを求めている。

過労死防止法が制定されると同時に、厚生労働省に過労死等防止対策推進協議会が設置された。労使代表や有識者など20名で構成される協議会には、過労死防止法の制定に取り組んできた民間団体から、過労死被災者の家族4名、弁護士2名、研究者1名の計7名が参加した。その後、協議会で過労死防止対策に関する「大綱」が策定され、2015年7月に閣議決定された。そして、2016年10月に、過労死防止法にもとづく最初の『過労死白書』が発表された。さらに、同年には「過労死等防止啓発月間」である11月を中心に、全国43都道府県で過労死等防止対策推進シンポジウムが開催された。また、2016年度から、過労死問題に詳しい弁護士などの専門家と過労死遺家族が高校や大学に出向いて行う過労死防止とワークルールの啓発授業も始まっている。

過労死防止法の制定によって、過労死防止にむけての取り組みが始まったが、過重労働の解消と過労死の防止を効果的に進めるために残された課題も多い。過労死防止法の制定運動から協議会に参加した7人のメンバーは、時間外・休日労働に関する労使協定(後述するいわゆる36協定)の抜本的見直しと、前日の終業から翌日の始業までの間に11時間以上の連続休息時間を確保することを義務づけるEU並の勤務間インターバル休息制度の導入を求めてきた。しかし、これら要求は、過労死防止法は労働時間規制を定めた法律ではないという理由で受け入れられなかった。

安倍内閣は、過労死防止法が成立した4日後の2014年6月24日に、労基法の時間規制の根幹を掘り崩す新たな労働時間制度の創設を盛り込んだ「「日本再興戦略改訂 2014」を閣議決定した。その後、労働政策審議会の建議を経て、2015 年 4 月にいわゆる「残業代ゼロ制度」の創設と企画業務型裁量労働制の営業職への拡大を抱き合わせにした労働基準法改定案を国会に上程した。前者の狙いは、一定の年収要件と職務要件を満たした労働者を対象に、労基法による労働時間の規制を撤廃し、労働時間という概念をなくし、したがって時間外労働という概念もなくして、対象労働者に残業代を払わずに無制限の長時間労働を強いることを合法化することである。これが通れば、過労死・過労自殺が増えるのは目に見えている。

3. 労災請求データに見る過労死・過労自殺の現状

過労死は、過重労働と過剰ストレスによって労働者の身心が壊れ、死亡するか重度の障害が残こることをいう。近年では脳・心臓疾患の発症にかかわる過労死よりも、精神障害の発症にかかわる過労自殺が増えているが、広義には過労自殺も過労死の一形態である。

過労死(過労自殺を含む)の発生件数にかんする公式の統計はない。厚生労働省が毎年 6 月に発表する労災補償状況に関するデータは参考にはなるが、それによって示される過労死は「氷山の一角」にすぎない。過重労働と過剰ストレスに起因する死亡や労働能力の重大な損傷にいたる健康障害は、労災請求件数の何倍もあると考えられる。過労死事件は、他の労災事件に比べて、労災認定率がいちじるしく低い。そのうえ、夫や子どもが過重労働で死亡しても、妻や家族は、会社への遠慮、労災補償についての無理解、労災認定の厚い壁などから、泣き寝入りをしてしまうことが多い。くわえて、厚労省が発表する過労死等の労災データには、一般の労災保険制度と別扱いの地方公務員および国家公務員の公務災害は含まれていない。公務災害の認定率は一般の労災認定率よりかなり低い。

上に述べたことに留意して、厚生労働省が公表した2015 年度の「過労死等の労災補償状況」を見ると、死亡に至らなかった事案を含む労災請求件数は、過労死(脳・心臓疾患)が795 件、前年度比 32 件の増、過労自殺(精神障害)が1,515 件で、前年度比 32 件の増となっている。

1990 年代末から今日までの長い期間をとると、図 1に示したように、過労死の労災請求件数は、2007 年まで概ね増え続け、その後は、増減をともないつつ、高止まりで推移している。過労自殺の労災請求件数は、1999 年度 155 件から2015 年度の1515 件に増え、ほぼ毎年度、過去最多を更新し続けている。

過労死と過労自殺の年齢別分布を見ると、図 2から分かるように、過労死は50 代から60 代の中高年に多く、過労自殺は40 代から30 代の比較的若い年齢に多い。近年では、労働環境の悪化や過剰ストレスやパワハラによるうつ病の多発と関連して、20 代、さらには10 代にも過労自殺が拡がっている。

図 3で業種別に見ると、過去 5 年度間の累計で過労死の労災請求件数が最も多いのは、道路貨物運送業である。バス・タクシー等の道路旅客運送業も多発業種で第 4 位に挙がっている。建設業も道路貨物運送業に迫るほど過労死が多い。運送業と建設業はいずれも36 協定における時間外労働の限度基準の適用除外業種である。

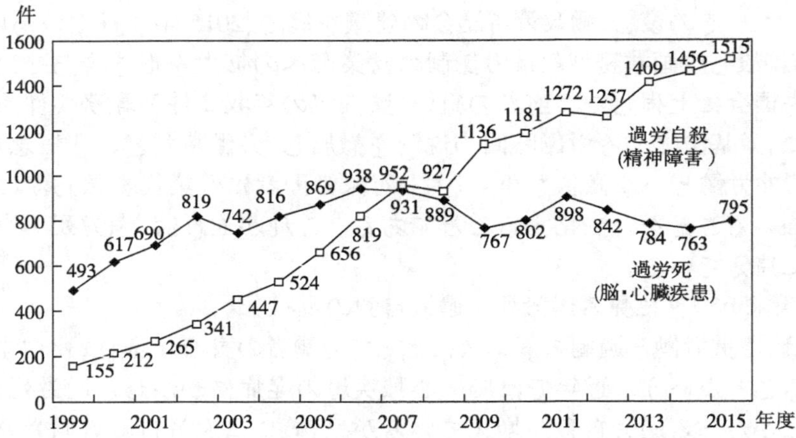

図1　過労死・過労自殺の労災請求件数の推移

(出所)「過労死等の労災補償状況」各年度データ。

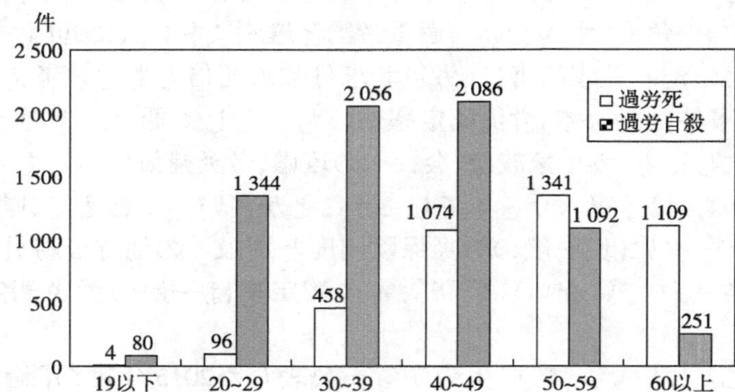

図2　過労死・過労自殺労災請求件数の年齢階級別分布　2011年度~15年度累計

(出所)図1に同じ。

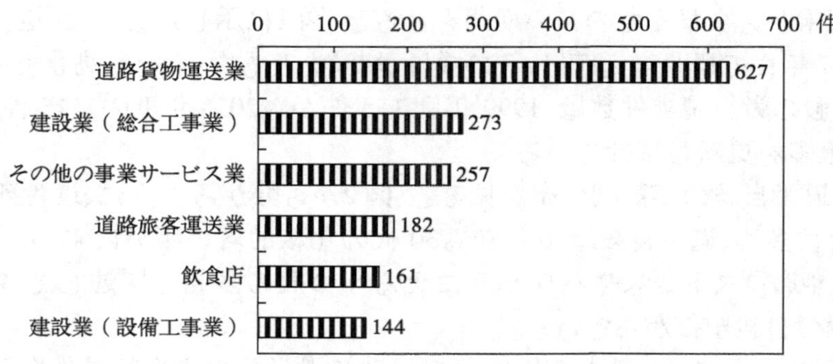

図3　過労死労災請求件数の多い業種　2011年度~15年度

(出所)図1に同じ。

(注)業種は産業中分類による。

図4を見ると、過労自殺で労災請求件数が最も多いのは、社会福祉・介護事業である。それに続くのは病院・診療所などの医療業務である。介護事業について付言すると、超高齢化にともなう介護施設の急激な増加に職員数の増加が追いつかない一方で、労働条件が劣悪で離職率が非常に高いために、過労と過剰ストレスによる介護労働者の過労死・過労自殺が多発している。

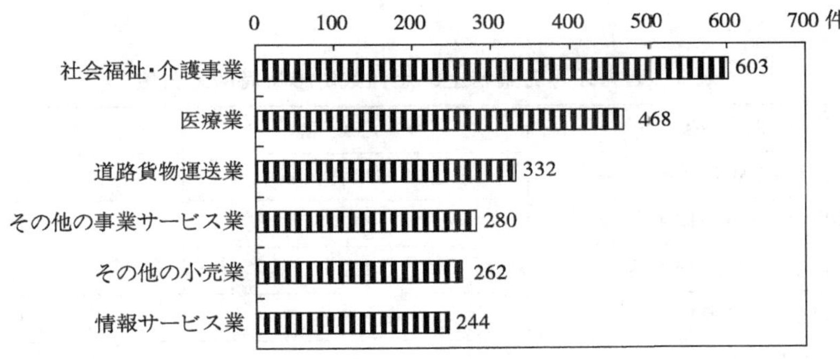

図4　過労自殺労災請求件数の多い業種　2011 年度~15 年度

(出所)図 1に同じ。

(注)業種は産業中分類による。

4. 現代日本の労働時間と長時間労働

労働時間の国際比較のために、表 1にOECD 統計から、主要先進国のフルタイム労働者の労働時間を掲げた。日本については5 年ごとに実施される総務省の「社会生活基本調査」から「正規の職員・従業員」の週労労働時間を示した。

この表に示されているように、日本の男性は週当たりで米英より約 10 時間、独仏より約 12 時間長く働いている。年間では米英より500 時間、独仏より600 時間以上長い。日本の男性労働者の長時間労働は、戦後一度たりとも解消することなく今日まで続いてきた。上掲の2011 年の週 53. 1 時間は、年間ベースでは2761 時間である。これは「労働力調査」における1955 年の男性の平均 2696(女性 2581)時間を上回っている。現在これほど長時間働いている国は発達した工業国では韓国くらいである。

表 1　フルタイム労働者の労働時間の国際比較(単位:時間)

		2001	2006	2011
日本	男性	50. 9	52. 5	53. 1
	女性	42. 9	44. 9	44. 1
アメリカ	男性	43. 0	42. 9	42. 5
	女性	40. 3	40. 3	40. 2
イギリス	男性	45. 1	43. 8	43. 6
	女性	40. 2	39. 6	39. 6
ドイツ	男性	40. 3	40. 6	40. 9
	女性	38. 6	38. 5	38. 6

续表

		2001	2006	2011
フランス	男性	39.1	40.1	40.3
	女性	37.4	37.7	38.2

(出所)日本「社会生活基本調査」、OECD,Average usual Weekly Hours,2012。

表2　過労死等の業務上認定件数にみる時間外労働

1ヵ月の時間外労働	脳・心臓疾患	精神障害
80時間以上~100時間未満	537件	129件
100時間以上~120時間未満	310	245
120時間以上~140時間未満	199	172
140時間以上~160時間未満	106	99
160時間以上	124	230
80時間以上の合計	1276	875

(出所)厚生労働省「過労死等の労災補償状況」各年、2011年度から15年度の累計。

(注1)80時間未満は割愛した。脳・心臓疾患に比して精神障害は80時間未満での認定が多い。件数は死亡事案以外を含む。

表1の2011年の日本の週51.3時間は、男性の正規労働者の平均値である。個人レベルの異常な長時間労働はこの平均では語れない。個人の労働時間の長さは、職場レベルで適正に把握されていなければわからない。過労死、過労自殺の労災請求においてはどれだけ長時間の時間外労働をしているが問題になるが、それを知るには、個々人の労働時間が正確に把握されていなければならない。

ところが過労死事件では、会社が従業員の労働時間を把握していないか隠していて、労働時間についての資料を残していないことが多い。タイムカード、ICカード、パソコン入力などの客観的な記録によらずに、自己申告制を採用している会社では、一般に時間外労働隠しのために過小申告や書き換えがされていることが多い。それがまた蔓延する賃金不払残業の温床になっている。

表2に厚労省が毎年6月に発表する「過労死等の労災補償状況」から、過去5年度間の労災認定事案(死亡事案以外を含む)の時間外労働数別に見た件数を示した。これを見ても過労死・過労自殺事案では時間外労働がいかに長いかが分かる。労災認定件数のうちには、死亡前の1ヵ月当たりの時間外労働が160時間以上という事例も少なくない。これは週5日、月4週で計算すると、休日労働はないとしても、毎日16時間以上、1か月320時間以上働いたことを意味する。

若年労働者の例をあげれば、情報産業の富士通SSLでSEとしてソフトウエア開発に携わっていて2006年1月に過労死した西垣一哉(当時27歳)のケースでは、業務が最も集中した時期の時間外労働は1ヵ月128時間57分、1日当たりの労働時間は11時間52分に上った。外食産業の日本海庄やで入社4ヵ月後の2007年8月に過労死した吹上元康(当時24歳)の時間外労働は、倒れる1ヵ月前が102時間、2ヵ月前は115時間、3ヵ月前は141時間であった。2008年6月に居酒屋チェーン和民で入社2ヵ月後に過労自殺した森美菜(当時26歳)の死亡前2ヵ月の時間外労働は、合計で227時間と記録されている。2015年12月、電通で働いていて過労自殺した新入社員の高橋まつり(当時24歳)のうつ病発症前の1ヵ月の時間外労働は最大105時間に及んだ。

2.36協定による労働時間規制の解除と「働き方改革」

日本ではなぜこれほどに長時間労働が恒常化し常態化しているのか。戦後については制度的に最も重要と考えられる要因は労基法における36協定の規定である。

現行の労基法は、使用者は、労働者に、休憩時間を除き1週間について40時間、1日について8時間を超えて、労働させてはならないと規定している。これは使用者が労働者に命ずることのできる最長労働時間を定めたものである。この法定労働時間には罰則規定も付されていて、先の規定に違反した者は6ヵ月以下の懲役または30万円以下の罰金に処せられることになっている。

とはいえ、この規定には「36協定」と呼ばれる抜け道がある。使用者は、同法の第36条に基づいて、労働者の過半数で組織する労働組合またはそれにかわる過半数代表と時間外・休日労働の延長に関する労使協定を結び、労働基準監督署に届け出れば、法の定めにかかわらず時間外および休日にいくら長時間労働をさせても罰せられない。ただし、労基法の時間規制を解除するこの36協定は、使用者の労働者に対する残業手当の支払義務を免除するのもではない。

過労死が多発するにつれて、36協定を結べば無制限に長時間労働が可能になることが問題になり、1998年に旧労働省(現厚生労働省)の大臣告示によって、時間外労働の限度について1週15時間、1か月45時間、1年360時間などの限度が設けられた。しかし、これは行政上の指導基準あるいは努力規定にすぎず、法的強制力はない。そのうえ臨時的な特別の事由——「予算・決算業務」「業務の繁忙」「納期の逼迫」「大規模なクレームへの対応」「機械のトラブルへの対応」など——を付して、追加的な協定を結べば、使用者は上記の限度を超えて無制限に労働者を働かせることができる余地が残された。しかも、①工作物の建設等の事業、②自動車の運転の業務、③新技術・新商品等の研究開発の業務、④厚労省労働基準局長が指定する事業または業務は、上記の緩やかな指導基準の限度時間でさえ適用除外になってきた。

安倍内閣が進める「働き方改革」では時間外労働規制のための36協定の見直しが検討されてきた。過労死をなくすためには、現行の36協定による延長の限度に関する基準——週15時間、月45時間、年間360時間——を労基法に明記して強制力のある基準にし、特別な事由による追加的延長に関する例外的取り扱いは廃止することが望ましい。しかし、先頃明らかになった政府案の結論は、時間外労働の上限を、ひとまずは月45時間、年360時間とすることを法律に書き入れるとしながら、他方で繁忙など特別の場合は「月100時間」「2ヵ月平均80時間」「年720時間」まで延長できるとしている点で、過労死ラインの時間外労働を許容するものになっている。

おわりに

労働時間の規制力としては、第一に法律、第二に労働組合、第三に対抗文化がある。対抗文化は、利潤追求と資本蓄積に最大の価値を置く企業文化に対抗する、働く人々の家庭生活、地域生活、余暇生活における慣習や価値規範を意味する。この点については本稿では詳しく論ずる紙幅がないので、どの国にもまして男性中心社会の日本では、長時間労働を是認する企業文化が強く、家庭や地域の対抗文化が弱いことを指摘しておくにとどめる。

法律と労働組合の規制力に絞って考えると、日本では二つの規制力が著しく弱いために長時間労働が恒常化し常態化してきた。労働組合が長時間労働に歯止めをかけ時短を進める力を持っているならば、一定の規制力となり得るだろう。しかし、現状では、労使協調的な企業内組合が支配的な日本の労働組合に労働時間の規制と短縮を期待することはできない。そうであればなおのこと、時間外労働の法的規制を回避した企業任せの労働時間の「働き方改革」では、過労死の防止や長時間労働の削減は困難である。

参考文献　拙稿にのみ>

[1]森岡孝二『働きすぎの時代』岩波書店、2005 年.

[2]森岡孝二『過労死は何を告発しているか一現代日本の企業と労働』岩波現代文庫,2013 年.

[3]森岡孝二『雇用身分社会』岩波新書,2015 年.

[4]森岡孝二「労働時間の決定における労使自治と法的規制」『日本労働研究雑誌』第 676 号,2016 年 11 月.

[5]森岡孝二「過労死から見た日本の労働時間と働き方改革」『月刊全労連』第 238 号、2016 年 12 月号.

《过劳死防止法》的确立及长时间劳动状况[①]

森岡孝二

(1. 关西大学名誉教授)

概要:2014 年 6 月 20 日,在"过劳死家族会"和"过劳死律师全国联络会议"为中心的推动下,最终确立《过劳死等防止对策推进法》(简称《过劳死防止法》),并于同年 11 月实施。本文主要介绍《过劳死防止法》制定的背景、过劳死以及过劳自杀的现状、劳动者劳动时间及长时间劳动的状况,循序渐进,层层论证。在论证的过程中多处以访谈内容及图表的形式呈现,形象地刻画出问题所在。

众所周知,过劳死是日本严重的社会问题。随着 1988 年"过劳死 110 号"开始被大众媒体所报道,大阪过劳死问题联络会也随即对电话咨询者展开了调查,记述过劳死受害者长时间过重劳动的实况。2008 年 6 月,"过劳死 110 号"20 周年纪念会上,决定开始制定《过劳死防止法》。实行委员会进行了大力宣传,举行了百万人签名活动。并在全国 143 个地区议会上通过了《过劳死防止法》意见书。确立《过劳死防止法》的最大意义在于,过劳死的防止是由全国及自治体的责任义务所决定的。调查研究、启发、商谈制度的整理、民间团体的支援活动等四个对策被纳入该法律中。在该法律制定的同时,厚生劳动省也设立了由劳资代表、知识分子等 20 人组成的过劳死等防止对策推进协议会。民间团体方面共有 7 人参加该协议会,包括 4 名受害者家属、2 名律师、1 名研究人员。2016 年 10 月,厚生劳动省发布了《过劳死白皮书》,同年在大学也开始开设过劳死防止的相关课程。《过劳死防止法》通过后,一些新的劳动时间制度逐步被提上日程,旨在强化对劳动者无偿加班及无限制长时间劳动行为的法制建设及约束。

近年来,心脑血管疾病导致的过劳死以及精神伤害导致的过劳自杀(过劳自杀是过劳死的另一种形态)在不断增加。每年厚生劳动省所公布的工伤补偿的数据只是过劳死的"冰山一角"。事实上,过重劳动以及过多压力导致的死亡以及重大的健康伤害事件无法计量。过劳死事件与其他的工伤事件相比,被认定为工伤的概率很低。根据 2015 年公布的数据,心脑血管疾病导致的过劳死工伤请求事件为 795 件,比上年增加了 32 件;精神伤害导致的过劳自杀工伤请求事件为 1 515 件,同样比上年增加了 32 件。过劳死工伤请求事件数量从 2007 年以后不断升高,而过劳自杀工伤请求事件则从 1999 年的 155 件增加到 2015 年的 1 515 件。过劳死多分布于 50~60 岁的年龄段,而过劳自杀则偏向于 30~40 岁的中青年。在过去的 5 年里,过劳死工伤请求事件最多的是道路货物运输业,其次是建筑业,主要是因为这两个行业不受"36 协定"的限制。而过劳自杀工伤请求数量最多的是社会福利、护理事业,其次是医疗事业。主要缘于老龄化所导致的护理需求的激增,但人员数量又无法与之匹

① 注:译者王欣,首都经济贸易大学。

配增长。劳动条件的恶劣致使离职率非常高,过劳和压力导致该群体过劳死、过劳自杀频发。

从国际视角看,OECD数据统计显示,日本男性全职人员周劳动时间比英国多10小时左右,比德国、法国多12小时左右。从年均劳动时间看,比英国多500小时,比德国、法国多600多小时。日本男性劳动者从第二次世界大战后直至今日一直处于长时间劳动状态,2011年周劳动时间达到53.1小时,年均劳动时间为2 761小时左右。员工一般劳动时间外的劳动常常被企业所隐瞒,并不会被客观地记录在出勤中,因此无偿加班的现象肆意蔓延。在过去的5年中,在死亡前1个月一般劳动时间外的劳动超过160小时,被认定为工伤的并不在少数。按照1个月4周计算,相当于每月劳动时间达到了320小时。

对于劳动时间的约束主要来自法律、劳动组合、对抗文化。对抗文化是指劳动者享受家庭生活、闲暇的价值观与企业追求利润最大化的企业文化间的抗衡。世界上没有哪个国家像日本这样,是以男人为中心的社会,在双方的抗衡中以长时间劳动为中心的企业文化常常处于强势一方。如果在制定企业劳动时间《工作方法改革》的过程中规避一般劳动时间外劳动的法律规制问题,那么对于过劳死防止以及长时间劳动的减少是很困难的。

日本における「過労死」問題の研究動向

Trend of the studies on "KAROSHI" Problem in Japan

長井偉訓

愛媛大学

keyword:過労死、過労自殺、長時間労働、サービス残業、過重なノルマ、精神的ストンス、強制された自発性、やり甲斐の搾取、強制された自己責任、日本的能力主義、日本型企業社会

はじめに~課題と論点

日本における「過労死」(death from overwork)は、いまや「KAROSHI」が国際的共通語として通用するほど、世界的に知られている。2015年12月24日、日本を代表するネット広告会社である電通の女性新入社員が過労のため自殺した。この事件は海外のメディア(media)でも取りあげられ、「過労死」問題が「日本社会の宿痾」(熊沢誠:2010)であることが改めて確認されることになった。電通では、女性新入社員の「過労自殺」問題による前社長の辞任を受け、今年の1月23日に社長として就任した山本敏博社長は、過労死・過労自殺の直接の要因となっている「過重労働には構造的な原因がある」と分析し、「対症療法だけでは長続きしない」と述べている(2017年2月3日付「日本経済新聞」)。

「過労死」(過労自殺も含む)の直接的な原因が、過重労働や強度の心的ストレスを伴う長時間労働にあることは、すでに公衆衛生学や精神医学等の研究で明らかにされてきた。最近、若い労働者を中心に拡がりが見られる「過労自殺」は、長時間労働に加えて、過重なノルマに対する強い精神的なストレスが付加されたことにより鬱等の精神疾患を発症し、それが契機となって自ら命を絶つ「自死行為」である。

「過労自殺」は、長時間・過密労働による過重労働→脳・心臓疾患→過労死のような人間の肉体的・生理的な生命の限界から派生している場合と異なり、以下のような複雑な要因が重層的に絡んでいる点に特徴がある。すなわち、(1)被災者の個人的な性格(粘着性、真面目・誠実性、ストレス耐性度等)、個人を取り巻く交友・家族関係、個々の労働者の就業意識等々の「個体要因」(individual factors)、(2)従業員の働き方や職場環境を直接的に規定する雇用制度や企業労務・労使関係の有り様(例えば、過重なノルマと成果・能力主義管理、杜撰な労働時間管理、パワハラやセクハラが横行する疎遠な人間関係や労使関係等々)、(3)企業労務の有り様を規定する企業の経営理念・経営戦略(資本蓄積戦略)、労働法規制、福祉レジームや企業社会の有り様、「階級としての労働者の就業意識」・労働文化等の「社会・制度的要因」(social-institutional factors)である。このように「過労自殺」を惹起させる背景・要因には、以上のように、(1)ミクロ的要因(micro-level factors)、(2)メゾ的要因(meso-level factors)、(3)マクロ的要因(macro-level factors)というように、重層的である。したがって、とくに「過労自殺」問題分析に際しては、労働医学、経営学・

経済学、社会学、労働法学などからのミクロ・メゾ・マクロレベルの分析を踏まえた学際的な研究が求められる。

ところで、今日、グローバリゼーション(globalization)による企業間競争の激化、グローバルな情報ネットワーク化の進展により、昼夜を問わない仕事の24時間化、迅速な対応を求められるストレスフル(stressful)な労働などが増え、今や中国も含め世界的に労働時間の長期化傾向が見られる。

Robert・B・Reich(2002)は、多様で高度な商品やサービスの生産が求められるようになった「ニューエコノミー」(new economy)の下では、極めて高い柔軟性を備えた労働者と低スキルの単純労働者に労働力が二極化し、前者は時間当たり賃金が高いために仕事をしない時間の放棄所得が大きくなるという理由で、後者は賃金が低いために出来るだけ多くの生活費を稼ぐために、いずれも長時間働くようになったと、述べている。

しかし、多くの日本の労働者の長時間労働の中には、正当な残業代が支払われない「サービス残業」(unpaid overtime)が含まれている。つまり過労死・過労自殺の直接的な原因となっている長時間労働に「サービス残業」が埋め込まれている。

こうした「サービス残業」を含む日本の労働者の「働きすぎ」をロバート・ライシュが言うような「個人行動の経済的合理性」から説明することは出来ない。

日本の労働者は、"なぜ「サービス残業」をしてまで、過労死・過労自殺するまで働くのだろうか"? こうした日本の労働者の働き方・働かせ方を理論的にどのように説明するのか? これが今回の私に与えられた課題である。

ここでの重要な論点は、まず第1に、「過労死」の直接的要因である長時間労働の中に「サービス残業」が埋め込まれているが、なぜ、日本の労働者は「サービス残業」を受容するのか、という点である。

第2の論点は、日本の労働者が厳密な意味で"奴隷"ではないとするならば、「サービス残業」を受容する論理には、使用者側からの「強制の論理」(a logic of enforcement)だけでなく、労働者自らいくらかは「自発的に受容する論理」(a logic of accepting voluntarily)があるはずである。したがって、この両者(強制と自発性)の関係をどのように説明するのかが、第1の論点を解き明かす上で、最も重要な理論的課題である。

以下、近年の日本の「過労死」問題の動向と特徴を概観した上で、研究の動向と特徴を紹介したい。

I　最近日本の労働時間と「過労死」の特徴について

厚生労働省『平成28年版過労死等防止対策白書』(平成27年度年次報告書)は、最近の日本の労働時間と「過労死」の特徴について、次のように述べている。

第1は、労働時間の二極化である。長期的に見ると、日本の平均的な年間総実労働時間(残業時間も含む)は年々減少する傾向が見られる。しかし、それは短時間のパートタイマーが増えためであり、正社員の労働時間は、年間2千時間を超えており、依然として長時間労働が常態化している。

第2は、多くの職場で長時間労働が蔓延し、過剰なノルマや職場でのパワハラ・セクハラなど人間関係の悪化など、勤務問題が原因で自殺する若者が増加してきていること。長時間労働者の属性を見ると、主に20歳代から40歳代前半の男性正社員に長時間働く傾向が見られることである。例えば、「過労死白書」によると、1 週間に約 60 時間以上働く労働者が約 2 割を占めているが、その多くは20 歳代から40 歳代前半の若者や壮年者である(但し、最近、女性総合職や非正規労働者の間でも長時間働く者が増加する傾向にある)。さらに、1ヶ月の残業時間が過労死ラインとされる80 時間超の正社員がいる企業が約 1 万社の2 割程度あり、長時間労働など勤務問題を原因とする自殺者は年間 2 千人を超えている。

第 3は、従来の中高年齢者に多く見られた「過労死」に加えて、とくに1990 年代以降、若者の「過労自殺」が増加する傾向にあることである。例えば、その代表的な事件として、「電通訴訟」を挙がることができる。「電通訴訟」とは、1991 年に電通社員であった大嶋一郎が自殺したことに対して、その遺族が一郎の自殺は、長時間労働による過労及び過度の睡眠不足からうつ病を発症し、それが原因で自殺したものであるとして、電通を相手取り、使用者である電通に対して損害賠償請求を求めた訴訟をさす(川人 2006)。遺族と電通側の主張・反論の応酬の結果、裁判所(最高裁判決は2000 年)は、自殺の原因が長時間労働と使用者側の安全配慮義務違反(労働時間及び健康状態の把握・管理の過失)にあるとして、遺族の主張を全面的に認める判決を下した。

その社会的意義は、「過労による自殺について」、企業責任を追及して勝訴した初の判決であったことと、過労とそれに起因する鬱等の精神疾患を放置し、自殺を引き起こしたことが使用者側の安全配慮義務違反であると、最高裁が認定した最初の判例となったことである。

森岡報告(「過労死防止法の成立事情と長時間労働の実態」)に示されているように、労災請求件数の推移をみると、「過労死」が減少傾向を示しているのに対して、「過労自殺」の件数が増加する傾向にある。

Ⅱ　「過労死」問題に関する研究の動向

日本における「過労死」問題は、公衆衛生学・精神医学などの労働科学、弁護士や法学者達による労働法学①、日本企業社会論を中心とした経済学、労働史や労使関係論、主に労働問題を研究する労働社会学などにおいて取りあげられてきた。この章では、以上の学問分野が先の「問い」をどのように説明してきたのか、そのアプローチ(approach)の特徴について述べてみたい。

1. 日本の労働者の就業意識や労働文化からのアプローチ

最初に紹介するのは、日本の労働者の就業意識や労働文化を強調する見解である。その代表的な論者として、上畑鉄之丞(2001)と小倉(2011)を挙げることができる。

とくに公衆衛生医学の分野において、「過労死」の命名者で、世界的にも「過労死」研究で著名な学者である上畑鉄之丞は、過労死の背景・要因として、日本に固有な長時間労働の存在を上げ、その重要な対策として所定外労働時間の規制やサービス残業の根絶の必要性を主張している。

① とくに労働法学の分野では、「過労死 110 番」を立ち上げ、日本の「過労死」裁判に深く関わってきた弁護士として川人博がいる。その代表的な研究は『過労自殺』岩波新書、1998 年、『過労自殺　第二版』岩波新書、2014 年。

さらに、上畑は「過労死と日本の労働文化」①の中で、日本において「サービス残業」生じる背景について、極めて正鵠を得た指摘をしている。

「サービス残業」は「労使協定や就業規則で超勤手当が本来支給されるべき労働のうち、実際には超勤手当が支給されていない労働のことをいう」。そして、「サービス残業」が発生する要因に関して、次のように述べている。

(1)「中間管理職には管理職手当が支給されるので、大部分の企業では残業に対して手当は支給されない習慣がある。さらに、これ以外に、(2)いくら残業をしても一定額以上の残業手当を支給しない習慣や(3)残業をしても申告することがためらわれるような企業風土、さらには(4)労働者自らが自発的にサービス残業を志願する雰囲気さえ我が国の企業は培ってきた。こうしたすべてのサービス残業が日本の長時間労働の基盤であり、過労死を生みだしているといえるのである」。

しかし、上畑は、残業をしても申告することがためらわれるような企業風土、さらには労働者自らが自発的にサービス残業を志願する雰囲気が日本の企業の職場でなぜ醸成されるのかについては、説明していない。

上畑鉄之丞と同じように、小倉一哉は「サービス残業」をなくすために、労働行政や企業経営、労働組合の役割の重要性を指摘しつつも、日本の労働者の就業意識が「サービス残業」を発生させている要因となっていると指摘している。小倉(2007)は、「サービス残業の一部が、働く人自らの選択の結果でもあることも事実だろう。もちろん、成果主義などの影響がその背後にある可能性は否定できない。しかし、あるいは昔からよく言われる、日本の労働者の勤勉さなのかもしれないのだ」(83頁)と述べている。また、小倉一哉(2011)では、次のように述べている。

「筆者の見解を簡潔に述べれば、誤解のないようにあえて強調しておくが、個々のケースではなく、労働時間問題を「全体」として見た時の責任は、必ずしもどこかの当事者だけにあるわけではないというものだ。つまり、長時間労働解消の役割を担うのは、政府・行政機関、企業経営者、企業の管理者、労働組合、そして働く人自身なのである。法律やその実効性の問題、企業経営者の姿勢、現場管理職の役割、そして労働組合の意義も問われなければならない。だが、それだけではない。日本人は働くことに意義を見いだしている人が多く、そのことが、仕事の重圧となって、自らを追い込んでいることも否定できない」。(6~7頁)また小倉は「日本人は納得できるまで仕事をするから長時間労働になる」とも述べている。

しかし、黒田祥子・山本勲(2011)によれば、「日本人は必ずしも本人の意思で長時間労働しているわけではい。職場の規範が大きく影響している」とのべている。また、黒田祥子は、日本では長時間労働が当たり前であると家庭すら顧みず働いていた労働者が北欧諸国のような私生活を大事にする国に転勤となり、日本人の働き方が極めて異常であることに気がついたというサラリーマンの事例を紹介している。

あえて小倉と上畑によるに日本の労働者が長時間労働を「受容する論理」を敷衍すれば、それは勤労意欲が強いという日本人の勤労観あるいは「日本の労働文化」ということ

① 『教育と医学』2001年8月号。

になるのだろうか。しかしこうした「日本の労働文化」の内実は何か、そしてそれがいつ頃から、どのような条件や基盤の上に存立してきたのかを解明する必要があろう。

また、黒田祥子が指摘する日本の企業における「職場の規範」とはいかなるものであり、それはどのような要因・背景の下で生まれてきたのか？についてさらに考察を深めることが必要である。とくに、「労働者自ら自発的にサービス残業を志願する雰囲気」「どんな仕事も引き受ける気質」(電通の社訓)を生み出す日本の企業社会と職場における働き方・働かせ方を規定しているものは何か？

2. 現代資本主義・日本型企業社会論からのアプローチ

第2に紹介する研究は、以上の問いを説明する理論として、現代資本主義論を踏まえた日本型企業社会(=企業中心社会)論からのアプローチ(approach)がある。その代表的な論者は森岡孝二である。森岡孝二は過労死弁護団による過労死事件の詳細な裁判資料、労働時間に関する政府統計・民間機関の調査結果を詳細に検討し、過労死職場における超長時間労働の実態を明らかにしている。その上で、日本企業の生産システムや雇用管理・労使関係の特質を分析し、労働者を働き過ぎに追い込む構造や誘因についても言及している①。

具体的には、日本の職場で「働きすぎ」が生じている背景要因として、①グローバルな企業間競争の激化、②情報通信技術の発展(ICT革命)による経済・経営の24時間化、③消費社会化による利便性の進化、④労働法規制・労働市場の規制緩和、⑤株主資本主義化などの経済的、技術的、社会的、政策的、経営的なマクロ的環境要因の変化を挙げている。

そうした現代資本主義のマクロ的な背景要因を踏まえて、森岡孝二(1995)は、「サービス残業」発生の構造的要因について次のように述べている。

「サービス残業が企業にとってどんなにうまみのあるものでも、労働者にサービス残業ができ、労働者がそれを受容する仕組みや意識構造がなければ、サービス残業が蔓延するという事態は生じようがない」として、恒常的な長時間労働がサービス残業を誘発することに留意しながら、サービス残業の直接的・間接的な誘因となっている要因として、次の点を指摘している②。

(1)「残業規制を欠いた労働基準法」、(2)「残業規制に非力な労働組合」、(3)長時間労働の恒常化とサービス残業、(4)ホワイトカラー労働者の増大、(5)サービス残業を強いるノルマ経営、(6)杜撰な労働時間管理、(7)日本的雇用慣行と企業内福祉が生む会社人間化、(8)軽んじられている自由時間・余暇時間の価値である。

その中で、とくに「サービス残業」を誘発する直接的な要因として、「企業が所定労働時間内ではとうていこなすことのできない営業目標や生産目標を設定しておきながら、労働コストを可能なかぎり削減しようと、従業員に陰に陽に所定時間外のただ働きを求めることから発生する」。そして、「サービス残業をなくす運動は、それが不法な賃金不払いである以上、過去になされた不払い残業に対して正当に残業手当を払わせるという課

① 代表的な著作としては、森岡孝二編著『現代日本の企業と社会　人権ルールの確立をめざして』法律文化社、1994年、森岡孝二『企業中心社会の時間構造』青木書店、1995年、森岡孝二『過労死は何を告発しているか現代日本の企業と労働』岩波書店、2013年。

② 森岡孝二(1995)、147~150頁。

題を含んでいる」。「不払賃金を支払わせれば事足りるというものではなく、その根源からいって、過重なノルマ設定や、過大な生産計画(過小な要員決定)を改め、労働時間を全般的に短縮する運動として展開されなければならない」。しかし、森岡が最も強調したい点は、「『サービス残業』において、人びとが実際に失っているものは、不払賃金であるというより、むしろ自分のための、家族のための時間である」、「取り返せない貴重な時間が無償で奪われているという意識を持つことなしには、サービス残業を根絶することはできない・・・サービス残業をなくすことは、労働時間短縮運動のもっとも急を要するもっとも切実な課題である」。

にもかかわらず、日本の労働者が「サービス残業」を「受容」せざるを得ないのは、森岡が指摘しているように、雇用や福祉を企業に依存しなければ、普通の生活が難しいが故に、自分や家族のための自由時間・余暇時間を犠牲にして、企業のために身を粉にしてサービス残業も厭わず働く日本の労働者の姿である。

3. 労働史・労使関係論からのアプローチ

第3は、主に労働史からみた日本の労働者像と日本企業の労務管理に焦点を当てた研究である。その代表的な研究者として、熊沢誠を挙げることができる。

熊沢誠は、現代日本の労働史・労使関係論研究における第1人者の一人であり、多くの優れた著作がある①。

2010年に出版された『働き過ぎに斃れて−過労死・過労自殺の語る労働史』は、本書のサブタイトルに示されているように、とくに1980年代以降、さまざまな労働現場で働き過ぎに斃れて斃れた56人の仕事と職場、生活の体験、死に至る心身の疲弊、そして無念の遺族達による長きにわたる闘いの事例を、公判記録・判決文、弁護士達の克明な事例報告、遺族達の手記などを基にして、物語(労働史)として描いた労作である。

その中で、熊沢誠は、過労死を生み出す背景として、次のように述べている。

「なによりも(1)サービス残業を含む過度な長時間労働、(2)それをもたらす会社の杜撰な労働時間管理、(3)過大な数値ノルマと短すぎる納期、(4)それに関係する低賃金や歩合給制度、(5)同僚の助けを期待できない競争的な職場の人間関係などが重なっている。

そして、とくに2000年代以降は、これらに起因する脳・血管障害による狭義の過労死に、若手従業員の間での精神障害による過労自殺がかぶさってくる。過労自殺の頻発をもたらしたのは、(6)上司のハラスメントと、(7)従業員の個人生活への過度の拘束であった。」

熊沢は本書の最終章に於いて、過労死・過労自殺を引き起こしている重層的な要因を帰納法的に考察し、次のように結論づけている。

まずは過労死・過労自殺の基底にある日本企業の労務管理の要請に、そして本来それを掣肘するべき主体としての労働行政や労働組合のいい加減さ(規制力の弱さ)が重

① 代表的な著作として、『日本の労働者像』筑摩書房、1981年、『ノンエリートの自立−労働組合とは何か』有斐閣、1981年、『日本的経営の明暗』筑摩書房、1989年、『能力主義と企業社会』岩波新書、1997年、『女性と企業労働』岩波新書、2000年、『格差社会ニッポンで働くということ』岩波書店、2007年、『労働組合運動とはなにか−絆のある働き方をもとめて』岩波書店、2013年他多数。

なる。

熊沢誠のアプローチの特徴は、「過労死」の直接的な根因として、日本の労働者の働き過ぎを誘引する[日本に特有の能力主義の定着→その帰結としての労働条件決定の<個人処遇化>→その惰力としての[自己責任化]という連関をもたらす企業労務に焦点を当てていることである。

ここでは、「過労死」は「個人の受難」(自己責任)として見なされてきた。それに対して日本の労働組合と労働行政は、「過労死」の直接的な根因である企業労務の有り様を規制するどころか、過労死ラインを凌駕する長時間労働(しかも「サービス残業」を含む)を許容する「特別条項付き36 協定」を容認してきた。こうした職場での働き方を直接規定する企業労務への規制力を欠いた労働組合や労働行政の対応を批判した上で、日本の社会システムを特徴づける「日本型企業社会」(雇用と生活を企業に依存する男性正社員稼ぎ主家族モデル)が、自分や家族をも犠牲にしてしてまで、会社のために「斃れてまで」働くということを受容させてきたのである。

しかし、現代の労働者が言葉の厳密な意味で「奴隷」でない限り、過重労働の受容には、労働者のそれなりの「主体性」があったといくべきであろう。

すなわち、「強制された自発性」(autonomy being enforced)に基づいて、死に至るまでの過重労働が受容されたのである。勿論、その「強制」(enforcement)と「自発性」(autonomy)の混合比は職種や地位によって異なる。会社からの期待も含めて仕事それ自体にやり甲斐を感じるほど、「自発」が色濃く、生活の為に働く度合いが高いほど、「強制」的な誘因が強くなるだろう。けれどもその違いは相対的なものにすぎない。

何故かと言えば、日本の労働者に特徴的な過労死・過労自殺は、詰まるところ、「会社のため」と「自分と家族の生活のため」を峻別できない環境に置かれた日本の労働者に固有の悲劇にほかならないものであると、結論づけている。その峻別の困難は、不安定な福祉国家のままの現代日本社会にいぜんと貫流しているのであると。

4.「<やり甲斐>の搾取」論からのアプローチ

最後に紹介するのは、とくに近年、若者に拡がっている「働きすぎ」の現象を、若者を長時間労働に駆り立てている「やり甲斐の搾取」という視点から説明しようとする研究である。その代表的な論客として、阿部真大(2006、2007)と本田由紀(2007、2011)の研究が挙げられる。阿部(2006)は、バイク便ライダーのように、バイクを趣味として、安定した雇用や賃金などよりも、「仕事の面白さ」「自分のやりたいこと」を優先する最近の若者の就業意識の変化に焦点を当て、時間を忘れて仕事にのめり込む若者の姿を描いている。阿部はこうした若者の「働きすぎ」現象を「自己実現ワーカホリック」(self-actualization workaholic)と呼んでいる。

こうした阿部真大の「自己実現ワーカホリック」論に対して、本田(2011)は、次のように批判する。こうした阿倍の「自己実現系ワーカホリック」という問題意識に対して、それは自己実現できているのだから問題ないし、むしろ当人にとっては幸せなのではないかという反論も想定される(若者の中にはそうした考えを持っている者が少なからずいることも確か)。しかしこれはそれほど単純ではない。彼らは自発的に自己実現に邁進しているように見えて、実は彼らをその方向に巧妙に誘う仕組みが働かせる側によって、仕事の中に組み込まれているのである。その意味で「自己実現系ワーカホリック」という言葉は個人側の動機を強調しているように見えるため、不適切な面がある。働かせる側の要因の重要性を言い表す為には、正しくは「<やりがい>の搾取」(exploitation by being worth doing)というべきだろう。

今日、アングロサクソン諸国においてさえも労働時間の長期化傾向を見ることが出来る。本田は、現在、世界を巻き込む形で進行している「働き過ぎ」の背景には、企業の組織目標(デフレ下での企業収益率の極大化、業界での生き残り競争=グローバルレベルでのサバイバル競争)達成に向けて、世界的なレベルでの企業間競争が展開されている中で、これまでとは異なる「働き過ぎ」のメカニズムが立ち現れてきている可能性はないのか、と自問する。そして、こうした危険な働き過ぎを抑制するためには、それを生み出す現代的なメカニズムを解明する必要があると、述べている。では、本田の言う「<やりがい>の搾取」にはどのような仕掛けが潜んでいるのか。つまり「<やりがい>の搾取」を誘引する「からくり」とは何か?

第1に、「好きなこと」「やりたいこと」を仕事にすることが望ましいという規範がマスコミや学校での進路指導「キャリア教育」において喧伝され、若者の間に広く根付いていること(①趣味性の素地)。

第2に、しかし、若者にとっては裁量性や創意工夫などの余地のある仕事は希少価値を持つ仕事として憧憬の対象となっていること(②ゲーム性の素地)。

第3に、日本の若者間では、自分の生きる意味(やり甲斐)を他者からの承認(マズロー欲求階層の他者承認欲求)によって、「仕事のやり甲斐」を求める意識が強いこと(③奉仕性の素地)。

第4に、「夢の実現」に向かって自分を瞬発的なハイテンションにもってゆくことによってしか乗り切れない「厳しく不透明な現実」の存在(④サークル性・カルト性)。これらの素地につけいる形で、「<やり甲斐>の搾取」という「からくり」が巧妙に成立し、巻き込む対象の範囲を拡大しつつあるのが現状であると考えられる(104 頁)。

安定雇用や賃金などの即物的対価以外の目的(①趣味性、②ゲーム性、③奉仕性、④サークル性・カルト性など)で働いてくれる「自己実現系ワーカホリック」(阿部)達は企業によるこうした「<やりがい>の搾取」の好餌となっているのである(103 頁)。

では、本田由紀の「やり甲斐の搾取」論と熊沢誠の「強制された自発性」論との比較において、その共通点と違いはどのような点にあるのだろうか。

両者とも、長時間労働を自発的にではなく、使用者からの何らかの強制がサービス残業を含む長時間労働に労働者を駆り立てているという点では、共通した見方をしている。

しかし、熊沢誠が日本の労働者の「仕事に対する心構え」を誘発する日本企業の特異な労務管理である日本的能力主義管理を重要視しているのに対して、本田由紀は若者の仕事へのやり甲斐を誘導するために、「趣味性・ゲーム性・奉仕性・サークル性など」の要素が仕事それ自体の中に埋め込んでいる点を強調している点に特徴がある。簡単に言えば、熊沢誠の主張とは異なり、現代の若者は安定した雇用や賃金よりも、仕事の「面白さ」や「自分がやりたいこと」に仕事の価値を重視する傾向がある。そしてこうした若者の仕事意識を巧妙に利用し、強制ではなく、あたかも自発的に自己実現を達成するために、サービス残業も厭わないのである。これを本田由紀は、「強制された自己実現」と呼んでいる。

結論

以上、日本における最近の「過労死」問題の特徴を概観した上で、「過労死」問題研究の代表的な論者を取り挙げ、各論者の問題意識、方法論的アプローチの特徴について述べてきた。最後に本報告のまとめをしていこう。

「はじめに」において述べたように、本報告の課題は、日本の労働者は“なぜ「サービス残業」をしてまで、過労死・過労自殺するまで働くのだろうか”という問いに関して、日本の「過労死」問題研究者はどのように説明してきているのか、その研究動向を紹介することであった。その際に最も重要な論点は、「強制の論理」だけで、日本の労働者は「過労死」する程までに働くはずがなく、そこにはいくらかは自発的に受容する論理」があるはずであるということであった。つまり、日本の労働者が「サービス残業」を伴う長時間労働を「受容する論理」を「自発性」と「強制」からどのように説明するのかというのが最大の理論的課題であった。

とくに「過労自殺」の場合、それを誘発する背景・要因には、被災者に関連する「個体要因」(ミクロ的要因)の他に、働き方を直接的に規定する企業労務・労使関係等のメゾ的要因、さらには労働法制度、消費生活様式、福祉レジーム、階級としての労働者の労働文化などのマクロ的要因が複雑に、かつ重層的に絡んでいる。それ故に、「過労自殺」問題の分析には、労働医学、労働法学、経営学、経済学、労働社会学などからのミクロ・メゾ・マクロレベルの分析を踏まえた学際的な研究が求められている。

上畑鉄之丞や小倉一哉は、労働者の勤勉さという日本の労働者の勤労観や就業意識などの「労働文化」を強調している。それに対して、森岡孝二や熊沢誠は日本企業の生産システムや企業労務による「強制の論理」に力点を置きながらも、雇用や福祉を企業に大きく依存している日本型福祉レジームにおいては、「特定企業の従業員としての成功、雇用保障や順調な昇給、その保証となる自分の働きぶりに対する会社の高い評価がなければ、普通の生活が難しいという労働者の確信が・・・普通の労働者の多数を無理な働き過ぎに追いやり続けたのである」。つまり、弱音を吐かずに就職した企業で頑張り抜くことがすべての生活の安定にとって不可欠な決定的な前提となっているのである。熊沢誠は日本の労働者がいくらかはそうした頑張りを自発的に受容する心性を「強制された自発性」と呼んでいる。それに対して、本田由紀は、現代日本の若者は安定した雇用や賃金よりも、仕事の「面白さ」や「他人からの認められこと」(他者承認)に仕事の価値を求める傾向があり、その点を使用者は仕事の中にそうした要素を巧妙に仕込むことによって、若者を「サービス残業」を含む長時間労働に駆り立てている。こうした“からくり”を「<やり甲斐>の搾取」、「強制された自己実現」と呼んでいる。

森岡や熊沢が日本企業の生産システムや企業労務に焦点を当てているのに対して、本田は若者の就業意識を巧妙に煽ることによって、「擬似的」自己実現欲求を巧みに誘引する「動機付け理論」に力点をおいている。

参考文献

[1]Robert・B・Reich　清家篤訳(2002)『勝者の代償』東洋経済新報社。

[2]上畑鉄之丞(2001)。

[3]上畑鉄之丞(1993)『過労死の研究』

[4]小倉一哉(2011)『過働社会ニッポン長時間労働大国の実態に迫る』日経ビジネス人文庫。

[5]黒田祥子・山本勲(2011)「希望労働時間の国際比較:仮想質問による労働供給弾性値の計測」RIETI Discussion Paper Series 11-J-033,2011.3.

[6]山本勲・黒田祥子(2014)『労働時間の経済分析』日本経済新聞出版社。

[7]森岡孝二(1995)『企業中心社会の時間構造』青木書店。

[8]森岡孝二(2013)『過労死は何を告発しているか-現代日本の企業と労働』岩波書店。

[9]熊沢誠(2010)『働き過ぎに斃れて』岩波書店。

[10]熊沢誠(1993)『新編　日本の労働者像』ちくま学芸文庫。

[11]熊沢誠(1997)『能力主義と企業社会』岩波新書。

[12]阿部真大(2006)『搾取される若者たち-バイク便ライダーは見た!』集英社新書。

[13]阿部真大(2007)『働きすぎる若者たち-「自分探し」の果てに』生活人白書。

[14]本田由紀(2011)『軋む社会-教育・仕事・若者の現在』河出書房新社。

[15]本田由紀(2007)「<やりがい>の搾取-拡大する新たな『働きすぎ』」『世界SEKAI』2007 March no. 762.

[16]長井偉訓(2012)「日本における『過労問題』の今日的特質とその構造~「過労死・過労自殺」発生のメカニズム」(第1回「過度労働問題に関する学会」2012年9月24日、中国首都経済貿易大学於)。

韩国长时间劳动的现状及成因

万　利

（山东青年政治学院经济管理学院）

摘　要：多年来，韩国的经济取得了较快的发展，但是韩国的劳动时间和劳动强度并没有随着经济的发展和社会的进步而缩短，缩短劳动时间成为近年来韩国劳资关系面临的三大焦点问题之一。据统计，韩国的劳动时间在经合组织成员国中排名一直居高不下。本文在梳理韩国长时间劳动现状的基础上，从低收入工资体系、劳动时间特别规定、综合薪酬制度等方面入手，分析韩国长时间劳动的成因。

关键词：韩国；长时间劳动；现状；成因

一、引言

韩国的劳动时间和劳动强度在经合组织成员国中一直位居前列，长时间劳动问题一直是韩国社会关注的焦点。虽然近年来韩国各界一直呼吁减少劳动时间，政府也从立法和制度等方面做了诸多努力，但是与韩国的经济发展水平相比，韩国劳动时间的长短却没有发生质的改变。韩国的经济发展迅速，收入水平不断提高，社会不断进步，但是为什么劳动时间却一直没有缩短？本文根据韩国长时间劳动的现状，从低收入工资体系、劳动时间特别规定、综合薪酬制度等方面入手，分析韩国长时间劳动的成因。

二、韩国长时间劳动的现状

韩国虽然从2004年7月开始实行周40小时劳动时间制度，但实际的劳动时间并没有缩短，远多于40小时。2015年经合组织发表的统计资料显示，在经合组织成员国中，韩国劳动者的年平均劳动时间为2 285小时，排在第一位，也是超过2 000小时的3个国家之一（见图1）。与经合组织其他成员国相比，韩国劳动者平均每年的劳动时间多出近354小时，意味着与其他国家相比，韩国劳动者每周要多工作6.8小时。在经合组织成员国中，平均劳动时间最短的是德国，德国平均每年劳动时间仅为1 371小时，仅相当于韩国劳动者工作8个月的劳动时间。

由图2可以看出，2000年以后，韩国的劳动时间在不断缩短，尤其是在2004年实行周劳动时间40小时以后，这一趋势变得更加明显。与同时期经合组织成员国年工作平均时间变化趋势相比，减少幅度更为明显，2003年，韩国的年工作平均时间比经合组织成员国年平均时间长670小时，到了2010年已经把这一差距缩短为483小时，截至2015年，韩国的年劳动时间比经合组织成员国年平均时间长354小时。

据ILO研究统计，如果以周48小时作为正常劳动时间基准，韩国与经合组织其他主要成员国相比，长时间劳动者所占比率远高于其他国家（见图3）。

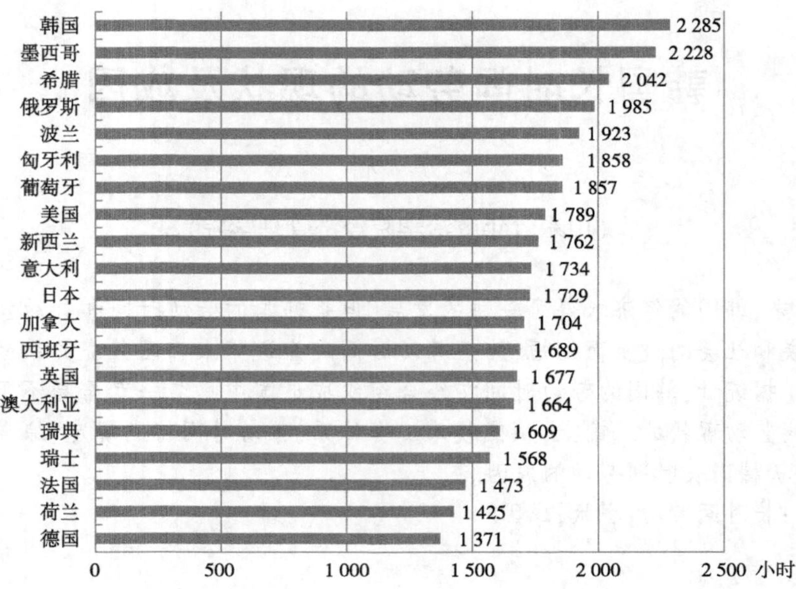

图 1 经合组织主要成员国年劳动时间排行榜(2015 年)

资料来源:http://ozrank.co.kr/170.

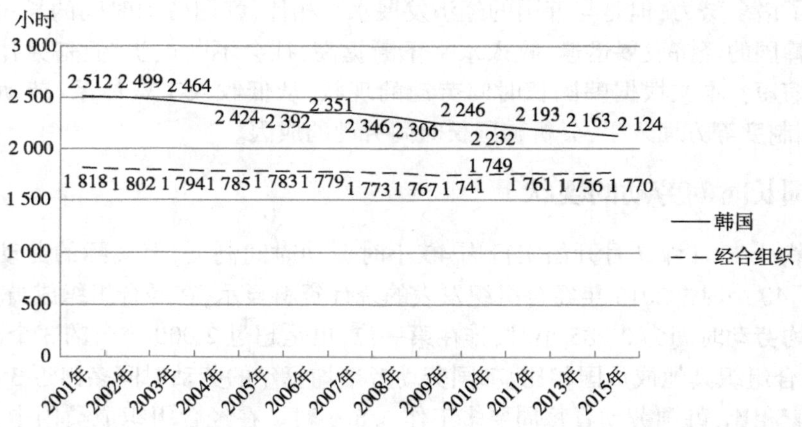

图 2 韩国劳动时间变化趋势

资料来源:根据韩国劳动研究院资料整理。

从表 1 可以看出,周劳动时间超过 8 小时的企业达到 37.6%,超过 12 小时的达到 18.5%。从规模看,规模小的企业从总体上较高,其中 100~299 人规模的企业周劳动时间超过 8 小时和超过 12 小时的所占比重最高。

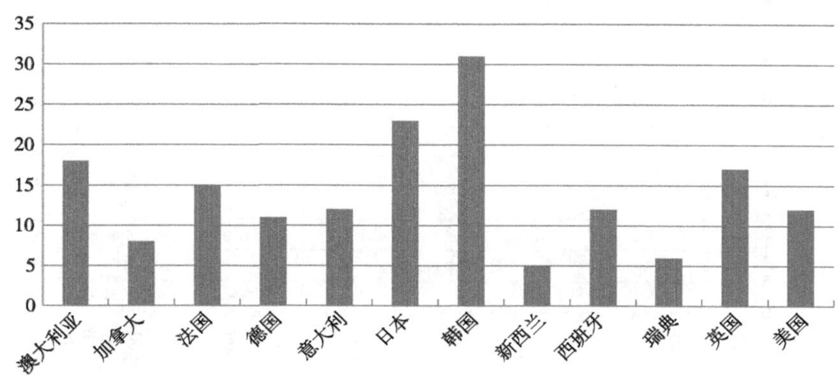

图 3　经合组织主要成员国长时间劳动者比率(%)

资料来源:根据韩国劳动研究院资料整理。

表 1　规模别超时劳动的比重概况

	周劳动时间超过 8 小时					周劳动时间超过 12 小时				
	30~99 人	100~299 人	300~499 人	500 人以上	总体	30~99 人	100~299 人	300~499 人	500 人以上	总体
比率(%)	37.3	39.8	12.88	12.90	37.6	18.0	21.7	13.6	13.9	18.5
劳动时间(小时)	13.09	13.87	4.74	4.42	13.25	16.60	17.19	17.47	16.76	16.76

资料来源:根据韩国劳动研究院资料整理。

从表 2 可以看出,周劳动时间超过 8 小时的,制造业的比重是 59.1%,非制造业的比重是 24.5%,制造业是非制造业的 2 倍多。周劳动时间超过 12 小时的,制造业的比重是 33.1%,非制造业的比重是 9.6%,制造业是非制造业的 3 倍多。由此可以看出,与非制造业相比,制造业超时劳动现象更加严重。

表 2　制造业和非制造业长时间劳动的比重概况

	周劳动时间超过 8 小时			周劳动时间超过 12 小时		
	制造业	非制造业	总体	制造业	非制造业	全体
比率(%)	59.1	24.5	37.6	33.1	9.6	18.5
劳动时间(小时)	13.76	12.49	13.25	16.79	16.69	16.76

资料来源:根据韩国劳动研究院资料整理。

三、韩国长时间劳动的成因

(一)低收入水平与长时间劳动

韩国的薪酬大致由基本工资、加班费、奖金等组成,超出标准劳动时间就会领到高额的加班费。图 4 反映了基本工资与长时间劳动的关系。

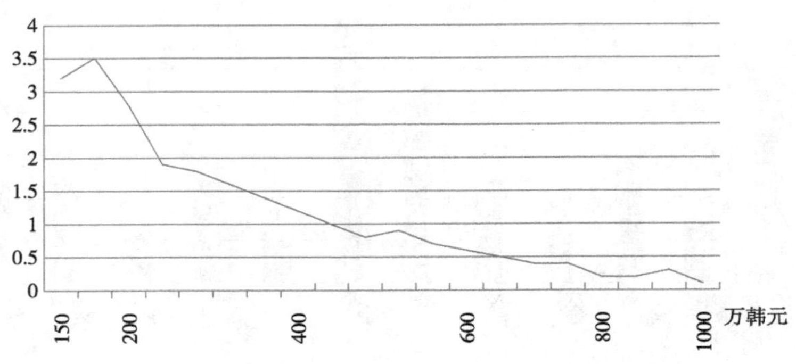

图 4　韩国收入水平与长时间劳动关系

资料来源:韩国劳动研究院。

由图 4 可以看出,当收入在 175 万韩元左右时,长时间劳动时间达到最大值,之后随着收入水平的增加长时间劳动越来越少。由此可见,韩国的长时间劳动与低收入水平有着密切的关系,收入越低,为了获得更多的报酬,长时间劳动会越多。对此可以从两个角度进行解释,从员工的角度看,由于工资水平相对较低,在较高的物价和消费水平下,员工为了保障和提高生活水平,通过加班以获取相对高额的加班收入。韩国加班工资与标准工作时间相比较高,韩国标准工作时间是每天 8 小时,超过 8 小时即为加班时间,晚上 10 点之前,加班工资是标准工资的 1.5 倍,10 点之后是标准工资的 2 倍,这对于收入较低的员工有着较大的吸引力,是导致不得不被动地"自愿"加班现象的诱因之一。韩国劳动研究院的调查资料显示,收入处于 100~150 万韩元(折合人民币 6 000~9 000 元)区间的员工加班比重最大,这与低收入工资水平密切相关。从企业的角度看,与雇用正式员工方式相比,通过员工加班途径更能节省企业的生产成本,导致员工终年加班成为一种常态。

(二)韩国劳动时间特别规定与长时间劳动

韩国《劳动基准法》第 50 条第 1 项规定:"周劳动时间除去休息时间,不能超过 40 小时。"第 53 条第 1 项规定:"与当事者协商同意,周劳动时间可以延长 12 小时。"第 59 条(劳动时间、休息时间的特别规定)规定:有下列情形之一的,经与当事者协商,周劳动时间超过 12 小时以上,可以延长劳动时间,也可以变更休息时间:①运输业、物品拍卖及保管业、金融保险业;②电影制作与公演、通信业、教育研究与调查研究、广告业;③医疗及卫生业、服务行业、焚烧及清扫业、理发美容业;④其他由于利于公众或者业务的特殊性获得总统令许可的行业。

以上法律条款主要是针对超时劳动时间、休息劳动时间的特别情况而定,不受《劳动基准法》关于标准劳动时间的约束和保护。劳动时间特别规定本来的出发点是基于特定的行业性质,如果按照韩国《劳动基准法》规定的劳动时间可能会导致特定行业经营上的困难,所以颁布了这一特殊规定。但这一特殊法律制度的存在,导致从事特别规定行业的劳动时间远高于非特别规定的行业。

通过表 3 可以看出,周劳动时间特别规定行业(52.22 小时)比非特别规定行业(47.69

小时)多出 4.53 小时,周超过劳动时间特别规定行业(8.45 小时)比非特别规定行业(4.67 小时)多出 3.78 小时,可见,在劳动时间特别规定行业内长时间劳动现象普遍存在。一周内标准工作时间特别规定行业(43.77 小时)比非特别规定行业工作时间(42.63 小时)稍微长一些,但是与长时间劳动相比,这一差别显然很小。具体细分看,住宿、饮食业工作时间特别规定行业与非特别规定行业都超过了 15 小时,一周工作时间都超过了 58 小时;卫生服务业特别规定行业与非特别规定行业相比虽然稍微长一些,但是超过规定劳动时间几乎相当。

表 3　特别规定与非特别规定行业劳动时间对比　　小时

区分		劳动时间特别规定行业			劳动时间非特别规定行业		
		总劳动时间	超过劳动时间	规定劳动时间	总劳动时间	超过劳动时间	规定劳动时间
总体		52.22	8.45	43.77	47.69	4.67	42.63
大的分类	零售、住宿	50.46	6.48	43.99	54.72	11.49	43.23
	运输业	65.39	21.80	43.59	43.92	1.09	42.84
	其他服务业	50.06	6.86	43.20	42.92	1.41	41.51
细的分类	住宿、饮食业	59.88	15.90	43.97	58.86	15.88	42.99
	陆上运输业	65.77	22.13	43.64	44.98	1.81	42.66
	卫生服务业	48.61	5.42	43.19	46.80	4.15	42.65

从表 3 看运输业和陆上运输业超时劳动最为严重,首先,从运输业的劳动时间看,特别规定行业周总劳动时间(65.39 小时)与非特别规定行业(43.92 小时)相比,多了 21.47 小时。其次,从超时劳动看,一周超过劳动时间特别规定行业(21.80 小时)与非特别规定行业(1.09 小时)相比,多了 20.71 小时。但是从标准工作时间看,特别规定行业(43.59 小时)与非特别规定行业(42.84 小时)相比并没有太大差别。而陆上运输业的情况是,首先,周总劳动时间特别规定行业(65.77 小时)与非特别规定行业(44.98 小时)相比,多了 20.79 小时;其次,从超时劳动看,一周超过劳动时间特别规定行业(22.13 小时)与非特别规定行业相比(1.81 小时),多了 20.32 小时。但是从标准工作时间看,特别规定行业(43.64 小时)与非特别规定行业(42.66 小时)相差无几。

通过以上分析可以看出,劳动时间特别规定制度是长时间劳动的成因之一,尤其是对运输业和陆上运输业的影响巨大。

(三)综合薪酬制与长时间劳动

由于白领的业务多不能与蓝领一样进行标准化分工,因此白领的工作时间和休息时间不能与蓝领一样进行明确的量化,很难进行严格的测定和监督。由此,相比蓝领的劳动时间和薪酬可以精确量化,白领劳动时间和薪酬相对笼统计算并加以补偿的综合薪酬制度从某种程度上讲或许更加适合。长期以来,综合薪酬制中对白领的额外劳动时间进行的补偿称为固定额外时间制,对或长或短的额外劳动时间不进行一一计算,而只对固定的额外劳动时间总体上进行补偿,或者以连同额外劳动时间的补偿一起测定年薪的形式实现。但是从银行业事例及综合薪酬制下的固定额外劳动报酬看,综合薪酬制并不能全部补偿长期额外劳动时间,仅补偿了一部分或者根本没有补偿。

在表4中,非制造业64.1%的组织使用的是综合薪酬制度,即每天超时劳动的薪酬不当作固定额外劳动薪酬支付。非制造业的销售、服务、事务、专门等大多数从业人员在综合薪酬制度下,相较于实际超时劳动时间获得的超时劳动薪酬少的可能性很大。

表4　综合薪酬制和超时劳动薪酬制使用比例(%)

		综合薪酬制	超时劳动薪酬制
总体	合计	40.6	59.4
	中小企业	40.1	59.9
	大企业	54.7	43.3
制造业	合计	33.4	66.6
	中小企业	33.3	66.7
	大企业	40.9	59.1
非制造业	合计	64.1	36.0
	中小企业	64.0	36.0
	大企业	64.3	35.7

资料来源:韩国劳动研究院。

尤其是大学毕业生,在从事营业、销售、服务等白领工作的超时劳动薪酬只支付实际劳动时间的一部分,或者根本不支付的情况被视为惯例。因此,企业对白领的劳动时间进行测定、管理、计算、补偿不作为的情况占大多数,导致韩国白领群体的超时劳动在企业调查中不易显现,甚至被隐匿了。在2013年韩国劳动研究院以银行职员为对象进行的调查中,在雇佣劳动部的企业调查中显示的5小时/月的超时劳动变为62.8小时/月。之所以出现如此巨大的差异,原因在于企业的人力资源管理部门漠视对白领的超时劳动时间的管理,因此白领的超时劳动时间到底是多少并不知道。

虽然长时间超时劳动并不能得到相应的薪酬,但晋升和业绩竞争压力迫使白领自发地长时间超时劳动。因此,企业得以变相地延长劳动时间,导致大量长时间劳动现象发生。由此可知,综合劳动报酬制度是隐匿、维持并生成白领长时间劳动的重要制度性要素。

四、结论

韩国的长时间劳动体系形成于产业化时期的生产条件、经济环境、低收入水平等劳动条件下,即使近年来韩国取得了经济的快速发展和社会的巨大进步,但韩国的长时间劳动现象并没有发生质的改变。究其原因,与低收入水平、劳动时间特别规定、综合薪酬制度等息息相关。

首先,低收入水平是韩国超时劳动现象严重的诱因之一。韩国的长时间劳动与低收入有着密切的关系,工资越低,为了获得更多的报酬,长时间劳动就会越多。

其次,劳动时间特别规定导致了韩国长时间劳动现象的滋生。劳动时间特别法律制度主要是针对超时劳动时间、休息劳动时间而定,不受《劳动基准法》关于标准劳动时间的约束。劳动时间特别制度立法的本来出发点是由于特定的行业性质,如果规定统一劳动时间可能会导致行业上的困难或劳动时间统一的难处。这一法律制度的存在,导致从事特别规定行业的劳动时间远高于非特别规定的行业。

最后,综合薪酬制度也助长了长时间劳动现象的发生。从事白领业务的劳动者尽管长时间超时劳动但是却不能得到相应的薪酬,加之肩负着较重的业绩竞争压力,会诱导企业和组织对这一群体实施变相加班,肆意延长劳动时间。固定额外时间制、年薪制掩盖下的综合超时劳动薪酬制度,是隐匿、维持并生成白领超时劳动的重要制度性要素。

参考文献

[1] 배규식 . 근로시간단축 [J] . 한국노동연구원노동리뷰, 2015(4):40–53.

[2] 권현지 . 장시간노동체제 : 은행산업의실태를중심으로 [J] . 노동리뷰, 2012 (3): 73–91.

[3] 조성재 · 구승환 . 제조업의근로시간단축과통상임금관련갈등해소방안 [M] . 한국노동연구원, 2014.

[4] 배규식 . 한국의장시간노동과근로시간단축 [J] . 노동리뷰, 2013(10):7–18.

[5] 김기웅외 . 장시간근로와자살생각의관련성 [J] . 대한직업환경의학회지, 2012 (12):339-346.

[6] 황선자 , 노용진 . 노동시간실태와실노동시간단축방안 [M] . 연구총서, 2012.

[7] 김영선 . 노동시간의정치 , 과로사회 [C] . 대한직업환경의학회, 2014(5):3–29.

[8] 배규식, 홍민기 . 장시간노동의단축 [J] . 한국노동연구원노동리뷰, 2012 (1):72–81.

[9] 전윤구 . 근로기준법제 59 조근로시가특례사업의축소개정의필요성 [M] . 노동부학술연구보고서, 2009.

[10] 허재준 . 장시간노동관행의체질개선과시대적과제[J]. 한국노동연구원노동리뷰, 2013(10):1–3.

韩国的产业灾害研究
——从过度劳动的研究视角

何　勤　金明圭

（北京联合大学管理学院）

摘　要:研究过度劳动问题,与工作相关的疾病的基准和条件的认定是基础。本文回顾了韩国有关法律的历史变迁,并分析了韩国产业灾害的现状、原因及未来趋势,探讨韩国有关部门和机构认定由过度劳动引发的心脑血管疾病的基准和条件,旨在介绍和借鉴韩国有关产业灾害及因过度劳动引发的心脑血管疾病相关的认定和法律的保护措施。研究表明:韩国从2006年至2014年灾害率、总灾害人数、总死亡人数、工作事故万人死亡率逐渐减少,而与工作有关的患病人数却呈现小幅度的增加。自2008年实施产业灾害认定标准后,心脑血管疾病的不认定率出现大幅度的上升,由2007年的59.8%上升到2010年的85.6%。未来韩国应从医学和社会公平的双重视角修改和完善相关法律对与工作相关的疾病的认定基准,同时要积极开展对产业灾害的预防性工作,降低与工作相关的疾病发生率。

关键词:产业灾害;心脑血管疾病;过度劳动认定标准

产业灾害是指在劳动过程中,由于工作的原因,劳动者在身体、精神上的受害,又称劳动灾害。该词汇在韩国政府机构和学术界得到普遍使用。

一、韩国对产业灾害的认定方式

准确判定与工作有关的疾病(work-related disease,WRD)有一定困难,各国都有不同的认定方式和认定标准。按照证明责任和认定范围的弹性,分为三种方式,即普通定义方式、制定举列方式和混合方式。

(一)普通定义方式

普通定义方式又叫概括主义。相关法令对与职业相关的疾病只限定概括性、普遍性和抽象性的定义,在具体案件发生时再进行确认,确定是否与工作有关。普通定义方式的优势在于,在社会发展、新生产工艺出现时,可以灵活地应对新型疾病的出现。劣势在于,一些案件较为模糊,员工有证明责任,员工需要证明自己的疾病与工作之间的关联性,一些员工由于提供的证据较为模糊,因此很难清晰界定。美国各州政府、菲律宾和新西兰选择该种认定方式。

(二)制定举列方式

制定举列方式又称限制举列主义。在法令或附表上制定每类职业的疾病以及发生这种疾病时的补偿方式。该种方式的优势在于,法令对与职业有关的疾病及补偿方式的规定较为明确和详细,员工容易提供证明,因此可确保较为稳定的认定基准。劣势在于,当新的职业疾病发生时缺乏灵活性和弹性。英国、法国采用这种认定方式。

(三)混合方式

混合方式又叫示例主义,该方式结合了普通定义方式和制定举列方式的优势,弥补了上述两种方式的劣势。若是法令或附表上举列的疾病,员工不需要证明工作的起因性。若不是法令或附表上举列的疾病,只要证明工作的起因性就能认定与工作有关的疾病。该种方式既可减轻员工的证明负担,也可快速应对新的职业病。若不是法令或附表上举列的疾病时,选择的是相当因果关系说,认定基准是可能性大的疾病。德国、巴西、墨西哥、韩国和日本采用这种认定方式。

二、韩国有关法律的历史变迁

1948 年到 1953 年,韩国还未制定《勤劳基准法》,产业灾害补偿问题由工会应对。各企业需要自己制定补偿方案。

1948 年 7 月 17 日公布的宪法阐明了有关勤劳者基本权的条例。劳动法理念被树立。

1953 年,韩国公布了《工会法》《劳动争议调整法》《劳动委员会法》《勤劳基准法》。在《勤劳基准法》中明确了有关劳动、工资、劳动时间、预防灾害,以及关于女性与未成年人的特殊保护等产业灾害补偿问题。

1963 年开始实施《产业灾害保险法》,但没有对心脑血管疾病的相关补偿做出规定。1982 年,按照韩国劳动部的规则,认定脑出血为与工作有关的灾害。关于心血管疾病的业务灾害认定基准,1982 年韩国劳动部出台了劳动部例规第 71 号,自颁布起虽经过多次修改,但仍不够完善。而且社会普遍缺乏对该法律的认同,对“过劳”与“压力”也没有客观的判断标准。

总的来看,在《产业灾害保险法》中对与工作相关的灾害认定基准较为模糊,因此有可能出现随意解释法律规定的现象,在勤劳福祉工团处理过程中或在法院判断过程中都坚持一贯性,所以需要进一步研究、补充和完善《产业灾害保险法》。

心脑血管疾病与遗传因素、生活习惯密切相关。中风、脑卒中是发病率较高的疾病,但以前没有认识到该疾病与职业有密切关系,往往只在工作空间里发病时才理解为“产业灾害”,在业务时间以外发病时,法律不承认该疾病与工作有关。当前法院已认定在工作过程中发生的心脑血管疾病为工作灾害。关于心脑血管疾病,社会的认识在逐渐发生变化。当前无论医学界、法学界还是普通老百姓都普遍认为,非工作时间发生的心脑血管疾病与过劳和压力有必然联系,因此自 20 世纪 90 年代开始,韩国关于脑出血的产业灾害诉讼逐渐增加。在这种趋势下,1994 年韩国制定了有关心脑血管疾病的认定基准,将心肌梗死、冠心病、心绞痛纳入产业灾害,1997 年又将大动脉瘤脱离纳入产业灾害。

三、韩国产业灾害的现状、原因及未来趋势分析

(一)产业灾害现状分析

相关数据显示,韩国产业灾害率从 1998 年开始逐渐上升,2004 年后呈下降趋势,到 2014 年产业灾害率是 0.53%,比上一年下降 0.06 个百分点,比 2006 年下降 0.24 个百分点,产业灾害率有逐渐降低的趋势。

从表1可看出,300人以下工作单位灾害率增减有所波动,从2004年开始下降,到2014年,300人以下工作单位灾害率是0.61%,比上一年下降0.08个百分点。工作事故万人死亡率总体下降,2011年上升,2012年再下降,到2014年工作事故万人死亡率为0.58%,比上一年下降0.13个百分点。2014年总死亡人数是1 850人,比上一年减少79人,减少4.1%。与业务有关的患病人数2006年以后增加,2008年后不断减少,2014年12月,患病人数7 678人,比上一年增加51人,增加了0.7%。

表1 韩国产业灾害现状

年份	2006	2007	2008	2009	2010	2011	2012	2013	2014
总灾害率(%)	0.77	0.72	0.71	0.7	0.69	0.65	0.59	0.59	0.53
比上一年变化率(%)	0	-6.5	-1.4	-1.4	-1.4	-5.8	-9.2	0	-10.2
300人以下工作单位灾害率(%)	0.91	0.85	0.84	0.84	0.83	0.78	0.7	0.69	0.61
比上一年变化率(%)	-2.2	-6.6	-1.2	0	-1.2	-6	-10.3	-1.4	-11.6
工作事故万人死亡率(%)	0.96	0.91	0.87	0.82	0.78	0.79	0.73	0.71	0.58
比上一年变化率(%)	-10.3	-5.2	-4.4	-5.7	-4.9	1.3	-7.6	-2.7	-18.3
死亡人数(人)	2 238	2 159	2 146	1 916	1 931	1 860	1 864	1 929	1 850
比上一年变化率(%)	-1.9	-3.5	-0.6	-10.7	0.8	-3.7	0.2	3.5	-4.1
与业务有关的患病人数(人)	10 235	11 472	9 734	8 721	7 803	7 247	7 472	7 627	7 678
比上一年变化率(%)	36.6	12.1	-15.1	-10.4	-10.5	-7.1	3.1	2.1	0.7

资料来源:http://www.moel.go.kr.

综上所述,2014年的总灾害率、总死亡人数、工作事故万人死亡率均比上一年低,而与工作有关的患病人数却呈现小幅度的增加。

(二)原因分析

表1的所有指标整体上自1998年开始到2004年都有所增加。原因如下:一是韩国外汇危机以后经济逐渐恢复,制造业生产效率不断提高,订单数量有所增加;二是安全保健限制缓解;三是工作单位内安全保健管理组织弱化;四是自2003年开始,《产业安全保健法》对5人以下工作单位进行了扩大应用;五是产业灾害脆弱阶层增加,如非正式员工、外国人、高龄员工等。

而上述指标的数量在2004年以后逐渐下降。原因如下:一是2001年开始进行财政和技术支持事业,比如对少于50人的制造企业实行清新事业;二是2004年韩国开始实施死亡灾害预防对策,起到了较好的效果。

2004年,随着与工作有关的疾病认定范围的扩大以及第三产业比重的增加,以工作作为起因的患病人数,尤其是肌骨系统疾病、工作压力等与工作有关的疾病不断增加。因此政府加强了与工作有关的疾病预防措施,从2005年开始,与工作有关的疾病明显减少。

(三)未来的政策方向

据韩国劳动部预测,韩国的产业灾害将呈增加趋势,产业灾害的诱因也会不断增加。随着产业结构、劳动市场环境的变化,外国人、老人、女性等产业灾害脆弱阶层的员工会不断增加，大企业向小企业转包也会不断增加，这些新的产业灾害诱因持续增加。因此，政府要集中力量研究并制定行之有效的预防性政策和措施，开发产业灾害预防性技术，保护产业灾害脆弱阶层，如集中管理产业灾害多发的企业或阶层。其目标是，通过调整预防工作机构的角色和功能，预测劳动环境和产业变化所引起的将要出现的灾害诱因，实现灾害损失最小化。

四、韩国的产业灾害与心脑血管疾病

（一）心脑血管疾病与工作

脑血管疾病和心脏疾病合称为心脑血管疾病。两者都可分为缺血型与出血型。缺血型心脏疾病主要是由冠状动脉缺血造成的。缺血型脑血管疾病是供血不足时发生的神经疾病，又称为脑卒中或中风。代表性的心脑血管疾病是脑梗死、冠心病、心绞痛、心肌梗死等，基本上伴随有动脉硬化发生。出血型疾病主要在脑器官周围发生，多数以高血压为诱因。

员工发生心脑血管疾病的因素分为个人因素和与工作有关的因素。个人因素包括：遗传因素、健康状态、生活习惯。与工作有关的因素包括：化学性、物理性、社会心理性、工作管理、精神和身体因素。与工作有关的因素是心脑血管疾病发病的重要原因。

（二）过度劳动

韩国工作时间在经合组织国家中是最长的。年平均工作时间在 2000 年为 2 637 小时，2005 年为 2 390 小时，虽呈现减少的趋势，但在经合组织国家中是唯一超过 2 000 小时的国家。员工月平均劳动时间是 188. 8 小时，其中劳动时间最短的领域是教育领域，月工作时间为 153 小时；最长的是房地产业，月平均工作时间为 228. 9 小时。而韩国《勤劳基准法》中规定的最高限是每周工作 52 小时，相应月工作时间是 209 小时，而工作时间超过 209 小时的员工达到 22. 1%。

韩国对过劳工作时间的认定标准是每周工作 60 小时，超过每周工作 60 小时的员工占 10. 5%，每周最高工作时间为 64 小时，超过 64 小时的员工占 6. 9%。通过上述分析，可以近似认为与工作有关的心脑血管疾病，最多占到 22. 1%，最少占 6. 9%。

由表 2 可知，心脑血管疾病索赔申请的认定率由 2000 年的 79. 2% 下降到 2007 年的 40. 2%。其中脑出血的认定率没有大幅度变化，但是心肌梗死和脑梗死大幅度下降。上述变化不是由认定标准的变化引起的，而是由产业灾害保险的需要引起的。

表 2　2000—2007 年韩国心脑血管疾病索赔申请数与认定数

年度	索赔申请数	不认定	认定	认定率（%）
2000	1 242	258	984	79. 2
2001	1 995	496	1 499	75. 1
2002	2 608	820	1 788	68. 6
2003	3 015	1 096	1 919	63. 6
2004	3 254	1 255	1 999	61. 4
2005	3 384	1 585	1 799	53. 2
2006	3 201	1 771	1 430	44. 7
2007	3 236	1 934	1 302	40. 2

资料来源：연세대학교 . 뇌심혈관계질환과로기준에관한연구 - 노동부연구정책과제보고서, 2008（5）.

虽然是与工作有关的疾病,申请产业灾害保险之后,不认定率由2007年的54.6%上升到2010年的63.9%,心脑血管疾病的不认定率由2007年的59.8%上升到2010年的85.6%。事实上患心脑血管疾病的员工在不断增加,而产业灾害的认定率却在大幅度下降。

产业灾害保险2010年审核案件总数是107 954件。其中,事故占87.8%(94 786件),疾病占12.2%(13 168件),不认定率分别为5.4%,55.8%。事故的不认定率变化不大,但是疾病的不认定率在逐年增加,2007年为39%,2008年为41.0%,2009年为47.9%,2010年达到55.8%(见表3)。

表3 2008—2010年事故和疾病认定状况

	2008年			2009年			2010年		
	总数	事故	疾病	总数	事故	疾病	总数	事故	疾病
审核案件数(件)	103 024	88 803	14 221	106 351	91 332	15 019	107 954	94 786	13 168
不认定数量(%)	9 928	4 100	5 828	114 479	4 288	7 191	12 443	5 099	7 344
不认定率(%)	9.6	4.6	41.0	10.8	4.7	47.9	11.5	5.4	55.8

资料来源：근로복지공단.

有些与工作有关的疾病虽然还未纳入目录,但已被现行法律排除了纳入的可能性,因此需要修改现行法律。心绞痛、高血压、脑病过去被认定为与工作有关的疾病,但现在已被法律删除。因此,建议将劳动时间、工作负荷、过劳和压力程度纳入与工作有关疾病认定基准中。

随着韩国产业结构的变化,劳动者的劳动形态出现了从体力劳动到脑力劳动的变化,所以过去的产业灾害形态多数是与工作有关的事故,而2000年以后劳动者的过劳程度和压力感明显增加,与工作有关的疾病大量出现。2008年7月开始实行产业灾害认定标准后,脑血管疾病的不认定率变得过高,"工作实行中脑出血"被从认定标准中删除。此外,还新设了判定委员会,判定委员会的不认定率不断增加,由2007年的54.6%,增加到2010年的63.9%,其中心脑血管疾病的不认定率出现大幅度的增加,由2007年的59.8%增加到2010年85.6%。

(三)韩国心脑血管疾病的产业灾害认定基准

1. 立法情况

韩国按混合方式立法,在《勤劳基准法》实行令第44条第1项下面,举列了第1号到第38号。但《勤劳基准法》没有对过劳和压力做出规定,也没有阐述与过劳和压力相关的疾病。因此,从法律角度进行认定存在困难。

《产业灾害保险法》在2008年进行了大幅度调整,分别规定了"与工作有关的事故"和"与工作有关的疾病"两种类型。与工作有关的事故是根据事故发生时是否与工作有关,规定个别类型的认定标准。与工作有关的疾病是以旧法的实行规则规定,区分认定标准,分为三类,即业务疾病、因业务伤害疾病和尘肺性疾病。

虽然《勤劳基准法》没有对过劳、心脑血管疾病做出具体的规定,但在《产业灾害保险法》中规定了与工作有关的疾病的具体认定标准。

2. 认定原则

由于对工作业务内在的危险因素的接触是疾病发生的原因，因此症状出现使其危险具体化。与工作有关的疾病和与工作有关的事故不同，其危险因素的接触时间不太明确，不容易证明工作与疾病之间的因果关系。判断是否为与工作有关的疾病，还需要医学上的见解，其认定不能与医学见解发生冲突，但其因果关系不一定要求医学、自然科学的高度精确的证明。目标不是医学的判断，而是法律上的判断。实际上决定某疾病是否与工作有关是从社会视角、法律视角出发的法律上的判断。所以，在判断与工作有关的疾病时，考虑就业当时的健康状态、发病情况、疾病内容、治疗过程与结果等，如果能够推断工作与疾病之间存在相当的因果关系，就可以作为证据。最后判断基准是“业务实行性”与“业务起因性”。

业务实行性是指员工以工作契约为起因，在雇主控制和管理之下实行业务。业务包括两种，即工作契约上的工作以及伴随它的一些活动（例如，生理活动、工作开始之前的准备活动、工作以后的整理行为）。与工作有关的疾病是员工在工作环境中接触各种有害物质导致的，所以这种接触有害物质的状态可以看作是业务实行性。虽然在“雇主控制和管理之下”，但如果员工接触有害物质与工作无关，则疾病与工作之间的相当因果关系不成立。虽然不在“雇主控制和管理之下”，但如果在业务实行过程中接触了有害物质，则疾病与工作之间的因果关系仍然成立。

业务起因性是指双重因果关系，一是工作与出现症状的因果关系，二是其症状的原因与作为其结果的疾病之间的因果关系。也就是说，工作是否相对有力地影响着疾病症状的出现，症状的出现是否相对有力地影响着疾病的形成，是认定工作与疾病之间因果关系的缺一不可的要件。这种因果关系不是从医学、自然科学上进行证明的。还要考虑一些情况，如当时的健康、工作环境的原因性物质等，从而做出全面、准确的推断。韩国劳动部发表的《产业灾害原因调查》显示，2007 年因工作患病的人数为 11 472 人，其中与心脑血管疾病有关的是 1 456 人，占 12.7%。这是由于心脑血管疾病的基础疾病、危险因素和触发因素始终存在所导致的。

心脑血管疾病不像事故性灾害，其发生原因并不非常明确。心脑血管疾病发生的原因有很多，其机制也很复杂。而过劳与压力是其发生的重要诱因，但在证明其与业务的因果关系时有很多困难。韩国业务灾害的认定基准较为模糊，韩国劳动部和法院在判断灾害是否与工作有关时因没有坚持一贯的原则而饱受批评。

五、结论与展望

关于过劳与心脑血管疾病之间的关系，韩国研究机构或立法机构参照发达国家的研究，找出了基点并以法律规定形式予以确立。韩国把与工作有关的心脑血管疾病置于职业疾病范畴中讨论、处理。心脑血管疾病可以只因过度劳动而发生，或在一定的个人身体条件下（如高血压、动脉硬化和糖尿病发生）由过度劳动加重而引发，尤其在长时间劳动而疲劳累积的情况下出现。在考虑认定范畴时，首先应确定是从社会公平视角还是从医学的角度进行认定。若从社会公平视角讨论，应设定劳动时间的最低标准。而从医学角度讨论，要证明其发生的因果关系则非常困难。韩国当前是从医学认定的有效性和社会公平的要求两个视角，维持其认定的范围。但随着社会和环境的变化，其认定范围应反映医学的有效性。因此，要考虑工作量、时间、强度和个人条件，但工作量和强度因人而异无法定量化，因此可以通过定量研究工作时间来区分,即急性过度压力事件、短期限时过劳和慢性过劳。韩国关于产业灾害索赔问题,已处于成熟期,索赔要均等分配给体力劳动者和脑力劳动者。同时,要积极开展对产业灾害的预防性工作,降低与工作有关的疾病发生率。

参考文献

[1] 이경곤 . 업무상재해에대한고찰—과로성재해를중심으로 [D] . 건국대학교, 2014.

[2] 현일섭 . 뇌심혈관질환에대한업무상재해인정기준연구 [D] . 서울시립대학, 2009.

[3] 원종국 `하국환 `등 . 뇌심혈관계질환의업무상재해인정여부에영향을미치는요인 [J] . 대한산업의학회지, 2003, 15(1): 52-60.

[4] 박정선 . 업무상질병으로서의뇌심혈관질환 [J] . 한국의산업의학, 2001, 40(2).

我国过度劳动的法律规制研究

章　群　邓　旭

（西南财经大学法学院）

摘　要：本文通过对我国当前法律保障下过度劳动仍然难以有效规制的三点原因进行分析，提出完善我国过度劳动法律规制的建议：一是提高雇主违法延长劳动者工作时间的成本，健全集体协商法律机制，发挥工会作用，加大对加班工资计算基数，加大对企业违法延长劳动者工作时间的处罚力度和劳动监察执法的打击力度；二是建立健全"过劳死"赔偿制度，对"过劳死"概念做出法律界定，将"过劳死"认定为"职业病"并纳入工伤保险赔偿。鉴于"过劳死"纳入工伤保险赔偿将削弱侵权赔偿对预防和威慑的功能，用人单位违反法律致使员工"过劳死"，应承担补偿赔偿责任，我国立法应从"替代模式"向"补充模式"转换。

关键词：过度劳动；过劳死；集体协商；工伤保险；补充赔偿

一、问题的提出

在日本，企业通过建立"终身雇佣制""年功序列制""企业内工会"等激励措施和人力资源管理模式，激发了员工的工作热情，但也使得本国的过度劳动问题愈加严重。2016 年，日本政府公布的《预防过劳死等对策白皮书》显示，23%的企业正式员工月加班时间最长不超过 80 小时，11%的企业"超过 80 小时不满 100 小时"，12%的企业"超过 100 小时"；32.8%的劳动者认为自身有"高"或"非常高"的疲劳蓄积度①。OECD 统计数据显示：日本男性全职人员周工作时间比英国多 10 小时，比德国、法国多 12 小时左右。而从年均劳动时间看，更是比英国多 500 小时，比德国、法国多 600 小时。在日本长时间工作而休假较短的文化之下，过劳死频发。2015 年，日本有超过 2 000 人的自杀以及 96 起因脑部或心脏疾病而死亡的事件与过度劳动相关。日本每年的过劳死人数约为 10 000 人。过劳死的发生人群也逐渐从 20 世纪 80 年代的蓝领工人转向为白领阶层（尤其是知识分子）。

目前，中国正处在从中低收入国家向中高收入国家迈进和从工业化前中期向工业化后期发展的过程中，与日本一样，过度劳动问题较为严重。有资料显示，目前我国主流城市的亚健康比例高达 76%，处于过劳状态的白领接近六成②。在中国，50%以上的白领上班时间中无工间休息，超过 67%的白领每周加班时间超过 5 小时，对工作环境满意的白领仅占 20%③。近年来，媒体报道的"华为 25 岁工程师胡新宇""普华永道 25 岁女硕士""沈飞集团董事长罗阳""36 岁清华 IT 男"等就是过劳死的典型事件。"过劳"似乎已成为中国职场的

---

① http://world.people.com.cn/n1/2016/1008/c1002-28760463.html，2018-01-27.

② 参见《2009 中国城市健康状况大调查》之"中国城市'白骨精'（白领、骨干、精英）健康状况白皮书"。

③ 参见 2015 年 8 月智联招聘发布的《2015 年白领 8 小时生存质量调研报告》。

常态,过度加班又是导致过劳死的首要原因。

过度劳动问题给劳动者、企业、社会带来了较大的损害①,对过度劳动进行严格的法律规制迫在眉睫。虽然我国《劳动法》第四章对工作时间和休息休假制度做了规定,并配套出台了包括《职工带薪年休假条例》在内的一系列法规,对劳动者工作时间、加班限度、加班费支付标准以及带薪休假时间和补偿标准等都做了比较明确的规定,但是过度劳动规制效果仍未达预期。这一现象值得反思,需要对我国现有相关法律重新进行审视。

相较于发达国家在"过劳"领域的研究成果,我国对于该领域的研究起步较晚,2000 年以后才有一些学者开始关注并从事相关方面的研究,研究成果较为薄弱。因此,本文拟对我国现行劳动立法中有关"工作时间"的法律规定进行研究,探讨严格法律规定背后过度劳动形成的制度原因,提出基于完善立法的过度劳动规制路径。

二、概念厘定及法律规制的理论基础

过劳、过度劳动、过重劳动的意思相近,易于混淆,我国学界在早期研究中,常将其混为一谈,近年来逐渐有了明确的界分。在我国,过劳指过劳现象或过劳状态,特别是劳动者的亚健康状态。谭金可把过劳定义为,在从属性劳动关系中,劳动者在用人单位监督和指挥下从事劳动,因超出合理的劳动时间、劳动强度或者不良的工作安排或工作环境等因素导致的工作压力而引起生理与心理疾病、受伤乃至死亡的后果。我国学界一般从经济学角度研究过度劳动。有学者将过度劳动界定为:人力资源在较长时期的过度使用,即就业者在较长时期处于一种超出社会平均劳动时间和强度的就业状态。过重劳动是针对劳动密集型企业的劳动负荷过重或劳动强度过大的"体力劳动"。

由此可见,过度劳动的后果往往是劳动者的过劳甚至导致过劳死。

一般而言,过劳的形成、发展、演变可以分为三个阶段。一是过劳导致短暂的生理疲劳阶段,这一阶段的生理疲劳是暂时的,可以通过一定的休息或者调节加以缓解甚至消除;二是病态疲劳阶段,即疲劳累积,已经损害到生理机能,身体出现过劳状态;三是过劳诱发人体主要生理机能的严重伤害,或加重原有生理疾病的程度,导致心脏、神经、消化、免疫、内分泌等系统逐步发生损伤。"在缺乏采取果断防范与阻断措施的情况下,'过劳'一旦走向极端,就会成为在职业方面及生活方面致命的危险疾病",甚至出现"猝死"的疾病现象,最终导致"过劳死"。"过劳死"是过劳出现严重伤害结果的阶段,过劳是"过劳死"的上位概念。如果将劳动量投入的变化用一条直线来说明,其两端一边是失业状态,另一边则是"过劳"致死的状态。日本厚生劳动省对"过劳死"做了如下定义:过劳死是指过度的劳动负担成为诱因,引起高血压、动脉硬化等基础性疾病恶化,进而引起脑血管病或虚血性心脏病、急性心功能不全等的发病,导致永久性不能劳动或死亡的状态。

本文所研究的"过劳死"概念,"并非一般医学上过度疲劳而引发疾病猝死之问题",而

① 首先,从劳动者角度看,过度劳动不但会导致劳动者生活品质下降,还将严重损害劳动者的身心健康乃至危及生命。其次,对企业而言,过度劳动是不经济的。一方面,劳动者的长时间劳动,不仅会使得工作效率低下、边际产出递减,还将导致次品率上升和工伤事故多发,进而增加企业的生产成本;另一方面,过度劳动使得劳动者对工作的满意度下降,对企业管理容易产生抵触情绪,易引发劳资冲突,增加企业的管理成本。最后,对社会而言,过度劳动使得社会的总福利水平降低。过度劳动对就业和消费构成挤出效应,并导致效率下降和工作失误等直接经济损失,最终给国民经济带来负面影响。孟续铎:劳动者过度劳动的成因研究[D]. 首都经济贸易大学,2013.

是指劳动者在劳动合同约束下，因工时过长、工作压力过大等工作因素，导致劳动者过度疲劳，引起急性循环系统疾病而致生命衰竭死亡。它具有三个特征：①因工作因素而过度劳累（典型的如劳动强度过大、劳动时间过长）；②过度劳累累积到一定程度（一般是经常、长期的，而非偶然、短期的）；③过度劳累引起基础疾病发作导致死亡，损害与“过劳”的事实之间具有因果关系。

“过度劳动”法律规制的理论基础是基本人权理论和劳动法理念。“能力将每个人差异化，劳动者的人权变成了轻易被忽视的、来自企业的被动劳动方式”。源于劳资双方力量的不平等性和劳动关系中劳动者的从属性，在市场经济竞争性与逐利性的推动下，过度劳动，尤其是“被动”的过度劳动问题严重。劳动者的休息权、生命健康权被肆意侵害。休息权作为我国公民的一项基本权利，在我国 2004 年《中华人民共和国宪法》第三十三条、第四十四条有明确规定。同时，为切实保障劳动者休息权的实现，最终实现劳动者的生命健康权，我国《劳动法》第四章以及《职工带薪年休假条例》也对工作时间、休息休假以及加班限度、加班费支付标准等进行了详细规定。法律作为社会调控的一种手段，实际是人们维护自身权利的工具。对过度劳动问题进行立法调整，目的是加强人们对劳动者休息权、安全健康权的维护意识，维护社会秩序与正义，为受害者寻求法律救济提供最大帮助。这既是建立法治社会的要求，也是尊重和保障人权的要求。

三、中国过度劳动的法律探析

（一）中国过度劳动的现状

中国企业过度劳动情况较为严重，有接近 2/3 的企业员工有不同程度的“过劳”情况。存在中度过劳的员工占到 20%左右，其中 10%的员工属于重度过劳状态。不同行业的员工“过劳”程度差别明显。其中，“科学研究和技术服务业”的“过劳”程度最高，“信息传输、软件和信息技术服务业”“制造业”“金融业”高于平均水平。随着 B2B，B2C 经营模式的不断创新及电商平台的不断发展，物流服务业蓬勃发展。在这样的时代背景下，快递人员的“过劳”情形已十分严重，有近一半的员工处于重度“过劳”状态。

对于过度劳动的成因及其影响因素，国内学者的观点大相径庭。有学者曾以企业员工为抽样对象，对中国劳动者的过劳成因进行了问卷式实证调研①。通过对获得的涉及全国大部分地区和各行各业、分布广泛且具有代表性的 1 176 份有效样本进行分析后，发现资源条件、考核标准、企业文化、工作量、工作兴趣、完美主义等 10 个自变量对企业员工“过劳”程度影响显著。若按对“过劳”的效果作用的大小将上述 10 个变量进行排序，前三位是工作量、资源条件、完美主义。其中，在被动过劳因素中，工作量和资源条件对劳动者的过度劳动程度影响最大；在主动过劳因素中，只有完美主义表现显著，企业员工的完美主义倾向越强烈，其过劳程度就越严重；被动过劳因素的总影响远大于主动过劳因素的总影响，前者是后者的 5 倍多。此外，该调研还发现，被动过劳因素是我国企业员工过劳的首因，占成因的 84. 32%，说明目前中国企业员工的过劳问题主要是由于被动因素引起的。

那么，中国当前过度劳动严重的情况，是不是我国劳动立法对劳动时间及加班时间的放松管制造成的？答案是否定的，中国劳动立法对过度劳动有着严格的规制。

① 张智勇，王玉洁．过度劳动形成机制的分析［J］．中国劳动，2015（8）．

(二)中国劳动立法对过度劳动的严格规制

在是否对工作时间进行法律规制的问题上,与新古典主义经济学派①不同,新制度主义经济学派主张对工作时间的上限进行法律控制。当前世界各国均对工作时间的上限做出了规制,这是各国采纳新制度主义经济学派观点的体现。我国《劳动法》及相关法律法规也对工作时间进行了严格的规定,主要表现在三个方面。

(1)我国法定周工作时间的规定,处于世界领先水平。劳动者每日工作时间不超过八小时,周工作时间不超过四十小时②。我国的周工作时间上限低于韩国、新加坡、德国等国(见图1)。延长工作时间的,一般每日不超过1小时,特殊原因需要延长工作时间的,在保障劳动者身体健康的条件下延长工作时间每日不超过3小时,但每月不得超过36小时③。而在美国法律中除规定每周标准工作时间为40小时外,对加班时间的上限没有硬性规定④。

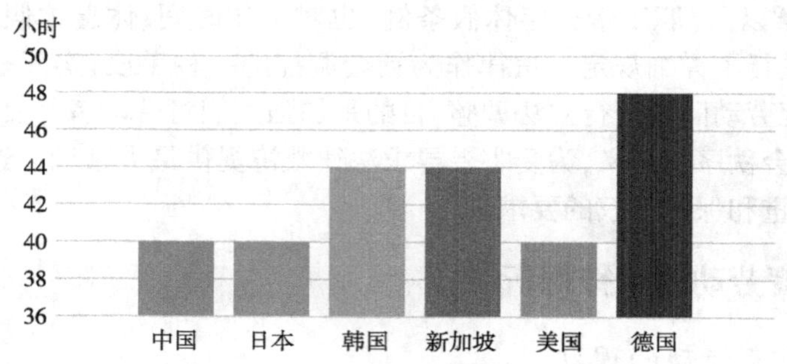

图1 周工作时间上限比较

转引自孙国平. 过劳死的比较法思考[J]. 当代法学,2010(1).

(2)我国法律对延长劳动时间应支付的工资报酬规定了较高的标准。用人单位应按下列标准支付劳动者加班工资报酬:工作日安排劳动者加班的,支付不低于工资150%的工资报酬;休息日加班不能安排补休的,支付不低于工资200%的工资;法定休假日安排劳动者加班的,支付不低于工资300%的工资报酬⑤。而美国的公平劳动基准法(FLSA)规定的加班报酬为工资的1.5倍⑥;日本劳基法(LSL)规定的加班报酬是工资的0.25~0.5倍⑦。相比于日本法律规定如此低的加班工资标准无异于鼓励加班的做法,我国法律规定的较高加班劳动报酬,理论上能更有效地规范随意加班的行为。

(3)我国劳动立法设置多项规定对延长劳动时间进行了控制与预防。例如,将事关劳动

① 新古典主义经济学派反对对工作时间进行法律管制,主张由劳动者自己决定工作时间长短,认为较短的工作时间有助于提高劳动效率、减少工伤事故。新古典主义经济学派虽然关注了劳动生产率和生产安全,但忽略了雇主对用工成本的考虑,在让企业员工延时工作支付的成本与招聘、培训新人的成本之间,让现有员工延时工作的成本更低。见孙国平. 过劳死的比较法思考[J]. 当代法学,2010(1).

② 《劳动法》第三十六条规定:国家实行劳动者每日工作时间不超过八小时、平均每周工作时间不超过四十四小时的工时制度。《国务院关于职工工作时间的规定》第三条规定:职工每日工作8小时、每周工作40小时。

③ 《劳动法》第四十一条。

④ 参见林晓云. 美国劳动雇佣法[M]. 北京:法律出版社,2007.

⑤ 参见《劳动法》第四十四条。

⑥ See FLSA 207(a).

⑦ See Japan's Labor Standards Act (amendment Act No. 147 of 2004): Article 37.

者重大权益事项（其中包括劳动定额管理）纳入劳资双方“共决”机制[①]；建立集体协商机制维护劳动者权益[②]；规定“用人单位应当严格执行劳动定额标准，不得强迫或者变相强迫劳动者加班。用人单位安排加班的，应当按照国家有关规定向劳动者支付加班费”[③]。而且对未依法支付加班工资设置了严重的法律后果：用人单位“未及时足额支付劳动报酬的”，劳动者可以解除劳动合同[④]；未依法支付加班工资的，用人单位应当向劳动者支付解除劳动合同的经济补偿[⑤]；用人单位与劳动者约定了服务期，劳动者因用人单位“未及时足额支付劳动报酬”而解除劳动合同的，不属于违反服务期的约定，用人单位不得要求劳动者支付违约金[⑥]；经劳动行政部门责令限期支付，逾期不支付的，用人单位应当加付50%～100%的赔偿金[⑦]；用人单位存在克扣或者无故拖欠劳动者工资的，需要额外支付25%的经济补偿金[⑧]；劳动者可通过多种渠道请求加班工资，对其申请劳动仲裁的还实施了特殊时效[⑨]，可以要求所有工作期间的加班工资，且在处理中，用人单位又负有较重的举证责任，举证不能要承担相应的不利后果[⑩]。

（三）中国过度劳动问题的制度原因

虽然中国劳动立法对工作时间、休息休假及加班制度有明确规定，对延期劳动时间有严格的控制，但现实中，企业员工过度劳动的情况仍屡禁不止，其中原因发人深思。

1．集体协商机制有待进一步发挥作用

如上文所述，我国劳动立法规定将事关劳动者重大权益事项（其中包括劳动定额管理）纳入劳资双方“共决”机制、建立集体协商机制维护劳动者权益，但是由于劳动力市场供过于求，企业工会的力量仍很薄弱，劳资双方力量不对等，导致我国集体协商机制不完善。一些外资企业和私营企业没有建立工会组织；一些建立了工会组织的企业也缺少必要的人员。因而在企业内部难以形成有效的集体行动和谈判力量，致使很多企业在与劳动者签订劳动合同时，将劳动者的基本工资规定得很低，甚至等同于最低工资。企业在录用劳动者时承诺的其他工资待遇，以奖金、补贴的形式支付给劳动者。这不但可以达到企业少为劳动者缴纳社会保险费用的目的，而且在支付劳动者加班工资时，也可以劳动合同约定的基本工资为计算标准，而非以劳动者每月的实际收入为计算标准。因为《工资支付暂行规定》第13条要求加班基数“按照不低于劳动合同规定的劳动者本人工资标准”，上述做法规避了这一条规定。

---

① 参见《劳动合同法》第四条。

② 参见《劳动合同法》第六条。

③ 参见《劳动合同法》第三十一条。

④ 参见《劳动合同法》第三十八条。

⑤ 参见《劳动合同法》第四十六条。

⑥ 参见《劳动合同法实施条例》第二十六条。

⑦ 参见《劳动合同法》第八十五条。

⑧ 参见《违反和解除劳动合同的经济补偿办法》（劳部发〔1994〕481号）。

⑨ 《劳动争议仲裁调解法》第二十七条第一款规定：“劳动争议申请仲裁的时效期间为一年。仲裁时效期间从当事人知道或者应当知道其权利被侵害之日起计算。”《劳动争议仲裁调解法》第二十七条第四款规定：“劳动关系存续期间因拖欠劳动报酬发生争议的，劳动者申请仲裁不受本条第一款规定的仲裁时效期间的限制；但是，劳动关系终止的，应当自劳动关系终止之日起一年内提出。”也就是说，劳动者关于拖欠劳动报酬引发的劳动争议，只要在离职之日起一年内提出，就不算超过时效。

⑩ 参见《劳动争议调解仲裁法》第三十九条。

因此,即使劳动者拼命加班,收入仍然不高,最终进入过度劳动的循环①。

部分发达国家工会通过集体谈判达成的集体合同将劳工的基本工资都抬升至最低工资之上,如美国的联邦最低工资为每小时5.15美元(自2003年5月30日开始实行),2007年5月25日修订生效的最低工资法将其提升至每小时7.25美元,而劳工的实际基本工资都高于各州的最低工资水准;工会不仅抬高劳工的实际工资使其高于最低工资,还通过行业集体合同缩短工时,如德国的最高工时立法至今仍为每周60小时,但实际工时远低于该数字,五金行业的工时为35小时,德国大众汽车公司的工时则只有28小时②。

2. 企业违法处罚力度需要加强调整

违反劳动法让员工延长劳动时间给企业带来的成本包括:一是支付劳动者的加班工资;二是违反劳动法可能被劳动行政部门处罚的成本。对于前者,如前文所述,以贴近当地最低工资标准的劳动者基本工资作为计算加班工资的基数,企业可以支付较少的加班工资;对于后者,被行政部门处罚的可能性很小,该成本不一定会发生。而对于雇主而言,劳动合同法的出台使招募新员工所产生的成本上升,包括社会保险、工伤保险等费用,培训新人的成本,以及经济补偿金、赔偿金、违约金、双倍工资等风险金成本。权衡招募新员工所产生的用工成本与违反劳动法律规定让劳工延时工作所支付的成本,前者明显偏高。因此,企业明知会被劳动行政部门处罚,仍然让劳动者过度劳动。

鉴于此,就须通过法律制度的设计来提高企业的违法成本。我国现行《劳动法》第九十条规定,用人单位违法延长劳动者工作时间的,可以由劳动行政部门处以罚款,但是未对劳动行政部门罚款的数额进行规定。现行《劳动保障监察条例》规定,用人单位违反劳动保障法律、法规或者规章延长劳动者工作时间给予的罚款额度为“按照受侵害的劳动者每人100元以上500元以下的标准”,用人单位的违法成本很低。

3. 司法实务中定责环节对劳动者保护不够充分

当前我国对“过劳死”案件的赔偿,很多是从“人道主义”的角度,依据公平原则,由用人单位给予适当赔偿,用人单位承担的赔偿责任小。例如,在王国英、张晓玲等与中国人民银行巨鹿县支行生命权、健康权、身体权纠纷案[(2016)冀05民终1166号]中,死者张修文在中国人民银行巨鹿县支行工作,工作时间超过劳动法规定的工作时间,并于2015年3月在单位门岗夜间值班时死亡,医院证实为心源性猝死。二审法院认为“当事人对造成损害均无过错,但一方是在对方的利益或者共同的利益进行活动的过程中受到的损害,可以责令对方或者受益人给予一定的经济补偿”。“人道主义”的补偿与法律意义上的责任赔偿,不仅是性质的大相径庭,更在于其数额的天壤之别。

我国劳动立法中没有“过度劳动”“过劳死”的直接表述。“过劳死”在我国也未被认定为“职业病”,不能被纳入工伤保险。在我国,“过劳死”要被认定为工伤必须符合《工伤保险条例》第十五条的规定,满足“在工作时间和工作岗位,突发疾病死亡或者在48小时之内经抢救无效死亡的”。超过48小时死亡的情形不能被认定为工伤。《工伤保险条例》中这一条款设置的目的是希望通过设定时间范围(工作时间内),将死亡与工作联系起来,体现“因公致伤”的认定原则,避免将突发疾病无限制地扩大到工伤保险的范围内。事实上,劳动者的

① 陈志武. 为什么中国人勤劳而不富有[M]. 北京:中信出版社,2008:56.

② 董保华. 十大热点事件透视劳动合同法[M]. 北京:法律出版社,2007:85.

猝死是否与工作有关联，并非完全取决于是否在工作时间和工作岗位上，还应考察劳动者猝死之前的工作时间和工作强度等情况，从而判断死亡与工作之间的关联程度。

四、中国过度劳动的立法完善与规制路径

（一）完善法律制度，提高雇主违法延长劳动者工作时间的成本

1. 健全集体协商法律机制

健全集体协商法律机制，发挥工会作用，提高加班工资计算基数。要解决过度劳动以及“过劳死”问题，一个至关重要的问题就在于通过工会与企业进行集体协商，签订集体合同，提高劳动者基本工资，从而提高加班工资的计算基数，增加企业延长劳动者工作时间的成本。

集体协商体现了社会对公平正义的追求，也是实现劳动者基本权利的必然要求。为健全完善中国集体协商制度，需要做出以下有针对性的策略安排：第一，加强工会组织建设，打好集体协商基础。一方面，要健全产业工会组织，加强省、市级产业工会组织建设，在一些中小企业比较多、产业集聚度比较高的地区要加大市（地）级行业工会联合会、县（区）级行业工会和县以下基层行业工会联合会建设，健全行业工会组织；另一方面，应加强企业工会组织建设，要推动企业工会改革，依法保障工会会员权益。第二，制定《集体合同法》，完善法律法规。2003 年 12 月 30 日，劳动和社会保障部颁布《集体合同规定》，由于属部门规章，存在立法层次低、刚性不强、权威性不够等问题，需提高立法层次，制定专门的《集体合同法》。将现有法律法规中的“可以”改为“必须”，明确要求当工会提出集体协商要约时，雇主方有法定“回应协商义务”和“诚实协商义务”，增强相关法律的刚性；将区域性、行业性集体协商的层级提升到地市一级，在增强区域性、行业性协商主体双方代表性的基础上规范地方性法规中有关此类集体合同的效力范围。

2. 加大劳动监察执法和处罚力度

加强劳动监察力度，提高现行立法对企业违法延长劳动时间的处罚力度，加大企业违法的成本。

第一，我国《劳动保障监察条例》第二十五条规定的“按照受侵害的劳动者每人 100 元以上 500 元以下的标准”处以罚款的处罚过轻。在此基础上，如果过劳死悲剧是因用工单位延长工时所致，则罚款的力度应增至每个受侵害劳动者 1 000~5 000 元的罚款。

第二，针对过度延时工作的情况，在我国对于用人单位的处罚形式一般是罚款，违法成本明显过低，法律应该赋予劳动监察机构更大的行政执法权力。对延时加班的用人单位，可以处以责令停产停业或吊销营业执照的惩罚。借鉴其他国家或地区的经验，如《德国刑法典》就特别对关于监管主体、社会保障等犯罪进行规范；《法国刑法典》也对妨碍工会利益等一系列关于侵犯劳动平等权的行为进行规范。我国可以积极参考国外关于保护劳动者权益的刑事立法，确定用人单位的刑事责任，切实保障劳动者的合法权益。

（二）建立健全“过劳死”赔偿制度

1. 明确界定“过劳死”概念，将“过劳死”纳入“职业病”工伤保险赔偿

对“过劳死”概念的法律界定，是保障劳动者的生命权、健康权、身体权的基础。立法应对“过度劳动”及“过劳死”进行明确的法律界定，包括构成要件、性质、认定机构、认定程序、

处理方法、赔偿标准等主要内容。其中,最核心的是对"过劳"的事实认定,以及劳动者死亡与过度劳动因果关系的推断。这就涉及工作时间与疲劳程度之间的关联,设定疲劳蓄积度的衡量标准,特别是将发病前的工作状态全面考虑进来,最终形成对"过劳"事实的认定要件和认定标准。而对于"过劳死"的性质,法律应当明确以工伤、侵权性质加以立法,规定用人单位应负的法律责任。认定机构应由雇主、劳动者、政府劳动部门和有关专家学者四方面的代表共同组成,按照认定程序,决定"过劳"事实的认定结果。

在法律明确界定"过劳死"概念的基础上,将"过劳死"纳入工伤保险赔偿,是完善"过劳死"法律规制的至关重要的一环。工伤保险制度是国家或社会对因公致残或死亡的劳动者的一种物质帮助制度①。将"过劳死"认定为职业病,纳入工伤保险之中,有利于国家和社会对因过度劳动死亡的劳动者的救济与帮助。

当前"过劳死"要被认定为工伤的关键在于认定"死亡"与"过度工作"之间的因果关系,而我国工伤认定中依据的"48 小时"规定②,成为将"过劳死"排除在工伤之外的重要桎梏。

在日本,对于判定"过度劳动"与"死亡"之间的因果关系逐渐形成了三个标准:

(1)异常负荷说。1961 年日本厚生劳动省颁布通知,就心血管类疾病与工作的因果关系的判定标准做出说明,一般要求各种工作场景会导致疾病必须得到医学上的明确认定。此外,劳工发病当日或之前(仅限于死亡之前由于连续超时加班 24 小时)的作业,无论从数量上还是质量上都超出平日,造成超乎寻常的物质上或精神上之负担而诱发过劳死时,认定为劳动灾害。

(2)过重负荷说。不以疾病发生当日作业上的异常负荷为认定要件,而认为在从事通常指定的工作、发病前一周,由于工作引起精神或物质上之过度负担或过重劳动,因而诱发死亡,则认定为劳动灾害。过重负荷说与异常负荷说的区别在于:第一,发病时间从原来的发病前 24 小时扩展至一周以内。第二,从当日异常负荷扩展到平常过重负荷,工作量过重之要件不再局限于发病当日之作业,只要平素的通常工作引起精神或物质上过度负担或过重劳动即可。第三,从原来的同工种之同事或个人变为选择拥有相同年龄和相同经验且能够在通常情况下从事普通工作的人来做"过重"与否的参照对象,因而显得更加客观真实。

(3)发症促进说③。执行业务而诱发或加重基础疾病,共同作用后促发疾病,着重于判断作业促发疾病的显著性。该说不必再选取参照对象、考虑发病前的多少时间等要件,只要工作是导致过劳死的原因之一即可,在多因一果过劳死的情形下,考虑哪个原因较为显著或实质地促发过劳死,答案若是因工作原因或执行业务,则认定为劳动灾害。

由此可知,日本对过度劳动与死亡之间因果关系的判定标准经过了从开始建立在怀疑基础之上的比较严苛的异常负荷说,过渡到较为客观的过重负荷说,再到较为平和的发症促进说的发展;从不想或者说不利于保护过劳死的受难者到较为中性、积极的保护;从消极应对到积极保护的发展。日本对因果关系的认定标准和对过劳死的立法保护的经验,为我国"过劳死"赔偿中因果关系认定标准的建立提供了可资借鉴的比较法经验。

---

① 郑尚元. 工伤保险法律制度研究[M]. 北京:北京大学出版社,2004:32.

② 《工伤保险条例》第十五条第一款规定:"职工有下列情形之一的,视同工伤:(一)在工作时间和工作岗位,突发疾病死亡或者在 48 小时之内经抢救无效死亡的;(二)在抢险救灾等维护国家利益、公共利益活动中受到伤害的;(三)职工原在军队服役,因战、因公负伤致残,已取得革命伤残军人证,到用人单位后旧伤复发的。"

③ 黄越钦. 劳动法新论[M]. 北京:中国政法大学出版社,2003:374.

2. 用人单位违反法律致使员工“过劳死”,应承担补偿赔偿责任

立法对“过劳死”进行明确法律界定时,应规定由雇主、劳动者、政府劳动部门和有关专家学者四方面的代表共同组成认定机构,对“过劳”究竟是企业责任还是个人责任进行判断。如果企业是在法律规范的框架内,按照正常情况安排生产作业和工作任务,此时发生的劳动者“过劳”问题就可以判断为与劳动者个人因素的关联更大;相反,如果企业违反了劳动工时和定额的法律规定,迫使劳动者超时、超强度劳动,那么无论此时的“过劳”问题中个人因素占多大比例,都应该明确认定为企业责任。如上文所述,目前中国企业员工的“过劳”问题主要是由于被动因素引起的,被动过劳因素占到整个过劳成因的 84.32%。因此,对用人单位引起的被动过劳问题应进行重点规制。

(1)“过劳死”纳入工伤保险赔偿将削弱侵权赔偿对用人单位的预防和威慑功能。工伤保险具有分散风险的功能,它使得用人单位能够将工伤的风险转移给社保机构,从而避免因为大规模的工伤事故对企业带来的不利影响。对于用人单位侵权造成劳动者损害,构成工伤时按照工伤处理的规定,也因工伤保险制度具有社保机构作为义务人不存在支付能力不足的优点,能保证劳动者的损害得到全额补偿,这一点在发生大规模灾害事故的情况下尤为突出。

从本质上看,用人单位违反劳动法规定延长劳动时间的行为对劳动者而言属于侵权行为,应由侵权法调整。侵权法属于民事法律,对当事人而言,具有补偿和预防(威慑)的双重功能。从某种意义上看,社会保险强化了侵权法的补偿功能,也对侵权法的威慑和预防功能产生了冲击。原因在于,工伤保险最终承担了加害人(被保险人)本应承担的赔偿责任,使其侵权成本外部化,从根本上消解了侵权赔偿的威慑和预防功能——在责任保险中即表现为道德风险问题。若没有工伤保险,通过责令加害人直接向受害人赔偿,侵权法可以同时实现补偿和预防(威慑)两大功能,但是,保险的介入分裂了侵权法的功能联系,若将“过劳死”纳入工伤保险而无其他配套规定,会让国家、社会和加害人(用人单位)承担最终的赔偿责任。对于加害人(用人单位)而言,侵权法对加害人(用人单位)的预防或威慑作用也相应地被消解甚至消失。因此,侵权法预防或威慑功能的丧失,在“过劳死”中引发了“道德风险”难题,将“过劳死”纳入工伤保险赔偿,将削弱侵权赔偿对用人单位的预防和威慑的功能,可能使“过度劳动”进一步泛滥。

(2)推动“过劳死”立法规制的动态更迭,及时高效应对隐性和新型“过劳”。一方面,通过工伤保险赔偿让“过劳死”的劳动者得到国家和社会的及时救助;另一方面,在工伤保险赔偿对侵权赔偿的替代中,不丧失侵权赔偿对雇主的预防和威慑功能,是“过劳死”立法规制的关键。

根据过错责任原则,每个人在行为时都应对他人的安全尽到合理注意义务,否则应当承担侵权责任。劳动者在申请工伤保险赔偿后,能否再向用人单位主张民事赔偿?这个问题的本质即是工伤保险赔偿与侵权领域中人身损害赔偿的竞合与不竞合的问题。综观各国,对于两种请求权的关系之处理,国外立法例提供了四种模式:选择模式①、替代模式②、兼得

① 受害人只能在工伤保险赔偿请求权和普通人身损害赔偿请求权之间择一行使,即要么选择依据社会保障法请求给付工伤保险,要么依据民法请求人身损害赔偿。英国和其他英联邦国家早期的雇员赔偿法曾一度采用此种模式,但后来均被废止。

② 即以工伤保险赔偿完全取代普通侵权损害赔偿。德国、法国、瑞士、挪威等国采用此模式,其中以德国最为典型。

模式(聚合模式)①、补充模式②。依据我国 2001 年 3 月最高人民法院制定的《关于审理人身损害赔偿案件适用法律的若干问题的解释》第十二条第一款的规定③,因用人单位实施的侵权行为导致劳动者人身损害同时又构成工伤的,劳动者不能针对用人单位提起侵权之诉④。这条规定否认了劳动者在申请工伤保险赔偿后,再向用人单位主张民事赔偿的权利。因此,有学者指出我国采用的是替代模式,即当前我国工伤领域,工伤保险赔偿完全取代普通侵权损害赔偿。然而,替代模式存在很大的缺陷与不足:除了会因侵权法对雇主预防和威慑功能的消失而引发道德风险,还会导致工伤保险制度不能保证受害人的损失得到完全赔偿。

目前,我国社会保障仍处于较低的水平,工伤保险给付的数额普遍偏低,并且没有对精神损害部分提供救济。而侵权责任法奉行完全赔偿原则,有多少损失即有多少赔偿,其赔偿范围和额度较高。通常情况下,民事赔偿的补偿标准将高于工伤待遇(如表 1 所示),替代模式会限制权利人获得足额赔偿的权利。

表 1　工伤赔偿与普通人身损害赔偿对比

	工伤赔偿	普通人身损害赔偿
死亡补助金/死亡赔偿金	一次性死亡补助金标准为 48 个月至 60 个月的统筹地区上年度职工月平均工资	按照受诉法院所在地上一年度城镇居民人均可支配收入或者农村居民人均纯收入标准,按 20 年计算
以受害人本人的工资为基准	以受诉法院所在地上一年度城镇居民人均可支配收入或农村居民人均纯收入标准以及受害人的年龄为基准。具体案件计算的结果差异较大	
医疗费	应当在签订服务协议的医疗机构就医	无此要求
住院伙食补助费	按照本单位因公出差伙食补助标准的 70%发给住院伙食补助费	不打折
营养费	无此项赔偿内容	根据受害人伤残情况参照医疗机构的意见确定
供养亲属抚恤金/被抚养人生活费	标准较确定,取决于死者死亡前的工资水平	主要取决于被抚养人的年龄和受诉法院所在地上一年度城镇居民人均消费性支出或农村居民人均年生活消费支出。具体案件计算的结果差异较大
交通费	后者的范围更广,包括必要的护理人员的交通费	
精神损害赔偿	无此项赔偿	按照《最高人民法院关于确定民事侵权精神损害赔偿责任若干问题的解释》予以确定

从表 1 可见:第一,普通人身损害赔偿的项目较工伤保险更多,如营养费、精神损害赔偿;第二,工伤赔偿的许多项目的赔偿标准十分具体而且缺乏弹性,而普通人身损害赔偿的

① 该模式也称相加模式,是指在发生工伤事故时,允许受害雇员同时请求工伤保险给付和普通人身损害赔偿,从而获得双份利益。采纳此种模式的国家很少,典型的是英国。

② 该模式是指在发生工伤事故后,受害雇员可以同时请求工伤保险给付和普通人身损害赔偿,但其取得的赔偿金或保险金总额不得超过其实际遭受的损害。

③ 《关于审理人身损害赔偿案件适用法律的若干问题的解释》第十二条第一款规定:“依法应当参加工伤保险统筹的用人单位的劳动者,因工伤事故遭受人身损害,劳动者或者其近亲属向人民法院起诉请求用人单位承担民事责任的,告知其按照《工伤保险条例》的规定处理。”

④ http://www.lawtime.cn/article/lll102885512102890606oo226360,2018-01-31.

许多项目的赔偿标准具有较大的弹性或可选择性；第三，一些相同的赔偿项目，依据工伤保险给付计算出来的赔偿数额较低，而依据普通人身损害赔偿标准计算出来的赔偿数额则较高。因此，普通人身损害赔偿的赔偿范围较宽泛、赔偿标准较高、赔偿的金额较大。基于工伤保险与民事赔偿对受害人及其遗属补偿标准上存在的差异，若采用替代模式，排斥普通民事赔偿，则对受害人及其亲属不公平。

除了《关于审理人身损害赔偿案件适用法律的若干问题的解释》第十二条第一款对工伤损害赔偿和侵权损害赔偿的关系做出规定外，我国还有两部法律采取了不同的立法模式：《职业病防治法》（2017 年）第五十八条规定，职业病病人除依法享有工伤保险外，依照有关民事法律尚有获得赔偿的权利的，有权向本单位提出赔偿要求；《安全生产法》（2014 年）第五十三条也有类似规定①。两部法律都肯定了职业病及受安全事故伤害的劳动者对单位的赔偿请求权。同时也表明了请求用人单位赔偿的条件：第一，用人单位与劳动者之间采取的是过错原则，只有在用人单位故意或者重大过失导致劳动者患职业病或受到人身伤害的情况下，劳动者或其近亲属才可以在获得工伤保险补偿后，再向用人单位主张赔偿权利。第二，受害人应当先向社会保险机构请求保险补偿，然后再向用人单位主张赔偿。《职业病防治法》和《安全生产法》条文规定采用的是前文所述四种模式中的补充模式。从公平原则的角度看，《职业病防治法》和《安全生产法》条文规定的内容更合理，肯定了受害人在工伤损害赔偿之外可以请求侵权损害赔偿，且暗含了请求侵权损害赔偿的条件以及工伤赔偿与侵权赔偿的先后顺序，更有利于劳动者权益的维护。

综上所述，针对我国过度劳动的严峻现实，为维护劳动者合法权益，及时对其进行救济，笔者认为应将“过劳死”纳入工伤保险之中。为杜绝“过劳死”纳入工伤保险赔偿之后雇主可能产生的道德风险，以及解决目前工伤保险赔偿标准低于人身损害赔偿标准的问题，我国立法应摒弃替代模式转而采用补充模式。即我国立法应修改《关于审理人身损害赔偿案件适用法律的若干问题的解释》第十二条的规定，转而采用《职业病防治法》和《安全生产法》允许受害人在工伤损害赔偿之外可以请求侵权损害赔偿的规定，由用人单位承担补充的民事赔偿责任。立法弃替代模式而采取补充模式，既达到惩罚违法的用人单位和预防违法行为再次发生的目的，又较好地维护了劳动者的权益。

参考文献

[1]John Tara. Japan's deadly culture of overwork[J]. Time,2017(190):16-17.

[2] Conway, Mara Eleina. KAROSHI: is it sweeping america? [J]. Pacific Basin Law Journal,1997,15(2).

[3]岑峨．我国劳动关系集体协商的法律机制构建[J]．河南师范大学学报(社学社会科学版),2013(4).

[4]高瑾．人权视角下“过劳死”问题法律再探讨[J]．河南财经政法大学学报,2014(6).

[5]黄河．从劳动时间论员工过劳现象及其防止[J]．中国人力资源开发,2010(9).

① 《中华人民共和国安全生产法》第五十三条规定：“因生产安全事故受到损害的从业人员，除依法享有工伤保险外，依照有关民事法律尚有获得赔偿的权利的，有权向本单位提出赔偿要求。”

[6]孟续铎,杨河清．工作时间的演变模型及当代特征[J]．经济与管理研究,2012(12).

[7]孟续铎．劳动者过度劳动的成因研究[D]．首都经济贸易大学,2013.

[8]卿涛,纪予．我国“过劳”研究评述与展望[J]．中国人力资源开发,2015(13).

[9]邵芬,李晓堰．我国劳动保障监察制度的产生、发展和完善[J]．云南财经大学学报,2006(1).

[10]谭金可．论过度劳动的法律治理[J]．法商研究,2017(3).

[11]王艾青．过度劳动及其就业挤出效应分析[J]．当代经济研究,2007(1).

[12]王阳．日本过劳问题研究的思考与借鉴——访日本劳动科学研究所客座研究院肝付邦宪先生[J]．中国人力资源开发,2010(9).

[13]杨河清．新常态下我国过度劳动法律规制问题研究[J]．南京大学学报(哲学·人文科学·社会科学),2017(5).

[14]杨河清．我国过度问题严重,亟须加强研究[J]．人口与经济,2014(3).

[15]杨湘成．中国集体协商制度的实践困境与策略安排[J]．求索,2013(4).

[16]张新宝．工伤保险赔偿请求权与普通人身损害赔偿请求权的关系[J]．中国法学,2007(2).

[17]张智勇,王玉洁．过度劳动形成机制的分析[J]．中国劳动,2015(8).

[18]甄增水．劳动者因工负伤的赔偿责任研究[J]．法学杂志,2011(1).

过度劳动相关案件的法律分析

——以中国裁判文书网相关案例为对象

宋　敏

（青岛科技大学法学院）

摘　要：本文通过对因过劳致病、致死相关案件的检索与溯源，基于基本信息的统计结果对案件案由、性质、受害人情况、法院判决等进行了实证研究。劳动者难以证明过度劳动与死亡之间的因果关系，以及工伤认定受到“48 小时内”死亡的约束，是民法和行政法对过劳的认定标准和法律救济面对的困境。建议尽快完成对过劳认定的医学支撑，明确立法价值取向，进一步完善相关法律规定。

关键词：过度劳动；长期加班；劳动强度；救济；侵权；工伤

一、引言

过度劳动导致劳动者身心俱疲，长此以往会引发心脑血管等疾病，以及造成精神障碍，严重者会突发猝死甚至抑郁自杀。近年，诸多媒体都报道了职场中因长期过劳、加班等引发的“过劳死”事件。根据相关研究报告，我国劳动者的年工作时间约为 2 200 小时，九成行业周工时超过 40 小时，过半数行业每周加班 4 小时以上，住宿和餐饮业劳动者平均每周工作时间长达 51.4 小时，建筑业、居民服务、修理和其他服务业分列二至四位，且以上四个行业均已超过法律规定的“特殊行业”周工时 49 小时的界限；交通运输、仓储和邮政业以及制造业的工时分别为 48.8 小时和 48.2 小时[1]。伴随着经济的发展，正处于收入扩增阶段的中国，由于工作时间不合理甚至不合法导致的劳资纠纷比比皆是。尽管国家通过法律规定等方式，对可能引起的过劳问题进行了事前预防，但是众多主客观原因使得法律的规定无法有效落地。因而，事后救济似乎成为倒逼过劳问题解决的唯一办法。我国法律对过劳导致的伤害、过劳死事后的救济作用和效果在实践中的真实状况如何？本文将通过案例信息检索与汇总的方式进行计量分析与内容分析。

二、案例的基本信息

在官方授权发布各级法院司法文书的中国裁判文书网上，笔者分别以“过劳、过劳死、侵权、工伤、精神抑郁”为关键词多重搭配进行检索。截至 2017 年 5 月 6 日，共检索出公开上网的裁判文书 16 篇。从时间上看，16 篇文书集中在 2011 年至 2016 年，涉及全国 12 个省份。从案件性质上看，主要分为两类，即民事案件和行政案件，分别为 12 件和 4 件。从审级上看，二审为 6 件，一审为 10 件，其中（2014）牟民初字第 1712 号与（2015）郑民三终字第 828 号系同一案件的两级诉讼。从案由上看，民事案件中以过劳引起的生命权纠纷为由的有 5 件，以过劳引起的提供劳务者受害责任纠纷为由的有 6 件，以过劳引起的侵权责任为由的有1件。上述12件民事案件虽然案由各有差异,但均为侵权法律关系,即当事人是以侵权为救济方式起诉,其中致死侵害的是生命权,伤害侵害的是身体权、健康权。在12起民事案件中,有基于劳动关系而提起的侵权之诉;而以提供劳务受害责任为案由,往往是受害者与侵害人之间非劳动关系所致。在4件行政案件判决中,全部是以受害者不服不予认定工伤的意见为由起诉的,即以认定工伤为救济方式起诉。其中认定工伤的原因是劳动者因过劳引发疾病进而死亡。从受害人情况看,大多数从事的是体力劳动。从判决结果上看,一审法院判决驳回原告所有诉求的为5件,部分支持原告的为1件;二审法院维持一审判决的为6件,其中5件是一审法院部分支持受害一方诉求,完全驳回原告诉求的为1件(见表1)。

表1　案件性质及法院判决情况

案由	案号	性质	审级	结果
提供劳务者受害责任纠纷(过劳致死)	(2016)湘0102民初1663号	民事判决	一审	补偿一部分
提供劳务者受害责任纠纷(过劳致死)	(2016)辽04民终1516号	民事判决	二审	维持一审判决,补偿部分
提供劳务者受害责任纠纷(过劳致死)	(2016)晋0722民初228号	民事判决	一审	补偿一部分
生命权纠纷(过劳致死)	(2015)郑民三终字第828号	民事判决	二审	维持原判(2014)牟民初字第1712号判决
提供劳务者受害责任纠纷(劳累过度受伤死亡)	(2015)扬民终字第0240号	民事判决	二审	维持一审判决,酌情赔偿
工伤认定具体行政行为(长期疲劳工作引发疾病)	(2015)深福法行初字第1085号	行政判决	一审	判驳
侵权责任纠纷(过劳抑郁自杀)	(2015)湖民初字第8398号	民事判决	一审	判驳
请求撤销不予认定工伤决定书(拔河运动后疲劳诱发意外死亡)	(2014)云兴新法行初字第4号	行政判决	一审	维持原有认定工伤决定书
提供劳务者受害责任纠纷(过劳致死)	(2014)潍少民终字第27号	民事判决	二审	维持一审判决,绝大部分支持原告诉求
生命权纠纷(过劳致死)	(2014)牟民初字第1712号	民事判决	一审	部分支持
提供劳务者受害责任纠纷(过劳致死)	(2014)鄂武汉中民二终字第00405号	民事判决	二审	维持一审判决,补偿一部分
生命权纠纷(过劳致死)	(2014)朝民初字第16676号	民事判决	一审	判驳
工伤行政确认(过劳引发疾病)	(2013)浙杭行终字第42号	行政判决	二审	维持一审判决,判驳
生命权纠纷(过劳致死)	(2013)东二法民一初字第1370号	民事判决	一审	判驳
工伤认定(过劳诱发疾病死亡)	(2012)莲行初字第00065号	行政判决	一审	判驳
生命权、健康权、身体权纠纷(被告认为死亡由过劳而非触电引起)	(2011)杭江民初字第104号	民事判决	一审	补偿一部分

三、民事判决对过劳侵权的认定标准及困境

(一)对传统过劳侵权的认定

1. 认定标准及其困境

在所有检索出的16例案件中,民事案件实体问题涉及的法律主要有《侵权责任法》《民法通则》、最高人民法院《关于贯彻执行〈中华人民共和国民法通则〉若干问题的意见(试行)》(以下简称《民通意见》)、最高人民法院《关于审理人身损害赔偿案件适用法律若干问题的解释》(以下简称《人身赔偿解释》)、《劳动法》、最高人民法院《关于确定民事侵权精神损害赔偿责任若干问题的解释》(以下简称《精神赔偿解释》)等①。上述法律是我国目前关于侵权及损害赔偿问题的主要规定。

从民事案件判决所适用的法律条文看,《侵权责任法》主要集中在第六条、第十五条、第十六条、第十八条、第二十二条、第二十四条、第二十六条、第二十七条、第三十五条。其中,第六条涉及侵权责任构成问题,强调的是行为人的过错;第十五条涉及侵权责任承担方式问题;第十六条和第二十五条涉及侵权损害赔偿费用及支付方式问题;第二十二条涉及精神损害赔偿问题;第二十四条涉及无过错责任问题;第二十六条涉及侵权责任分配问题;第三十五条涉及劳务关系中责任承担问题。《民法通则》第一百三十二条和《民通意见》第一百五十七条均涉及无过错责任的分担及补偿问题。而《劳动法》第四十一条则是关于加班时间的规定。就上述规定而言,以侵权为由提起关于过度劳动导致的伤害或者死亡的诉讼,主要涉及过劳的法律定性和救济。其核心是行为人的行为是否有过错、是否构成侵权。但是总体来说,原告胜诉率不高,法院一般是直接驳回,最多为小部分支持或者直接适用公平原则判决受益方进行适当补偿。究其原因,主要是认定一项行为构成侵权,按照一般侵权责任理论必须具备四个要件:①存在违法行为。违法行为是行为人违反法定义务、法律禁止性规定而实施的作为或不作为。②行为人有过错。过错是行为人实施违法行为时对损害故意或过失的主观状态。③发生了损害后果(即存在损害事实)。损害事实是行为人的行为侵害了他人的人身或财产权利并产生了损失的客观事实。④违法行为与损害后果之间存在因果关系。因果关系是指损害是由行为人违法行为引起的。根据一般侵权责任"谁主张、谁举证"的举证原则,劳动者主张过劳是侵权造成的,必须证明上述四个要件成立。

第一,关于行为违法且主观过错。劳动者一旦入职,相对于用人单位,往往处于被支配、被组织的地位,形成了对资方的隶属性。用人单位从经济利益角度出发,主观上有强迫劳动者超时、超负荷劳动的动机,劳动者服从用人单位带有强制性的过度工作安排,就会产生过劳的事实。然而,对行为违法的认定存在困难,因为单位违法行为往往比较"柔性"。一方面,单位通常不会直接强迫劳动者加班。单位将工作分配给劳动者之后,劳动者用多长时间做完,就成为劳动者自己的事情。因而一旦工作比较多,又要限期完成,主动超负荷劳动就变得必然。另一方面,用人单位具有工资分配权,相当多的用人单位在薪酬体系设计上采用了混合计酬制度,即以计时工资作为底薪,在工资总额中占比很小,占比较大的则是奖金、津贴和加班费等。劳动者为了获得相对较高的收入、得到用人单位认可乃至奖励、晋升,自然

① 中华人民共和国侵权责任法[M]. 北京:中国法制出版社,2013;中华人民共和国民法通则[M]. 北京:中国法制出版社,2017;中华人民共和国劳动法[M]. 北京:中国法制出版社,2014.

就有付出更多时间和精力的动力。因而即使加班或者超负荷劳动,劳动者也很难拿出相应的直接证据。

第二,关于违法行为与损害后果的因果关系。根据我国侵权法理论,损害后果是指因他人的加害行为或其他物的危险发生而对受害人产生的人身或财产方面的不利后果,通常是指来自外界的人身损害。在劳动关系或者雇佣活动中,这种损害一旦发生,雇主就要根据过错责任大小承担相应的赔偿责任。就上述过劳死案例看,劳动者死亡往往源于心脑血管疾病等内生疾病,但心脑血管疾病发病诱因众多,劳动者长期超负荷劳动又得不到良好休息仅是诱因之一。一个必须正视的问题是,劳动者死亡的地点往往不在工作岗位上。因为劳动者在长期超负荷劳动而感觉不适的情况下,通常采取回家休息吃点药的做法,极少选择第一时间去医院就诊,因此,死亡往往发生在家中。一旦用人单位不认可劳动者超时、超负荷劳动,劳动者及家属又无法证明超时、超强度的劳动与其疲劳蓄积致病致死之间存在因果关系,就很难得到侵权法的救济,侵权法的矫正、惩罚、教育功能也无法实现。因而劳动者及家属如何证明加班事实以及劳动强度是认定过劳侵权的关键所在,也成为劳动者的羁绊。

在笔者检索的侵权案例中,上述问题非常明显。只有(2014)牟民初字第1712号判决中死者亲属证明了死者加班事实的存在,并在(2015)郑民三终字第828号判决中加以确认,从而使诉求得到部分支持。而(2015)扬民终字第0240号判决中,由于死者在雇佣活动中身体不适送医,出院后死亡,法院经审理认定了“死者劳动强度明显超过了一般退休人员体质所能够承受的范围,公司存在一定过错,且公司享受了利益,酌定公司赔偿被上诉人100 000元”(见表2)。(2014)潍少民终字第27号案的死者是受单位指派,在盛夏时节开车前往外地送货,在送货途中因为高温引起身体不适导致死亡。由于死者在发病以及死亡时均处于雇佣活动过程中,且雇主不能提供证据证明死者对其死亡自身存在过错,因而法院认定死者的工作与死亡存在因果关系,依据侵权责任法的相关规定支持了死者亲属的全部请求。换句话说,如果该案死者的死亡不是发生在雇用活动过程中,而是下班后或者其他时间,其亲属诉求很难得到全部支持。

表2　相关的民事案件及判决依据

案号	法律依据与理由
(2016)湘0102民初1663号	依据《侵权责任法》第二十四条、第三十五条,《民通意见》第一百五十七条,确定死者系在公司安排的住所地加班后由于自身疾病导致死亡结果的发生,公司为受益人,按照公平原则,由被告向原告补偿损失总额的20%,约11万元
(2016)辽04民终1516号	依据《民法通则》第四条、最高人民法院《关于民事诉讼证据的若干规定》(以下简称《民诉证据规定》)第二条,死者在提供劳务过程中猝死,但现有证据无法得出死者死亡系过度劳累所致的结论,亦无法证明被上诉人存在过错,基于公平原则,被上诉人作为用工方,应当承担适当的补偿责任,补偿金酌定为5万元
(2016)晋0722民初228号	依据《侵权责任法》第三十五条,《人身赔偿解释》第十七条第三款、第二十条、第二十七条、第二十八条、第二十九条,《民事诉讼法》第六十四条第一款,《民诉证据规定》第二条,原告提供的证据不足以证明死者死亡与其提供劳务之间存在因果关系,死者因被告安排的工作繁重导致过劳致死的主张不予认可。在双方对损害结果的发生均没有过错的情况下,由双方分担损失,被告在受益范围内对原告方补偿81 250元

续表

案号	法律依据与理由
(2015)郑民三终字第828号	同(2014)牟民初字第1712号判决
(2015)扬民终字第0240号	依据《民通意见》第一百五十七条,死者劳动强度明显超过了一般退休人员体质所能够承受的范围,公司存在一定过错,且公司享受了利益,酌定公司赔偿被上诉人100 000元
(2015)湖民初字第8398号	依据《侵权责任法》第二十七条,《民事诉讼法》第六十四条第一款,《最高人民法院关于适用〈中华人民共和国民事诉讼法〉的解释》第九十条,死者自杀身亡,现有证据不足以证实被告存在过错,亦不足以证实死亡与被告存在直接因果关系
(2014)潍少民终字第27号	依据《侵权责任法》第六条、第十五条、第十六条、第十八条、第二十二条、第三十五条,《民法通则》第十八条第一款、第二款和《民事诉讼法》第一百四十二条,上诉人未能举证证明死者本身对其死亡存在过错,应承担举证不能的法律后果,承担全部赔偿责任约26万元
(2014)牟民初字第1712号	依据《劳动法》第四十一条,《侵权责任法》第六条、第十六条、第二十二条、第二十六条,《人身赔偿解释》第十七条、第十八条、第二十七条、第二十八条、第二十九条,尸检报告显示,死者为猝死,其生前存在超时加班的情形,也存在死前饮酒的情形,不能排除饮酒或过度疲劳是导致死亡的诱因,被告未提供证据证明不是因为超时加班导致死者过度疲劳,诱发其冠心病死亡。被告安排死者超时加班,存在一定的过错,当事人未就死者系哪种死亡诱因诱发其死亡,以及该诱因与其死亡过错参与度进行鉴定,法院根据案情依法酌定被告对死者死亡承担15%的过错责任
(2014)鄂武汉中民二终字第00405号	依据《民法通则》第一百三十二条、第一百三十六条、第一百四十条,《民通意见》第一百五十七条,最高人民法院《关于审理民事案件适用诉讼时效制度若干问题的规定》第十四条及《民事诉讼法》第六十四条,受益方补偿42 000元
(2014)朝民初字第16676号	依据《民事诉讼法》第六十四条第一款,《人身赔偿解释》第九条第二款、第十一条第一款,死者死亡前的日程安排为购物、看望父母、会友、性交易,其死亡发生在之后的休息过程中,非从事雇佣活动死亡
(2013)东二法民一初字第1370号	依据《民事诉讼法》第六十四条第一款、第一百四十二条,《民诉证据规定》第二条,证据不足,无法证明加班与死亡存在因果关系
(2011)杭江民初字第104号	依据《侵权责任法》第六条、第十六条、第二十二条、第二十六条及《精神赔偿解释》第十条,死者在家中因电击伤而死亡,酌情确定由黄坚承担70%的赔偿责任,余进承担15%的赔偿责任,死者承担剩余责任

2. 民事救济的困境

对过度劳动的民事救济同样存在困境。是否有证据证明侵权行为与损害后果存在因果关系,对受害者而言其救济方式亦不相同。在民法中,若行为人因过错造成相对方的损害、损失,需要进行弥补应该使用的救济方式是赔偿,一般分为人身损害赔偿、财产损害赔偿和精神损害赔偿,以赔偿金形式体现。赔偿强调的是行为人有过错,具有惩罚的性质,不仅是弥补受害人的损失,更侧重惩罚责任人,数额相对较高。若行为人本身没有过错,但受害人的行为使其受益,为填补受害人的损失,法律规定了补偿责任,即法律从公平原则出发所做的填补性规定。承担补偿责任的个体并没有过错,因而补偿并非否定性评价,同样也以货币的形式体现。在上述检索的涉及赔偿和补偿问题的案件中,3 份为赔偿受害人,5 份是补偿受害人。在判决受害人获得赔偿金的 3 个案件中,受害者亲属均提出了有力证据证明了侵权责任的存在。由此可见,在过劳案件中,无论是用人单位让劳动者加班还是超负荷劳动,都是过错行为,只有提供有力的证据,受害人才能获得赔偿。关于补偿问题,杭江民初字第 104 号案件受害人系洗澡时触电死亡,虽然尸检报告说明的"死亡原因系生前机体处于疲劳、饥饿的状态下,不排除在淋浴时遭电流作用死亡"得到了法院认可,但在最终的判决中关于补偿并未提及过劳问题。在另外 4 个案件中,受害人亲属并没有有力证据证明用人单位存在过错,但是从当事人认可的证据看,用人单位或多或少是受益人,基于公平原则,受害人亲属酌情获得适当的补偿,补偿的数额强调适度,一般属于法官的自由裁量权范围。因而,假若受害方不能证明过劳与死亡之间存在直接的因果关系,应尽量证明为单位工作且单位受益,这样才有可能获得适当的补偿。

(二)对长期超时、超负荷工作导致的精神抑郁进而自杀的认定

湖民初字第 8398 号判决表明,受害人家属诉称受害人长期加班工作,造成头痛无法自拔,心理负荷过大,抑郁情绪无法释放进而自杀身亡,单位应当承担责任。后其工作单位与家属达成协议,一次性给付各项费用 12 万余元。但是家属在获得所有款项后,进一步要求单位承担赔偿责任。由于家属无有力证据证明受害人抑郁自杀与过劳存在因果关系,最终败诉。近年来,以过劳导致抑郁自杀或精神疾病为由起诉的案件开始显现,与传统过劳的情形相比,抑郁或精神疾病是过度劳动而引起的过重心理负担进而导致劳动者精神障碍从而引发自杀,其隐蔽性更强,毕竟在大多数时候,"自杀"乃是出自当事人的自主选择、出自其对死亡结果的"故意"追求,雇主无法预测,更无力抵挡。就算在逼迫当事人选择死亡的若干动因中,有某种元素确实源自"工作",但明显的"故意"之举也足以切断"工作"与"死亡"的因果关联。在断裂的因果链条之下,强制要求雇主团体承担所有的不利益(给予工伤补偿),显然于理不合[2]。若要认定侵权,受害人及其亲属更加难以证明用人单位的过错,无法证明存在因果关系。

四、行政判决关于过劳工伤认定的标准及问题

笔者检索的有关过劳问题的行政案件共有 4 件(见表 3),都是过劳受害者及其亲属对过劳引起的伤害或死亡要求认定为工伤,而工伤认定部门不予认定而提起的行政诉讼,结果均是受害者一方败诉。涉及的行政法方面的法律主要有《工伤保险条例》《行政诉讼法》《最高人民法院关于执行〈中华人民共和国行政诉讼法〉若干问题的解释》(以下简称《行诉法解释》)等①。检索到的 4 份行政判决未认定劳动者的伤害和死亡系过劳引起工伤的原因包括两个方面:一是受害者无法证明其与用人单位存在劳动关系,即认定工伤的前提是劳动关系存在;二是证据问题,与检索的民事侵权案件一样,劳动者及其亲属既无法证明单位强迫加班或者分派劳动强度大的工作,也无法证明其加班或超负荷劳动与伤害或者死亡存在因果关系。在 4 份判决中,2015 年深福法行初字第 1085 号判决非常具有代表性。该案的伤者是

① 工伤保险条例[M]. 北京:中国法制出版社,2017;中华人民共和国行政诉讼法[M]. 北京:法律出版社,2010.

在工作时间发病入院抢救,后转危为安。伤者及其亲属认为伤者的疾病系长期加班、超负荷劳动造成,却没有任何证据证明疾病系因工作原因受到事故伤害,亦无证据显示伤者突发疾病系因长期加班、超负荷工作所导致,因而不能认定为工伤。实际上,该案的核心问题也是众多过劳认定工伤案件中的困境,即劳动者虽然在工作岗位上发病,但是在发病后 48 小时之内未“及时”死亡,就不能认定为工伤。这是中国现行《工伤保险条例》第十五条第二款的规定。该规定设立的初衷是倾斜保护劳动者权利:只要在工作时间、工作地点发生疾病,无论疾病是否因工作原因引起,只要在 48 小时内死亡,都可以认定为工伤,无须证明死亡与工作之间存在因果关系。但是在实践中,尤其是过劳案件中,48 小时的分水岭直接决定了是否会被认定为工伤,这无疑给劳动者设置了一道障碍。

表 3　相关行政案件及判决依据

案号	法律依据与理由
(2015)深福法行初字第 1085 号	依据《广东省工伤保险条例》第九条、第十条,《行政诉讼法》第六十九条,无任何证据材料证明伤者系因工作原因受到事故伤害,亦无证据显示伤者突发疾病系因长期加班、超负荷工作所导致,不能认定为工伤,不能撤销决定书
(2014)云新法行初字第 4 号	依据《广东省工伤保险条例》第九条、第十条,《行政诉讼法》第五十四条第(一)项,死亡不符合工伤认定条件
(2013)浙杭行终字第 42 号	依据《工伤保险条例》第十五条,《行诉法解释》第五十六条第(四)项,上诉人主张伤害是因连续加班而造成,缺乏证据,不能认定为工伤
(2012)莲行初字第 00065 号	依据《工伤保险条例》第十五条第一款第(一)项,《行诉法解释》第五十六条第(四)项,不认定为工伤

五、结论及建议

基于对过度劳动相关案件及公开判决结果的检索,通过信息统计计量及案件内容的深度剖析,本文认为关于过劳的法律认定和法律救济存在以下问题。

(一)缺乏对过劳认定的医学支撑

过劳的成因较为复杂,目前中国法律尚未有直接、明确、清晰的规定。实际上,过度劳动不仅是法学问题,而且是经济学、医学、心理学等学科的综合性问题[3]。从检索的案例看,无论是工伤还是侵权,都需要证明伤害和死亡引起的原因,而过劳伤害和死亡的主要原因往往都是内因。因此,在医学未能明确界定的情况下,让法律直接对过劳做出界定难度很大。

(二)对过劳的法律救济不足

由于法律未对过劳做出界定,因而关于过劳的法律救济,缺乏从行政认定、行政补偿再到司法矫正的有效支撑,无论是侵权责任的认定还是工伤的认定,难度都很大,二者都必须证明违法行为与损害后果之间存在因果关系。一方面,劳动者过度劳动与死亡之间并不存在直接的逻辑关系,违法行为和因果关系都难以证明;另一方面,休息权(原权)与工伤待遇(派生权)的因果关系尚未建立,使得过度劳动的工伤认定也陷入困境。

(三)立法价值取向有待进一步明确

价值取向的选择是立法的首要问题,涉及立法过程中的理念、普遍原则和目标等,其本质是人类在立法时对所追求利益的取舍问题。尊重和保障劳动者的基本权利是劳动立法的基本理念。劳动法调整的是“形式上平等,事实上不平等”的劳资关系,全社会所拥有的“生产资料的份数”少于劳动力是一种常态。从理论上讲,即使劳动者充分团结起来也不能完全形成劳动者和雇主之间利益的平衡,必须以公权力维护劳动者的利益。因此,规制过劳的立法,既应当符合法律的一般价值取向,也应有其特殊的价值取向。即从给予劳动者倾斜保护的原则出发,强调国家的适度介入,通过法律设计让用人单位承担更多的义务和责任来平衡劳资双方的关系,实现社会公平与实质正义。

参考文献

[1]赖德胜,孟大虎,李长安,王琦,等.2014 中国劳动力市场发展报告——迈向高收入国家进程中的工作时间[M].北京:北京师范大学出版集团,2014.

[2]郑晓珊.日本过劳自杀工伤规制之借镜:从富士康事件谈起[J].中外法学,2013(2):422-439.

[3]杨河清,王欣.过劳问题研究的路径与动向[J].经济学动态,2015(8):152-160.

经济新常态下中国过度劳动的后果及法律规制

杨河清[1]　王　欣[2]

（1. 首都经济贸易大学劳动经济学院
2. 首都经济贸易大学工商管理学院）

摘　要：员工加班现象的普遍发生对个人身心健康、职场工作表现、和谐劳动关系、社会经济发展会造成较大的影响。因此，在各学科合力加强研究的同时，还要借鉴和吸收发达国家的研究成果和法制经验，进一步完善中国的劳动法律规制制度。

关键词：过度劳动；"过劳死"；加班；休息权；和谐劳动关系

中国经济在持续高速增长30年后开始着眼调整经济结构，使其实现在对称态基础上的经济可持续发展。经济新常态下更加强调以发展促增长，而人与自然环境、资源环境良性关系的建立是可持续发展的基础。适度劳动是在可持续发展方法论及人与环境和谐发展的观念下提出的，利于人类身心健康的发展，更加促进效能产能的提高，营造良好的和谐劳动关系氛围。近年来，青年才俊一个个累倒在自己的工作岗位上的事件，历历在目。近年来，过度劳动、"过劳死"等词汇频繁见诸各类媒体，过度劳动问题也越来越受到社会及学术界的关注。华为25岁工程师胡新宇、普华永道25岁女硕士、沈飞集团董事长罗阳、36岁清华IT男，这些社会精英的骤然离世给国家社会经济发展带来了很大的损失。可以肯定的是，这些人的"猝死"与自身严重过度劳动是分不开的。这也折射出中国对于过度劳动问题的研究还比较薄弱，相关配套的法律措施尚未建立。相较于发达国家在过度劳动领域的研究成果，我国对于该领域的涉足起步较晚，2000年以后才有一些学者开始关注并从事相关方面的研究。通过中国、日本过度劳动问题研究的比较分析发现，截至2014年8月1日，我国CNKI平台上该领域文献记录为366条，而在日本CINII平台上可以检索到书籍160种，期刊文献2 107篇[1]。除了研究成果的数量有较大差距外，我国在该领域研究的学科分布和演进路径上也呈现出与发达国家完全不同的特点：我国更偏重于经济学和法学，但支撑学科如医学、心理学鲜有研究成果[2]。我国在该领域的研究还处于起步阶段，但是自从2012年9月中国适度劳动研究中心在北京成立以后，越来越多的学者和机构投身到该领域的研究中来，涌现出大量高水平的学术成果。

二、中国过度劳动问题的严重性

（一）过度劳动已成为部分员工的健康常态

杨河清等按照日本过劳死预防协会的评判标准，对北京地区419名员工进行预警分析，其中61.6%的人员已经进入"红灯"预报期，具备"过劳死"特征，26.3%的人已成为"过劳死"的预备军[3]。王丹在借鉴日本厚生劳动省发布的"劳动者的疲劳积蓄度自己诊断调查表"（简称"自测表"）的基础上，对北京地区825名知识工作者进行了调查研究，结果显示，该群体中七成员工处于过度劳动状态,近四成员工已迈入危险区,处于中度、重度过度劳动状态[4]。孟续铎利用相同的量表对我国31个一级行政区域的1 176名企业用工人员过度劳动状况进行了抽样调查,发现中度、重度过度劳动者已超过1/3,且第一、第二、第三产业都存在过度劳动的问题,无显著性差异[5]。王欣利用相同量表对我国1 047名企业员工展开实地调研,没有过度劳动的人员只占24.7%,不及1/4,而3/4的人员都处于不同程度的过度劳动状态[6]。由中国正式员工的过度劳动情况可以看出,中度、重度过度劳动人员均占1/3左右。说明我国员工过度劳动问题严重,亟待解决。

(二)不同行业的员工过度劳动程度差别明显

不同行业类型的员工在过度劳动程度上呈显著差异,其中,科学研究和技术服务业的过度劳动程度最高,信息传输、软件和信息技术服务业、制造业、金融业高于平均水平,而建筑业、房地产业的企业员工过度劳动程度则相对较低[7]。随着B2B,B2C经营模式的不断创新和电商平台的不断发展,"互联网+"不断渗透到生活领域,所形成的现代物流服务业呈现出蓬勃发展的态势。在这样的时代背景下,快递人员势必要承担更多的劳动负担,其过度劳动情形已十分严重,有近一半的员工处于重度过度劳动状态[8]。而一线工人中有60.8%的人员处于中度过度劳动状态,高校教师中轻度、中度、重度过度劳动人员所占比例较为均匀,这些群体中不过度劳动的人员不足20%,甚至不足15%,不过度劳动比例低于一般的企事业员工[9~10]。餐饮业员工主要集中在轻度过度劳动区域,总体情况好于企业员工[11]。也有学者研究表明,职业为咨询、记者/编辑、市场营销、医师的员工处于重度过度劳动状态的比例较大[12]。

(三)员工加班(无偿加班)现象依旧严重

赖德胜等在报告中指出,2003—2012年,加班现象严重,从平均水平看非农就业人员平均周工作时间为46.0小时[13]。杨河清等的调查结果显示,被调查员工平均周工作时间为48小时;72%的人员工作时间超过40小时,50%的人员超过48小时。吴君以北京市CBD地区228名白领员工为调查对象,发现88%的员工周工作时间超过40小时[14]。王丹在调研中发现,员工平均每周加班10小时以下的人数占64%,深夜仍继续工作的占70%[15]。孟续铎、王欣的调研结果显示,企业员工平均每天工作小时数为8.834小时,平均周工作天数为5.282天,其中工作超过5天的人数占比为31.2%;且没有加班工资的人员占68.5%,只支付一定数额或部分加班工资的人员占13.7%,按规定完全支付加班工资的人员占17.8%,无偿加班现象同样严重[16]。

三、过度劳动问题发生的影响后果

(一)对个人身心健康的影响

过度劳动的发生都与长时间劳动密不可分。长时间劳动使得睡眠、休息时间不足,人体组织机能得不到恢复又要投入到新一天的工作中,长此以往无疑会对身体健康产生很大影响。因此,长期处于这种状态的员工容易患高血压、心脑疾病,出现精神抑郁、疲劳等症状,严重情况下甚至会导致"过劳死"的发生[17]。有学者研究表明,1天工作11小时以上的劳动者急性心梗的发病率是1日工作7~9小时人员的2.9倍[18]。岩崎健二的调查研究表明,每月超出规定劳动时间但在45小时以内的人员中过度劳动的比例为50%,如果超过80小时则该比例达到70%[19]。黑田祥子等运用CHQ量表验证心理健康与劳动时间的关系，结果表明长时间劳动是心理健康受损的要因，无论有酬加班还是无偿加班对于心理健康影响作用都很大，但后者的危险性更高[20]。大量医学角度的研究表明，过度劳动的行为对身体健康的危害很大，严重者既可能出现精神问题，最终导致“过劳自杀”的发生；也可能罹患心脑血管疾病，从而引发“过劳猝死”。

（二）对职场工作表现的影响

过度劳动使得身体健康受到很大影响，同时工作中员工士气低落，效率下降，容易频繁出错，尤其是在交通运输业以及制造业中还会导致工伤和事故的发生[21~22]。维索（Vegso）等通过企业的事故数据进行对比分析，发现每周劳动时间超过64小时的员工发生伤害事故的概率比劳动时间在40小时以内的员工多88%[23]。而每日工作超过12小时的员工发生事故的概率比工作10小时多40%[24]。长时间劳动会使员工身心疲劳，导致工作效率下降，出现缺勤或者隐性出勤，从而造成经济损失，尤其是周工作时间超过48小时；如果企业适当缩短工时，则会提高生产效率[25]。有学者研究表明，长时间劳动并不能带来生产率的提高；且超时工作对工作绩效和生产率都存在显著的副作用，超时工作的时间每延长10%，生产率将会降低2.4%[26~27]。当每周工作时间超过60小时，白领人员的工作效率将会下降20%[28]。还有学者研究表明，由于过度劳动所带来的隐性缺勤问题很严重，员工每周有4.1小时处于按时出勤但是工作效率很低的状态[29]。

（三）对和谐劳动关系的影响

日本学者熊沢誠在解释“强制自发性”时提到，“员工面对企业的能力主义管理和高的工作水平标准，为了不在残酷的竞争中淘汰，而不得不自我觉悟，被迫地拼命工作，表现出精神很痛苦”[30]。这类员工通常会表现出一种压力感，迫于无奈地工作，精神状态不佳，甚至伴有紧张和焦虑的情绪。当员工长期处于长时间劳动状态，尤其是无偿加班次数的增多，势必会影响员工的工作情绪，这种情绪一旦失控，就会表现出对工作的抱怨以及对雇主的不满。因此，过度劳动并不利于雇主与雇员之间和谐劳动关系的发展。2015年，中共中央、国务院在《关于构建和谐劳动关系的意见》中明确指出，要“切实保障职工休息休假的权利，完善并落实国家关于职工工作时间、带薪年休假等规定，并依法足额支付加班加点工资”。但是也可以看到，加班已成为部分员工的工作常态，员工的休息权并未得到应有的保障。由于我国相关法律的不健全，对于在工作中由于长期劳累导致“突然死亡”的情况，既无法视同为工伤事故进行处理，又没有“过劳死”的法律依据和裁定准则，导致受害者及其家属在维权上的困顿，事故后的赔偿问题通常也难以解决，双方的劳动纠纷频发，而这些都不利于和谐劳动关系的建立和发展。

（四）对社会经济发展的影响

如上所述，过度劳动会使得员工健康水平下降，出现歇工、缺勤、隐性出勤、工作倦怠的问题，导致生产效率下降，而员工生产效率的下降又会给企业带来经济损失。员工身心健康出现问题，不仅会造成因歇工、缺勤所带来的工资收入的减少，还要为缓解过度劳动付出医疗医药费用、心理咨询费用、购买保健品费用等。如果身心健康继续恶化，会造成劳动能力的丧失甚至步入死亡。而这不仅给企业生产经营活动带来生产性损失，受害者的家属也要承担很大的精神损失，甚至家庭财产损失。

目前有不少学者围绕过度劳动的前因变量从管理学、经济学、社会学等视角进行了研究。而对于过度劳动所造成的身心健康损害,有很多学者从医学角度通过机理研究进行了阐释。但是应当看到,对于过度劳动所带来的工作效率下降、造成的工伤事故伤害、最终导致的经济损失的研究较少,有待学者们继续挖掘。

四、国际借鉴及法律规制

(一)日本过度劳动法律法规的沿革

日本对于过度劳动的法律认定经历了漫长的过程,政府在法律上迟迟不肯做出明确规定。虽然在 1961 年对心、脑疾病致死的情况进行了劳灾认定,但是条件极其苛刻,必须是"当事人死亡前日的工作时间达到通常工作时间的 3 倍以上"。所以,能够成功申诉获得劳灾赔偿的家属少之又少。但随着"过劳死"事件的逐年增多,在律师、医生、遗孀以及一些民间组织机构的不断呼吁和推动下,成立了过劳死律师团全国联络会,一些法律法规也相继出台。该联络会在全国设有 47 所 110 个联络站,主要用来处理过劳死的劳灾申请、辩护及起草相关的法律文件等[31]。

1987 年 10 月,日本厚生劳动省对《劳动者灾害补偿保险法》进行了修订,将"过劳死"纳入劳灾认定的范围[32]。2001 年 12 月,日本厚生劳动省对"过劳死"的认定基准再次做了修正,将其定为"发病前 1 个月加班超过大约 100 小时,或者发病前 2~6 个月内平均每月加班超过 80 小时"。过劳死律师团不仅自行替政府起草"过劳死"相关法律的草案,还从 2011 年 11 月 18 日起在全国范围内发起百万人签名活动,敦促政府尽快立法,同意出台《防止过劳死基本法》。在这个组织的推动下,2010 年 4 月日本出台了《过重劳动对策基本法(案)》,2014 年 5 月出台了《过劳死防止法(案)》,并于 11 月 1 日正式施行。随后民间社会团体于 2015 年 5 月成立了"过劳死防止学会",该学会主要开展有关过劳自杀、过劳疾病等的研究,旨在为有效地防止过劳死提供对策。该学会会员所涉及的学科领域甚广,主要由大学学者、政府机构研究人员、医生、律师、活动家、记者、过劳死受害者家属等构成。

(二)韩国和日本对"过劳死"的认定及比较

目前,韩国、日本都出台了有关"过劳死"认定的规定及章程。制定该规定最早的是日本,韩国是 2008 年及以后才陆续开始的。虽然各自有不同之处,但都包括了以下几个重要环节:①疾病具体的类别较为一致,主要是心脑血管疾病。②疾病的发作是与工作相关联的,除了韩国对发生在工作期间的心脑血管死亡认定是与工作相关联的死亡之外,其他疾病都需要证明发病与工作的关联性。③都将发病时间与工作的关系分为异常状况、短期过度劳动、长期过度劳动三种情况,且异常状况都属于发病前情绪或工作环境的剧变导致生理突发异常。

二者之间较为不同的是:①日本对长期过度劳动的认定,是以工作时间为限制,如:日本的"如果员工在发病前 1 个月内加班时间超过 100 小时,或在发病前 2~6 个月内每个月平均加班时间超过 80 小时";韩国没有此方面的具体规定,缺少明确的判定依据,不利于对"过劳死"的认定。②韩国对长期过度劳动的认定,除了工作时间之外还将工作负荷、工作强度、工作环境等因素纳入其中,考虑较为全面;但是日本并没有考虑导致过度劳动的其他因素,如工作强度、不规律工作模式、需要经常出差、轮班和深夜工作、工作环境(温度、噪声等)以及工作所导致的精神和心理压力。③关于短期过度劳动的认定，日本所描述的判定内容缺乏实质性，只指出对身体和精神的负担，过于笼统；韩国虽有具体的内容指标，如工作量、工作强度、工作时间等，但没有指出发病前的具体时间，用"一段时间内"，较为含混。

(三)中国相关法律法规的完善

针对是否应该将"过劳死"纳入职业病范畴的问题，有学者提出反对意见，认为"过劳死"与职业病有一定联系但不等同，应纳入工伤保险的范畴[33]。还有学者认为，无论是纳入职业病还是纳入工伤范畴，都不具备相应的条件，因为"过劳死"不同时具备《工伤保险条例》规定的工作时间、工作地点和工作原因三大要素，不能纳入"应当认定工伤"的范畴；且"视同工伤"明确了48小时死亡的时间界限，是无法套用于"过劳死"的[34]。2013年我国公布的《职业病分类和目录》中规定了10类132种，并不包括"过劳死"，而职业病是指在生产劳动中，接触生产中使用或产生的有毒化学物质，或长期强迫体位操作，局部组织器官持续受压等引起的疾病。从职业病的相关定义看，"过劳死"与其关联性较弱。王全兴和管斌则认为，在目前我国尚无"过劳死"的法律概念和专门规定的情况下，可考虑运用现有法律法规保护劳动者利益，严格实施工作时间和休息时间、劳动强度、劳动安全卫生等法律规定[35]。我国对于"过劳死"的法律认定推进得较为艰难，与目前国内并没有该概念的严格医学定义有很大关系。另外，很难证明该疾病的发作是与工作相关联的。从前文可以看到，韩国、日本在认定的规定中都十分强调发病与工作的关联性，这也是认定中障碍最多、最为烦琐且最难推进的部分。在日本，对于"劳灾"的赔偿过程十分漫长，也十分不易，大多数员工都很难得到最终的法律认定，归根结底是由于很难提供与工作相关联的证据。

因此，对于我国而言，应该先完善《劳动法》等相关法律中关于工作时间、休息时间保障等方面的规定。1994年，我国出台了《关于职工工作时间的规定》(国务院令第146号)，明确规定了"职工每日工作8小时，每周工作40小时"。但是，目前单位员工超时工作的现象依旧较为严重，这主要与相关的法律中没有明确的加班时间上限及相应的惩罚制度有关。2008年，我国出台了《企业职工带薪年休假实施办法》(人保部令第1号)，规定了"用人单位经职工同意不安排年休假或者安排职工休假天数少于应年休假天数的，应当在本年度内对职工应休未休年休假天数，按照其日工资收入的300%支付未休年休假工资报酬"。但是，从前文中可以看到，"应休未休"的现象在部分企业中是存在的。政府应加强对带薪年休假落实情况的监督检查，加强职工休息权益方面的法律援助等，保障员工的休息权，在经济新常态下进一步促进和谐劳动关系，使其更加稳定地发展。

五、展望与小结

从研究领域看，发达国家对过度劳动问题的研究基本上都经历了从医学长期独领风骚到后期多学科融入的过程。与发达国家该问题研究的学科结构和发展历程相比较，我国在该问题研究的学科分布和演进路径上呈现出完全不同的特点。迄今，国内的研究更偏重于经济学和法学，而其他相关的重要学科，如医学、心理学鲜有研究成果。在这方面，我国虽然不必遵从发达国家的研究路径，但是，医学、心理学、社会学等的缺位对我国过度劳动问题研究的全面、系统、深入的综合发展极为不利。

从研究内容看，国外的研究成果更多是从医学角度通过病理机理研究，对过度劳动所造成的身心健康及精神伤害进行阐释。而国内一些学者主要围绕过度劳动的前因变量从管理学、经济学等视角进行研究。“过劳死”的法律认定、员工休息权的维护等问题,也受到了法学领域学者们的关注。但应当看到,过度劳动对职场工作表现的影响,尤其是其带来的员工工作效率下降、引发的工伤事故及伤害以及所造成的社会经济损失等,很少有人问津,还处于研究的空白地带,有待学者们继续挖掘。

随着社会经济的不断发展,过度劳动是否会继续成为员工工作的常态,值得我们思考。与发达国家相比,我国过度劳动问题的研究还处于起步阶段,一些支撑学科的研究成果还较为薄弱。但是,我国过度劳动问题严重,急需各学科合力加强研究。目前,各行业过度劳动程度不一,其中科技工作者、IT 人员、一线员工、高校教师、快递人员等较一般企事业员工更为严峻。加班甚至无偿加班现象依旧严重,员工的休息权尚未得到保障。过度劳动对个人身体健康、职场工作表现、和谐劳动关系、社会经济发展等都会造成较大的负面影响。因此,通过借鉴日本、韩国已建立的较为完备的“过劳死”认定体系,逐步完善相关的法律法规制度,成为当务之急。

参考文献

[1]杨河清,王欣. 中日“过劳”问题研究发展历程及特点比较——基于文献计量分析的结果[J]. 人口与经济,2016(2).

[2]杨河清,王欣. 过劳问题研究的路径与动向[J]. 经济学动态,2015(8).

[3]杨河清,韩飞雪,肖红梅. 北京地区员工过度劳动状况的调查研究[J]. 人口与经济,2009(2).

[4]王丹. 我国劳动者过度劳动的评定及其实证研究[J]. 经济经纬,2011(2).

[5]孟续铎. 劳动者过度劳动的成因研究:一般原理与中国经验[M]. 北京:中国劳动社会保障出版社,2014.

[6]王欣. 工作要求、工作资源对企业员工“过劳”的影响[J]. 软科学,2016(6).

[7]孟续铎. 劳动者过度劳动的成因研究:一般原理与中国经验[D]. 首都经济贸易大学,2013.

[8]王洁. 电子商务背景下快递从业人员过劳问题研究[D]. 首都经济贸易大学,2015.

[9]陈秀秀. 制造业一线员工“过劳”研究——企业微观层面的阐释[D]. 首都经济贸易大学,2015.

[10]贺琼. 高校教师“过度劳动”问题研究——以北京市高校为例[D]. 首都经济贸易大学,2010.

[11]王素娟,孔海燕. 饭店业员工过度劳动的实证分析与管理[J]. 旅游学刊,2014(9).

[12]王丹. 我国知识工作者过度劳动的理论与实证研究[D]. 首都经济贸易大学,2010.

[13]赖德胜,孟大虎,李长安,王琦,等. 2014 中国劳动力市场发展报告——迈向高收入国家进程中的工作时间[M]. 北京:北京师范大学出版集团,2014.

[14]吴君. 北京市 CBD 地区白领员工“过度劳动”状况的实证研究[D]. 首都经济贸易大学,2010.

[15]王丹. 中国知识工作者过度劳动问题研究[M]. 北京:首都经济贸易大学出版

社,2011.

[16]孟续铎,王欣．企业员工超时工作成因与劳动时间特征的研究[J]．经济与管理研究,2015(12).

[17]Van der Hulst M. Long work hours and health[J]. Scandanavian Journal of Work, Environment & Health,2003,29(3).

[18]Virtanen M,Ferrie J E,Singh-Manoux A,et al. Overtime work and incident coronary heart disease:the whitehall II prospective cohort study[J]. European Heart Journal,2009,31(14).

[19]黒田祥子,山本勲．従業員のメンタルヘルスと労働時間-従業員パネルデータを用いた検証[J]．経済産業研究所 RIETI Policy discussion paper,2014(20).

[20]Dembe A E,Delbos R,Erickson J B. Estimates of injury pisks for healthcare personnel working night shifts and long hours[J]. Quality and Safety in Health Care,2009(18).

[21]Dobbie K. Fatigue-related crashes:an analysis of fatigue-related crashes on australian roads using an operational definition of fatigue[J]. Road Safety Research Report,2002.

[22]Vegso S,Cantley L,Slade M D,Taiwo O A,Sircar K,Rabinowit ,P,Fiellin M,Russi M B,Cullen M R. Extended work hours and risk of acute occupational injury:a case crossover study of workers in manufacturing[J]. American Journal of Industrial Medicine,2008(50).

[23]Salminen S. Shift Work and Extended working hours as risk factors for occupational injury[J]. The Ergonomics Open Journal,2010(3).

[24]Rubin M,Richardson R. The microeconomics of the shorter working week[M]. Carolina: Athenaeum Press,1998.

[25] Shepard E, Clifton T. Longer hours reducing productivity in manufacturing? [J]. International Journal of Manpower,2000,21(7).

[26]Proctor S P,White R F,Robins T G,et al. Effect of overtime work on cognitive function in automotive workers[J]. Scandinavian Journal of Work,Environment & Health,1996(22).

[27] Nevison J M. White collar project management questionnaire report [J] . Internal Working Paper,1992.

[28]Brogmus G E. Day of the week lost time occupational injury trends in the US by gender and industry and their implications for work scheduling[J]. Ergonomics,2007,50(3).

[29]熊沢誠．能力主義と企業社会[M]．東京:岩波新書,1997.

[30]過労死弁護団全国連絡会議．KAROSHI[過労死][M]．東京:窓社,1991.

[31]労働政策研究・研修機構．長時間労働とメンタルヘルス不調の実情[J]．ビジネス・レーバー・トレンド（特集働き方の改革「元年」——労働時間の適正化どう取り組むか）,2008(8).

[32]晓俞．"过劳死"应纳人工伤保险[J]．安全与健康,2011(7).

[33]周湖勇．"过劳死"的法律救济路径[J]．中国人力资源开发,2009(7).

[34]王全兴,管斌．关于"过劳死"的法律思考[J]．律师世界,2001(5).

[illegible] 2011.

[16] [illegible][J]. [illegible] 2015(12).

[17] van der Hulst M. Long work hours and health[J]. Scandinavian Journal of Work, Environment & Health, 2003, 29(3).

[18] Virtanen M, Ferrie J E, Singh-Manoux A, et al. Overtime work and incident coronary heart disease: the Whitehall II prospective cohort study[J]. European Heart Journal, 2010, 31(14).

[19] [illegible]. 2014(220).

[20] Dembe A E, Delbos R, Erickson J B. Estimates of injury risks for healthcare personnel working night shifts and long hours[J]. Quality and Safety in Health Care, 2009(18).

[21] Dobbie K. Fatigue-related crashes: an analysis of fatigue-related crashes on Australian roads using an operational definition of fatigue[J]. Road Safety Research Report, 2002.

[22] [illegible] C C. [illegible] work hours and risk of [illegible] occupational injury: a case [illegible] study of workers [illegible][J]. American Journal of Industrial Medicine, 2009(52).

[23] Folkard [illegible]. Work and Extended working hours: risk factors for occupational injury[J]. The Ergonomics Open Journal, 2010(3).

[24] Hart R A. The macroeconomics of the shorter working week[M]. [illegible] Press, 2004.

[25] [illegible][J]. International Journal of Manpower, 2000, 21(7).

[26] Proctor S P, White R F, Robins T G, et al. Effect of overtime work on cognitive function in automotive workers[J]. Scandinavian Journal of Work, Environment & Health, 1996(22).

[27] Nevison [illegible]. White collar project management [illegible] report[R]. Internal Working Paper, 1992.

[28] Dembe A E. [illegible] of the work that [illegible] occupational injury [illegible] U.S. [illegible] implications for work scheduling[J]. Ergonomics, 2007, 50(5).

[29] [illegible], 1992.

[30] [illegible].

[31] [illegible].

[32] [illegible], 2008(3).

[33] [illegible] 2011(7).

[34] [illegible], 2009.

[35] [illegible].